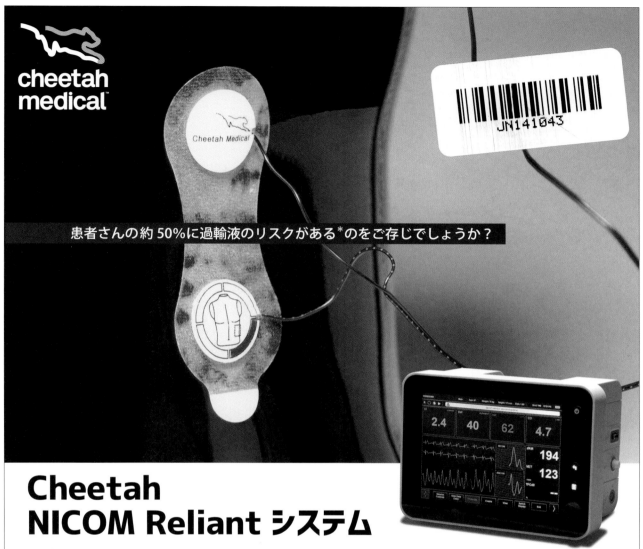

患者さんの約50%に過輸液のリスクがある*のをご存じでしょうか？

Cheetah
NICOM Reliant システム

可搬型多項目モニタ

医療機器承認番号：227ADBZX00071000

非侵襲連続心拍量測定

◆ 生体電気インピーダンス法を採用
◆ モニタリングセンサー（電極）を4枚貼るだけ
◆ PLR・ボーラスチャレンジのプロトコル内蔵
◆ タッチパネルによる簡単操作

主な測定項目：CO、CI、SV、SVI、SVV、HR、TPR、TPRI、VET、TFC、TFCd、NIBP、SPO$_2$

* Marik PE, et al. Hemodynamic parameters to guide fluid therapy.Ann of intensive Care 2011;1:1.

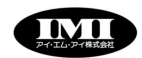

アイ・エム・アイ株式会社

ホームページ http://www.imimed.co.jp
本社／埼玉県越谷市流通団地3-3-12 〒343-0824
☎ 048(988)4411(代)　FAX. 048(961)1350

循環器ジャーナル 2018 Vol.66 No.4 CONTENTS

特集
循環器救急の最前線
―初期診療と循環管理を極める

企画：笠岡俊志（熊本大学医学部附属病院　救急・総合診療部）

I. 総論

484　循環器救急患者の診断・治療プロセスにおける課題 ……………野々木 宏

II. 心原性心停止を救う

491　蘇生ガイドラインの概要と心肺蘇生の普及 ……………………………石見 拓
498　一次救命処置（BLS） ………………………………………加藤啓一・柄澤俊二
506　二次救命処置（ALS） ………………………………………………………武田 聡

III. 初期診療に必須の検査と処置をマスターする

513　心電図 ……………………………………………………………………小菅雅美
522　心エコー図 ……………………………………………東岡大輔・穂積健之・赤阪隆史
532　心血管バイオマーカー …………………………………………………清野精彦
538　画像診断 …………………………………………………………………山科 章
545　電気的除細動，ペーシング …………………………………村上博基・西山 慶
552　補助循環法　IABP ……………………………………………鶴岡 歩・有元秀樹
557　補助循環法　ECMO …………………………………………………有元秀樹

IV. 循環管理を極める

562　循環作動薬の使い方 ……………………………………………安部晴彦・上田恭敬
568　循環動態モニタの活用 …………………………………………神津成紀・菊地 研
577　心停止後症候群に対する体温管理療法 …………………………………黒田泰弘

589 体液管理における血液浄化療法 .... 吉本広平・土井研人

V. 主な循環器救急疾患を診る

596 急性冠症候群 .... 新沼廣幸
602 急性大動脈解離 .... 内室智也・高梨秀一郎
612 急性肺血栓塞栓症 .... 山本 剛
621 急性心筋炎 .... 澤村匡史
630 不整脈 .... 清水昭彦
640 急性心不全・心原性ショック .... 中野宏己・田原良雄
648 心タンポナーデ .... 花田裕之
652 高血圧緊急症（hypertensive emergencies） .... 原田正公

VI. 循環管理を要する特殊病態へのアプローチ

656 熱中症 .... 金子 唯
660 敗血症 ─敗血症性ショックの病態と循環管理のポイント .... 垣花泰之

668 書評

669 次号予告

670 奥付

Editorial

特集

循環器救急の最前線
―初期診療と循環管理を極める―

　心血管疾患は急に発症して短時間で致死的な病態に陥る場合や，発症後に安定している状態から急変する場合も少なくなく，このような患者が救急搬送される医療機関の救急部門では迅速で適切な患者対応が求められます．そのため循環器専門医のみならず，救急部に専従する救急専門医をはじめ救急外来診療を担当する他の診療科の医師にも循環器救急に関する基本的な知識と技術の習得が求められます．

　重症の循環器救急患者は救急外来における初期診療に引き続き，集中治療室に入院し循環管理を中心とした集中治療を受けます．従来，冠動脈疾患集中治療室（coronary care unit ; CCU）と呼ばれ急性心筋梗塞患者を収容するユニットでしたが，最近は様々な急性心血管疾患患者を収容するユニット（cardiovascular intensive care unit ; CICU）として活用されるようになりました．そのため循環器専門医には呼吸管理や体液管理などの集中治療に関する基本的な知識や技術も求められるようになりました．

また心疾患はわが国の死亡原因としては2番目に多く，さらに社会の高齢化に伴い，虚血性心疾患や心不全の発症が増加しています．救急搬送される患者の原因として心血管疾患は重要ですが，心肺停止状態で発見されることも少なくなく，心血管疾患においても心停止に陥った場合には予後不良となります．そのため心血管疾患のリスクファクターをコントロールして発症や重篤化の予防を行うことが非常に重要と考えられます．悪性腫瘍と同様に早期発見・早期治療が予後の改善に繋がります．心血管疾患に対する治療は薬物治療をはじめ，カテーテル治療や手術などその進歩も目覚ましく，さらに循環器内科医，心臓血管外科医，救急専門医，看護師，臨床工学技士などが連携するチーム医療体制（ハートチーム）による対応も近年注目され，重篤な循環器救急患者の救命に大きな効果が期待されます．

　本特集では，循環器救急の最前線というテーマで，特に循環器救急患者の初期診療と循環管理のポイントを中心に企画しました．最初に総論として循環器救急患者の診断・治療プロセスに始まり，心原性心停止への対応，初期診療に必須の検査と処置，循環管理のポイント，主要な循環器救急疾患，さらに，循環管理が重要な特殊病態へのアプローチとして熱中症と敗血症をとりあげ，各分野のエキスパートの先生方にわかりやすく解説していただきました．循環器専門医を目指す若手医師のみならず，救急患者の診療を担当する医師にとっても循環器救急について学ぶ有用なテキストであると考えます．本書が循環器救急患者の日常診療に役立つことを確信しています．

熊本大学医学部附属病院 救急・総合診療部 笠岡俊志

特集 循環器救急の最前線—初期診療と循環管理を極める
総論

循環器救急患者の診断・治療プロセスにおける課題

野々木宏

> **Point**
> - 循環器疾患のフォーカスは院外と病院との連携にある．
> - 循環器医は心停止の予防対策のリーダーとなる．
> - 院外では市民の啓発，救急隊からの12誘導心電図伝送，心拍再開後の集中治療が重要．
> - 院内では冠疾患集中治療（CCU）から心血管集中治療（CICU）への再構築が必要．

はじめに

心肺蘇生（cardiopulmonary resuscitation；CPR）が確立されてから60年近くが経過し，欧米から30年以上の遅れがあると指摘されていたわが国の院外心停止例の実態把握と対策は大きく進展した．これらは，過去10年間の様々な試みによるものである（表1）．2006年にアジア蘇生協議会が設立され，日本蘇生協議会（Japan Resuscitation Council；JRC）はそのメンバーとして国際蘇生連絡委員会（International Liaison Committee on Resuscitation；ILCOR）に加盟し，国際貢献とともにJRC蘇生ガイドライン2010，2015を発刊して，日本のエビデンスにより国際コンセンサスを変更できるまでに至っている[1]．

米国医学研究所（Institute of Medicine；IOM）は，1999年に"To Err is Human"と題して医療安全に関するレポートを提出して，世界の医療安全文化の醸成に大きな影響を与えたことは記憶に新しい．そのIOMが心停止に関する勧告を発表した（表2）[2]．米国における勧告であるが世界に共通する課題が指摘され日本での課題でもある[3]．1960年に確立したCPR，電気的除細動は，その後に心筋梗

表1 日本における救急蘇生体制の取り組み

組織化
- 日循心肺蘇生法普及委員会の設立：2002年
- 日本蘇生協議会（JRC）設立：2002年

標準化のための導入と普及
- 国際標準の心肺蘇生導入（AHA）と普及啓発：2003年
- 救急救命士の機能向上：包括指示による電気的除細動（電気ショック）の実施：2003年
- 市民によるAED使用の解禁，AED設置の進展，市民のCPR実施率の増加：2004年

研究費獲得とエビデンス発信
- 厚生労働科学研究班発足（J-PULSE）：2004年
- 院外心停止全例登録が大阪・東京から全国規模へ：大規模データの発信：2005年

国際連携と国際ガイドライン
- 海外研究者との連携開始，アジア蘇生協議会として国際蘇生連絡委員会（ILCOR）加盟：2006年
- 国際コンセンサス作成（ILCOR-CoSTR）への参画と貢献：2010年，2015年

ののぎ ひろし　静岡県立総合病院（〒420-8527 静岡県静岡市葵区北安東4-27-1）

塞による心停止の救命のため，CCU（Coronary Care Unit）の設置につながった．CCUの普及により不整脈死は減少したが，心原性ショックの死亡率はなお高く，また超高齢化と多併存疾患に伴い難治性の心不全をはじめとする循環器疾患の増加があり，CCUはCardiovascular Intensive Care Unit（CICU）への転換が迫られ，循環器医はICUの最近の進歩に合わせた変革を求められている[4]．循環器救急医療の各論は他稿で詳述されているため，本稿ではIOMの勧告に沿って，これから循環器救急・集中治療を目指す方々にとって必要な診断・治療プロセスの課題を考察してみたい．

心停止データ登録

心停止への対策を検討するためには，院外心停止と院内心停止の発症状況を把握するとともにその原因疾患を把握することが重要である．わが国では，2005年から総務省によるウツタイン様式に基づいた全国的な院外心停止登録が開始された．年間約13万例の登録データから現在100万件を超えるビッグデータとなり，世界に類のない院外心停止のデータとなっている．国際ガイドラインの変更に影響を与えている数多くの報告がなされている（図1）．ウツタイン登録データでは約6割が心原性とされるが，その原因疾患については不明である．心停止の原因を明らかにした報告として東海林らの報

表2 米国医学研究所（Institute of Medicine ; IOM）による院外心停止への推奨

推奨1	心停止患者データのNational Registry制度の構築
推奨2	地域社会全体の初期応答の促進
推奨3	病院前救護体制の能力・実践力の向上
推奨4	病院や救助者に対する心停止に関する政府公認の標準要項の設定
推奨5	継続的な質の向上の実践
推奨6	蘇生科学における病態生理の解明，新規治療法の開発研究，トランスレーショナル研究の推進
推奨7	蘇生治療の応用，評価に関する研究の推進
推奨8	蘇生協議会の制定

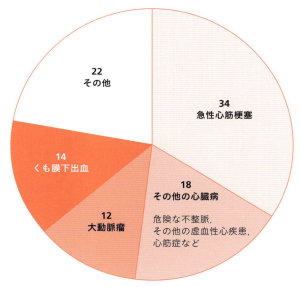

図2 内因性院外心停止の死亡原因（%）（文献[5]より引用改変）

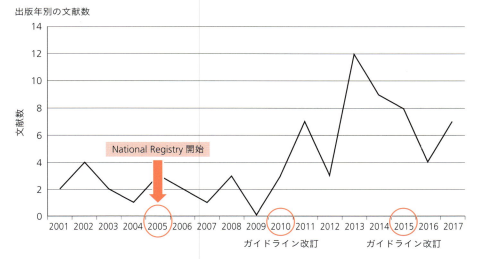

図1 ウツタイン様式による院外心停止登録データを用いた日本からの報告
文献検索システムScopusを用いて（"Utstein registry" OR Utstein) AND (Japan OR Osaka）で検索，71論文．

告がある（図2）[5]．心停止により搬入され死亡した成人症例の病理解剖により原因を検討した結果，内因性心停止593例の34%が急性心筋梗塞で最多であり，その他の心疾患が18%，大動脈瘤破裂と急性大動脈解離などの大動脈病変12%，くも膜下出血14%，その他22%であった．その結果，心臓性が52%であり，また脳血管と大血管疾患を含めた循環器疾患が78%と高率であることが判明した．院外心停止の救命率は徐々に改善してきているがなお10%以下である[6]．そのため心停止に至る前に介入できること，すなわち救命の連鎖の第1リングである予防が重要である（図3）．そのうちでも最大原因である急性心筋梗塞への地域での対応が不可欠であることが明白である．

IOMでは院内心停止に関する全国データの構築も勧告されている．わが国では院外心停止データは全国データが収集されているが，病院内で発生した心停止の登録はパイロット的に少数の施設で実施されているのみである[7]．今後全国的な規模での登録が期待される．医療安全的にも病院での予期せぬ心停止の発生を把握し予防対策を構築することが求められる．これらにより院内急変対応システムの構築とその評価が可能となると考えられる．

地域社会全体の初期応答の促進

地域社会に関わる機関は行政を含めて，院外での心停止やその前兆である疾病の徴候の理解を促進し，早期認識から早期通報ができるような教育や体制の整備が求められる．具体的には市民によるCPRと自動体外式除細動器（automated external defibrillator；AED）の適用，救急隊による迅速な一次・二次救命処置と迅速な救急医療機関への搬送が求められる．

わが国では目撃のある心原性心停止例の1カ月生存率は年々増加し，市民によるAED使用例では非使用例の14%程度に比べ，45%と高率である[8]（図4）．ただし，市民によるAED適用数は心停止中6%と少ないことが課題である．心原性心停止の原因の半数以上が急性心筋梗塞であることを考えると，PAD（市民によるAED使用）プログラムが功を奏しているとは言いがたい．今後の改善策として，適正な配置勧告，AEDの啓発や教育，ソー

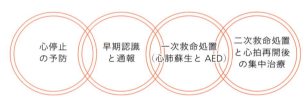

図3 救命の連鎖（文献[10]より引用改変）
AED：自動体外式除細動器

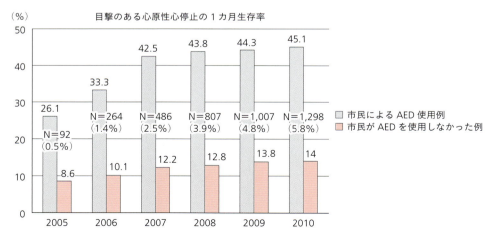

図4 公共スペースに設置されたAEDの効果
2005年から2010年の全国ウツタイン登録から目撃のある心原性心停止の1カ月生存率を示す．グレーのバーは市民による救急隊到着前のAED使用例，オレンジのバーは市民がAEDを使用しなかった例．症例数（N）は市民によるAED適用数で，（　）内の数値は目撃のある心原性心停止数のうち市民によるAEDが適用されたパーセントを示す．（文献[8]より引用改変）

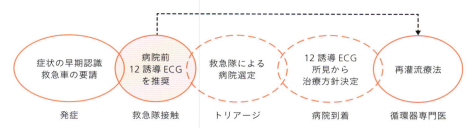

図5 ST上昇型心筋梗塞の救命の連鎖（文献[10]より引用改変）

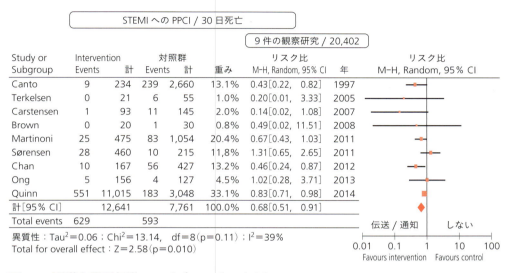

図6 12誘導心電図伝送のエビデンス（メタ解析）
STEMIが疑われる成人患者には，病院前12誘導心電図を記録して病院へ事前通知することを推奨する（強い推奨，低いエビデンス）．（文献[10]より引用改変）

シャルメディアの利用などによりAEDが常時誰でも入手が可能な情報提供などが挙げられる．

救命の連鎖の第1リングは「心停止の予防」であり，心停止を来す疾患の突然死予防や病院内では心停止前の重症化を未然に防ぐ予防対策（rapid response system）が重要である．

急性心筋梗塞発症による心停止は発症後1時間以内に集中している．また，前兆である狭心症が半数にみられるため，早期受診により心停止予防や急性心筋梗塞発症を予防できる可能性がある．発症時に患者の迷いによる119番通報までの時間遅延があり，心臓発作を疑う警告症状の医療従事者からの啓発[9]と迅速に119番通報ができる環境作りが必要である．119番通報を受けた救急隊は急性心筋梗塞を疑った場合にはST上昇型心筋梗塞に対して経皮的冠動脈カテーテル治療（percutaneous coronary intervention；PCI）を迅速に行うような地域ネットワークが必要である．それには，救急車に12誘導心電図を搭載しその情報を事前に伝達できる方法が有効である（図5，6）．この伝達方法として，ファクシミリによる伝送，自動診断装置の利用，モバイルテレメディシンなどによるインターネット伝送，トレーニングを受けた救急救命士による判読を伝達することなどがある[10]．この搬入前の情報により受け入れ病院は，あらかじめカテーテル検査室やスタッフの確保が可能となり，PCIまでの時間が20〜30分短縮可能と報告されている．

病院前救護体制の能力と実践力の向上

わが国の救急システムと救急救命士制度は，処置拡大を含め改善されつつある．心室細動（ventricular fibrillation；VF）例への包括指示により救急救命士の判断で電気的除細動が実施できるようになっ

たことは大きな改革であり，市民によるAED使用の解禁とともにVF例の救命率の向上に寄与している．さらに改善するために範となるのは，院外心停止の高い救命率を誇る米国のシアトル市の救急システムである．救急システムとして優れた点は，指令台の口頭指導とトレーニングにより第一発見者によるCPR実施率が60％以上であること，救急通報から3分で消防隊が現場到着できるように消防本部が配置されていること，交通安全管理局との連携で消防車や救急車の走行がコンピューター管理され救急車の走行路線の信号がすべて青になり渋滞なく現場へ到着できること，到着する消防隊がAEDを含め一次救命処置ができること，その後に救命医並みの処置が可能な救急救命士が6分で現場に到着すること，などが挙げられる．わが国の救急車の現場到着所要時間は全国平均で8.5分かかっている．心停止から心電図記録までの時間が延長するにつれ，VF率は低下し心静止へ移行することが知られている．シアトル市での目撃のある院外心停止のVF率が約6割[11]であるのに対して，日本のウツタイン登録データではVF率が2割以下と低率である[6]．この時間遅延を補うためには，市民によるAED使用によりまだVFが続いている間に早期に除細動できれば救命率が上がることが期待される．

急性心筋梗塞の院外死はVFが主な原因であるが，入院後にはCCU管理により不整脈死は減少し，また心破裂もPCI導入後には減少した[12]．入院後の最大の死因は心原性ショックであり，PCI導入前の50％に比べ導入以後にも40％となお死亡率は高率である[13]．ショックが遷延している場合には補助循環やPCIを実施しても多臓器不全で死亡することが多いため[14]，ショックが重症化する前に迅速に専門施設へ搬送することが重要である．それには地域のネットワークで12誘導心電図伝送や重症度を早期に伝えられ，PCIや経皮的人工心肺装置（percutaneous cardiopulmonary support；PCPS），Impella[15]の準備が可能となるようなシステムが必要である．

政府公認の標準要項の設定

CPRの国際的なコンセンサスはILCORにより2000年から統一された．それに基づいて各国でガイドラインが作成されるようになり，トレーニング方法や現場でのCPRはその指針に基づいて標準化された[10]．厚生労働省ではガイドラインに基づいて関係学会や団体が共同で作成した救急蘇生法の指針をホームページで公開して標準化に努めている[16]．市民へのCPR講習は，全国の消防本部，日本赤十字，各医療機関，学会などで広く実施され，運転免許取得時には必修のコースとなっている．しかし，消防訓練のような基本的技術として市民の必修化には至っていないのが現状である．目の前で倒れた大切な人を救命するためには，第一発見者によるCPRとAEDが不可欠であり，行政の推進力や国の勧告が必要と思われる．現在，学校教育におけるCPRトレーニングの必修化に向けて関係者による検討がなされている．実現を期待したい．

病院内の心停止への対策は，院外よりさらに標準化が遅れている．国内のパイロット的な検討では院内心停止の救命率は低率であるが[7]，全国的な院内心停止の登録は緒に就いたところである．日本医療機能評価機構の病院機能評価では，全職員を対象としたCPRの訓練が定期的に行われていることが評価項目に挙がっている[17]．しかし，院内のトレーニング内容についての標準化や更新条件，チェックシステムなど質を維持するような勧告はなされていない．米国では州法で，病院への就職時に米国心臓協会（American Heart Association；AHA）-BLS（一次救命処置，basic life support）などの受講のカードを求められ，定期的な更新，またICUで勤務の医師・看護師や鎮静薬を使用する医師などにはAHA-ACLS（二次救命処置，advanced cardiovascular life support）の受講が義務付けられている．日本循環器学会，日本麻酔科学会，日本内科学会などでは専門医資格の取得時にACLSコースなどの履修が必修化されているが，各病院でのトレーニングの標準化や必修化には至っていない．ラグビーワールドカップや東京オリンピックが開催予定であり，

海外からの渡航者が増えていることから病院や医学教育でのグローバル化への対応が求められている．

継続的な質の向上の実践

前述したCPRのトレーニングは継続して更新し，技術的な質を確保する必要がある．通常CPRのトレーニングはAHAコースの場合には2年での更新がうたわれているが，更新の適切なタイミングは定まっていない．ガイドラインでは3～12カ月以内に技能が衰えるとのエビデンスが示され，より頻回の再トレーニングが勧められている．現場での多忙さを加味して自己トレーニングを評価するシステムの提案もされ，今後各医療機関での取り組みに対して標準化の提案が必要であろう．

心停止後心拍再開例の社会復帰と考えられる率はまだ低く，脳保護としての体温管理療法の普及啓発とともに新たな臓器保護の開発が待たれる．心拍再開後集中治療の効果を最大限に得るため，PCPSなどの補助循環を使用しながら血行動態の安定化を行い，体温管理療法を導入することが勧告されている．また心原性が疑われる場合には積極的に冠動脈造影を実施し，適応があればPCIを実施することが推奨される．院外での心拍再開例には救急隊による12誘導心電図記録により，速やかな体温管理療法や緊急PCI実施施設への搬送が推奨されている．これらの治療法には救急救命士，救急医，循環器医，集中治療医に加え，看護師や臨床工学士などを含めたチーム医療が不可欠である．迅速で安全性の高いチーム医療の実践には，標準的なトレーニング方法が必要である．チームリーダーとして求められるのは循環器医であり，血行動態の安定とともに心筋保護，脳保護の方法に精通する必要がある．迅速で安全にチーム医療を実施するためにはチームトレーニングと実施マニュアルが必要である．そこで，心拍再開後チーム医療の普及啓発のため，日本循環器学会循環器救急医療委員会と日本蘇生協議会にてトレーニング用テキストを発刊し[18]，心拍再開後ケアに関するセミナーを開催している[19]．様々な気道確保の方法，神経蘇生に必要な脳波モニタリングの読影方法，神経学的な理学的な所見のとり方，瞳孔の観察方法，模擬回路を使いPCPSカニュレ挿入法や回路の組み立てとプライミング，体温管理療法の様々な器材の適応と扱い方，VFから心拍再開までのシミュレーションでのチーム蘇生，VF持続例でのPCPSを用いた蘇生と心拍再開後の治療のシミュレーションを含んだコースである．以上のように，心原性心停止心拍再開後の集中治療は従来のCCUからCICUへ進展し，血液浄化法や人工呼吸管理法を併用しながら機能充実をはかる必要がある[4]．

蘇生科学の推進

心停止や循環器救急に関する研究開発が必要であり，他の領域に比べ予算が少ないのはAHAからも問題提起されている．わが国では心停止の疫学研究や補助循環や低体温療法などの臨床研究が実施されているが，基礎的な研究の取り組みが少ない．研究基盤の制定が期待される．

蘇生治療の応用や評価に関する研究の推進

基礎的研究や応用研究の成果を実現するための予算化や医療機関，関係学会や財団との協力関係の推進が必要である．心停止の原因検索とその発症予防，心拍再開後集中治療における虚血障害や再灌流障害などに対する臓器保護法の確立などが必要である．また難治性心不全例や重症心原性ショック例への補助循環法に，Impellaなどのカテーテルによる補助人工心臓，植込み型人工心臓のdestination治療，高齢大動脈弁狭窄症や僧帽弁閉鎖不全例へのカテーテル治療法などの新しい治療方法の開発と適応の確立に医療費や社会的な要因も検討した標準方法の確立が必要である．

さらに超高齢社会を迎えて救急集中治療において終末期を迎えた場合の臨床倫理学的な対応について，循環器領域における共同意思決定支援やアドバンスケアプランニング（望む生き方を事前に対話するプロセス）に関する方法についての研究を推進することも必要である．

蘇生協議会の制定

　2002年に設立されたJRCは，ILCORとの連携の下に国際コンセンサス作成に貢献し，AHAとの連携の下にAHA-BLS，ACLSを2003年に導入し，CPRトレーニングの標準化とグローバル化を目指した．救急蘇生領域の学会と団体が加盟し，ガイドライン作成，国際連携，アジア蘇生協議会との連携によるアジアで共通のガイドライン作成，蘇生科学の推進のための日本蘇生科学シンポジウムの開催，新たな救急蘇生に関するトレーニング方法の開発やマニュアル出版などを行っている[19]．

　今後，CPRトレーニングの標準化の提案など，国際連携の下に院外と院内ともに心停止についての救命率の継続的な向上が期待される．そのためには循環器医が中心となったチーム医療の推進により，救急集中治療における診療プロセスの改善が求められている．

文献

1) JRCガイドライン作成委員会：JRC蘇生ガイドライン2015（オンライン版）．JRC，東京，2015
2) Becker LB, Aufderheide TP, Graham R：Strategies to Improve Survival From Cardiac Arrest：A Report From the Institute of Medicine. JAMA 314：223-224, 2015
3) Shinozaki K, Nonogi H, Nagao K, Becker LB：Strategies to improve cardiac arrest survival：a time to act. Acute Medicine & Surgery 3：61-64, 2016
4) Morrow DA, Fang JC, Fintel DJ, et al：Evolution of critical care cardiology：transformation of the cardiovascular intensive care unit and the emerging need for new medical staffing and training models：a scientific statement from the American Heart Association. Circulation 126：1408-1428, 2012
5) 東海林哲郎：成人内因性搬入時心肺停止症例における急性心筋梗塞の頻度とその超急性期突然死例の病態—剖検時冠動脈造影と病理組織学的検討．日本救急医学雑誌 9：143-157, 1998
6) Nagao K, Nonogi H, Yonemoto N, et al：Duration of Prehospital Resuscitation Efforts After Out-of-Hospital Cardiac Arrest. Circulation 133：1386-1396, 2016
7) Yokoyama H, Yonemoto N, Yonezawa K, et al：Report from the Japanese registry of CPR for in-hospital cardiac arrest（J-RCPR）．Circ J 75：815-822, 2011
8) Kitamura T, Iwami T, Kawamura T, et al：Nationwide public-access defibrillation in Japan. N Engl J Med 362：994-1004, 2010
9) 心臓発作の警告症状　http://j-pulse.umin.jp/movies/shinzou/ios/index.html（accessed 2018.04.25）
10) JRCガイドライン作成委員会：JRC蘇生ガイドライン2015．医学書院，東京，2016
11) Cobb LA, Fahrenbruch CE, Olsufka M, Copass MK：Changing incidence of out-of-hospital ventricular fibrillation, 1980-2000. JAMA 288：3008-3013, 2002
12) Nonogi H：Complications of acute myocardial infarction：Diagnosis and treatment. Jap Med Asso J 45：149-154, 2002
13) Ueki Y, Mohri M, Matoba T, et al：Characteristics and Predictors of Mortality in Patients With Cardiovascular Shock in Japan-Results From the Japanese Circulation Society Cardiovascular Shock Registry. Circ J 80：852-859, 2016
14) Aiba T, Nonogi H, Itoh T, et al：Appropriate indications for the use of a percutaneous cardiopulmonary support system in cases with cardiogenic shock complicating acute myocardial infarction. Japanese Circ J 65：145-149, 2001
15) Flaherty MP, Khan AR, O'Neill WW：Early Initiation of Impella in Acute Myocardial Infarction Complicated by Cardiogenic Shock Improves Survival：A Meta-Analysis. JACC Cardiovasc Interv 10：1805-1806, 2017
16) 救急蘇生法の指針2015（市民用）　http://www.mhlw.go.jp/stf/seisakunitsuite/bunya/0000123022.html（Accessed 2018.4.28）
17) 日本医療機能評価機構：病院機能評価機能種別版評価項目　解説集 3rdG：Ver. 1.02012．
18) 日本蘇生協議会編：心拍再開後ケアと低体温療法トレーニングマニュアル．JRC出版部　学樹書院，東京，2015
19) JRC日本蘇生協議会ホームページ　http://www.japanresuscitationcouncil.org/（Accessed 2018.4.30）

MEDICAL BOOK INFORMATION　医学書院

京都ERポケットブック

編集　洛和会音羽病院救命救急センター・京都ER
責任編集　宮前伸啓
執筆　荒　隆紀

●A6　頁408　2018年
定価：本体3,500円＋税
[ISBN978-4-260-03454-8]

多くの研修医がERで経験すること—救急車で搬送された患者の緊急対応についていけず置いてけぼり．ウォークイン患者の問診に時間がかかり，検査治療計画が立たずあっという間に1時間．イライラする看護師，患者，家族—．ところが上級医はごく短時間でそれらを組み立て解決し，その上系統だったフィードバックまでこなす．本書は研修医時代の荒隆紀医師の問題意識から生まれた書．上級医は頭の中でこう考えこうアプローチしている！

特集 循環器救急の最前線―初期診療と循環管理を極める
心原性心停止を救う

蘇生ガイドラインの概要と心肺蘇生の普及

石見 拓

Point

- 心臓突然死を減らすために，心肺蘇生の普及，AED の効果的な設置など，フォーカスを院外にも当てる必要がある．
- 最新の蘇生ガイドラインでは，絶え間のない胸骨圧迫に加えて，判断に迷った際に行動を開始することの重要性を強調している．
- AED を活用した救命戦略として，胸骨圧迫のみの心肺蘇生の普及，学校教育への導入，ソーシャルメディアの活用などが求められる．

はじめに

急性心筋梗塞による死亡の 1/2〜2/3 は，病院外の死亡であると報告されるなど[1]，循環器疾患による死亡の多くは院外での突然死である．こうした症例を救命するためには，病院内での治療のみならず，心肺蘇生の市民への普及，自動体外式除細動器（AED；automated external defibrillator）の効果的な設置など，フォーカスを院外にも当てる必要がある．

わが国では，2005 年より救急隊が関わった全ての院外心停止患者を網羅したレジストリである全国ウツタイン統計が国家規模で展開されている[2]．これはウツタイン様式[3]という蘇生記録の国際ガイドラインに準じており，客観的な比較検討を可能とする世界に誇れる統計である．2015 年 10 月に発表された日本蘇生協議会（JRC）の「JRC 蘇生ガイドライン」（以下，「日本版蘇生ガイドライン 2015」）[4]においても，この統計データから多くのエビデンスが採用されている．

本稿では，日本版蘇生ガイドライン 2015 の概要，わが国の院外心停止の実態と一般市民への心肺蘇生の普及や AED を活用した救命治療の最前線について概説する．

桐田明日香さんの心臓突然死から学ぶ

平成 23 年 9 月 29 日，さいたま市の小学校 6 年生 桐田明日香さんが，駅伝の課外練習中に心停止となり，翌 30 日に死亡するという悲しい事故が起きた[5]．明日香さんの事故では，その後の検証で，現場にいた教員などが「脈がある」「呼吸がある」ととらえ，学校に AED が備えられていたにもかかわらず，使用することができなかったことが明らかとなった．

心臓突然死の特徴は，何の前触れもなく，スポーツを行っているような元気な人を含めて誰にでも起こりうること，最初の数分間の行動で生死が左右されることにある．突然の心停止が，いつ，どこで起

いわみ たく　京都大学健康科学センター（〒606-8501 京都府京都市左京区吉田本町）

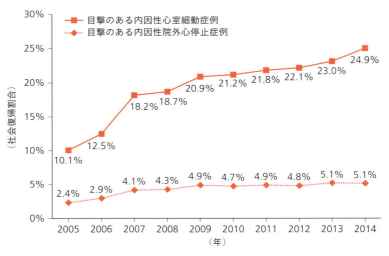

図1 院外心停止からの社会復帰割合の経年変化（文献[6]より引用）

こってもおかしくないということを改めて認識し，いざという時に『秒』の単位で救命処置を実践できる体制を構築する必要がある．

日本における院外心停止の実態

日本における心原性院外心停止数は年々増加し，年間7万人を超えている．増加の一途を辿る院外心停止患者の転帰を改善することは喫緊の課題であるといえる．大阪府で1998年から実施されてきた院外心停止の大規模コホート研究によると，社会復帰割合は心肺蘇生が1分遅れると11%，電気ショックが1分遅れると16%低下することが示されるなど，心停止からの救命には院外での早期の一次救命処置（心肺蘇生と電気ショック）が不可欠である[6]．

図1に，わが国における市民による目撃のある内因性院外心停止患者，内因性院外心停止のうち初期心電図波形が心室細動であった患者の転帰の経年推移を示す[7]．心原性院外心停止患者の転帰は統計を取り始めた2005年以降急速に改善してきたものの，ここ数年は横ばい傾向にある．この間の転帰改善には主に，救急救命士制度の充実によって早期の電気ショックが可能になったこと，心停止現場に居合わせた市民（バイスタンダー）による心肺蘇生の実施割合が増えてきたことが寄与していると考えられる[6,8]．頭打ち傾向にある院外心停止患者の転帰をさらに改善するためには，普及しつつあるAEDのさらなる利活用促進など次なるブレークスルーが求められる．

日本におけるAED使用の実態と効果

日本では2004年7月から一般市民によるAEDの使用が認められ，AEDの設置が進んでいる．消防庁のウツタイン統計をもとにしたわれわれの研究によると，目撃のある院外心室細動患者の1カ月後の社会復帰割合は，AEDを用いた電気ショックが行われなかった群（救急隊到着後に電気ショック）では18.2%であったのに対し，AEDを用いて電気ショックが行われた群では38.5%と，背景因子を調整したオッズ比で1.99倍転帰が良好であることが示された（**図2**）[9]．2010年に報告した研究によると，電気ショックまでの時間が1分遅れるごとの調整オッズ比は0.91であり，これは電気ショックが1分遅れると社会復帰が9%減ること，誰（市民もしくは救急隊）が電気ショックを行うかではなく，いかに迅速に電気ショックを行うかが重要であることを示している[8]．

2016年時点で，医療機関，消防機関以外に設置することを目的に販売されたAEDの数は50万台を超えたと報告されている．AEDの設置数増加に

伴い，院外で目撃された心原性心室細動患者のうち，AEDによる市民除細動を受けたものの割合は2013年時点で16.5%まで増加している[9]．しかし，対象を心原性心停止全例に広げると，AEDを用いた電気ショックに至っている症例は依然4.5%に過ぎない．われわれの研究では，2005年以降，日本においてAEDを用いた電気ショックによって社会復帰した（AEDによる電気ショックがなければ救命できなかった）と見積もられる生存者数が9年間で835人に及び，2013年には200名を超える人がAEDを用いた電気ショックによって救命されている．これらのデータは日本におけるAEDの普及が院外心停止後の社会復帰数増加に寄与していることを実証しているが，同時に，AEDの普及台数に比して，救命された人数は決して十分とはいえないと考えている．今後は，AEDのより効果的な設置を進めるとともに，普及しつつあるAEDが実際の現場で活用できる体制を整備していくことが求められている．

日本版蘇生ガイドライン2015の位置付け

日本版蘇生ガイドライン2015は，国際標準の質を担保した指針であり，作成にはいくつかのステップを踏んでいる．まず日本蘇生協議会も加盟するILCOR（国際蘇生連絡委員会；International Liaison Committee on Resuscitation）によって，科学的知見に基づく国際コンセンサスであるCoSTR（心肺蘇生に関わる科学的根拠と治療勧告コンセンサス；Consensus on Science and Treatment Recommendation）が作られる．CoSTRに基づいて，日本の実情を踏まえて作成されたのが日本版蘇生ガイドライン2015である．

今回の改訂を含め，蘇生ガイドラインは，5年を目安に改定される．その時点でよりよいと思われる方法を推奨しているのであって，従来の救急蘇生法が誤っているのではない．ガイドラインを利用するものは，ガイドラインを無批判に丸暗記するのではなく，現場の状況，多くの未解決の問題への対応を念頭に置きながら活用することを心がける必要がある．

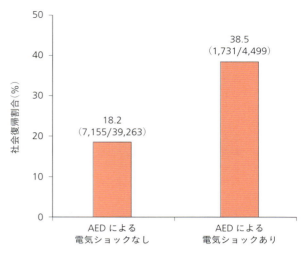

図2 AEDを用いた電気ショックと社会復帰の関係
（文献[9]より引用）

日本版蘇生ガイドライン2015のポイント

蘇生ガイドラインでは，前回2010年版から「普及・教育のための方策（EIT；Education, Implementation, and Teams）」という章を設け，エビデンスを現場に反映し，実効性を高めるために，『教育と普及』の重要性を強調してきた．

今回のガイドラインでは，絶え間のない胸骨圧迫の重要性に加えて，判断に迷った際に行動を開始することの重要性を強調していることが最大のポイントである．明日香さんの事故から得られた教訓も参考にし，リアリティをもって現場での実践に繋がることを重視したより実践的なものに発展してきたといえる．日本版蘇生ガイドライン2015のポイントを表に示す．

さらなる救命率向上に向けたAEDを活用した救命戦略

1・胸骨圧迫のみの心肺蘇生を活用した救命処置の普及促進

図3に動物実験モデルにおける胸骨圧迫と血圧の関係を示す．繰り返し胸骨圧迫をすることによって徐々に血圧が上昇し有効域に達すること，一瞬の中断で元の血圧まで戻ってしまうことがわかる．日本

表 日本版蘇生ガイドライン2015のポイント

1. 心停止の予防に重点を置き，熱中症，入浴関連死など防ぎうる心停止に関する情報を強化した．
2. 呼吸をしているか判断できない場合には，心肺蘇生，AEDの使用を開始することとし，アルゴリズム（行動のフローチャート）で強調した．教育の際も判断できない場合が多いこと，その際に行動を開始することの重要性を強調することとした．
3. 人工呼吸を行う意思と十分な技能を有しない場合は，胸骨圧迫のみを行うこととし，質の高い胸骨圧迫が心肺蘇生で最も重要であることを強調した．
4. 前回に引き続き，従来の標準的な講習に加えて，内容を胸骨圧迫に絞った短時間の講習を用意することにより市民の受講機会を増やし，市民による心肺蘇生の実施率向上を目指した．
5. 小児と成人の心肺蘇生法の手順を共通化し理解しやすくした．
6. 新生児蘇生の適応場所は従来通りとし，病院前救護などにおける新生児対応の方法を明確にした．
7. 二次救命処置のうち，主に医療機関において行う部分については，低体温療法などの心拍再開後の集中治療に焦点を当てた．
8. 急性冠症候群について病院前救護体制と医療システムの連携を強化することにより発症から再灌流までの時間を短縮することを強調した．
9. 脳卒中をはじめとする様々な脳の緊急事態からの蘇生を推進するために「脳神経蘇生」の章を引き続き設けた．
10. 応急処置（ファーストエイド）の普及をはかるため，国際勧告と同様に独立した章を設けた．

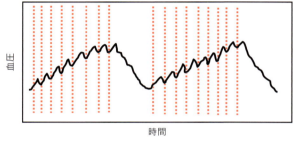
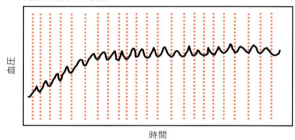

図3 絶え間のない胸骨圧迫の重要性（豚の動物実験モデルより）
赤色の破線は胸骨圧迫行ったタイミングを示す．

版蘇生ガイドライン2015では，胸骨圧迫の中断時間が短いほど転帰が良好であることを示す臨床データも紹介し，従来以上に良質な胸骨圧迫を実践することの重要性を強調している．

バイスタンダーによって心肺蘇生が実施されると，実施されなかった場合と比較して，救命率が1.5～2倍になると数多くの研究結果から報告されている．わが国では，消防機関，日本赤十字社などが中心となって，心肺蘇生普及の取り組みを積極的に行ってきた．消防機関による応急手当講習の受講者数は150万人を超え，赤十字社，NPO組織などに自動車運転免許取得時の心肺蘇生講習を加えると，心肺蘇生講習の受講者数は年間300万人を超えると推定される．こうした取り組みによって，バイスタンダーによる心肺蘇生の実施割合は，年々上昇している．しかし，いまだに心停止例のおよそ半分は救急隊が到着するまで心肺蘇生を受けることができていないのが現状である．

これまでの救命講習は，3～4時間の所要時間で，数名～10名程度の受講者に対し，1体の蘇生訓練人形と1名の指導者で行うものが標準的であった．このような講習は，受講者，指導者の双方にとって，時間的・経済的な負担となり，救命処置の普及を妨げる要因の一つとなっていることが指摘されている．そこで，わが国の蘇生ガイドラインでは，2010年から，より多くの市民に心肺蘇生を普及するために，ビデオ教材や簡易型の蘇生人形を活用した心肺蘇生講習，胸骨圧迫のみの心肺蘇生に簡略化した講習などを勧めてきた．なかでも，胸骨圧迫のみの心肺蘇生の活用は救命処置の普及促進のためのカギの一つであると考えている．

われわれは，大阪で発生した約5,000例の心原性院外心停止例の検討から，虚脱から救急隊が到着するまでの時間が15分以内の心停止であれば，心肺蘇生なし（2.5％）と比較して，胸骨圧迫のみの心肺蘇生（4.3％）が，従来の人工呼吸つきの心肺蘇生（4.1％）と同程度に院外心停止例の神経学的

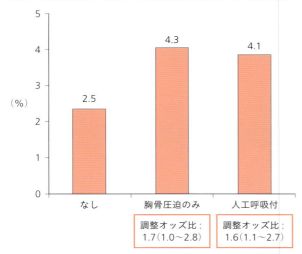

図4 胸骨圧迫のみの心肺蘇生の効果(文献[10]より引用)

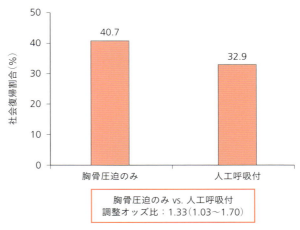

図5 AEDで電気ショックを受けた患者における心肺蘇生種別の社会復帰割合(文献[14]より引用)

転帰を改善することを明らかにした[10](図4).関東地区の病院ベースの大規模ウツタイン登録研究であるSOS-KANTO研究では,心室細動ならびに4分以内に心肺蘇生が開始された心停止では胸骨圧迫のみの心肺蘇生が従来の心肺蘇生よりも効果的であることを示唆した[11].市民救助者が心肺蘇生を行った場合[12]や電話での口頭指導の際[13]は,胸骨圧迫のみの心肺蘇生のほうが人工呼吸付の心肺蘇生よりも良好な転帰をもたらしたとの報告もある.

特に,AEDを用いて救命処置を行う場合,心肺蘇生が求められる時間が短く胸骨圧迫のみの心肺蘇生の効果を発揮しやすいと考えられる.われわれは,AEDで電気ショックを受けた患者を対象とした検討を行い,胸骨圧迫のみの心肺蘇生を受けた群のほうが,人工呼吸付の心肺蘇生を受けた群よりも社会復帰率が有意に高いことを報告した(図5)[14].AEDが広く普及した社会においては,AEDによる電気ショックまでの間,迅速に胸骨圧迫を開始し,絶え間なく胸骨圧迫を行いAEDに繋ぐという連鎖の強化が重要であり,胸骨圧迫のみの心肺蘇生が有効な範囲が広がると考えられる.

胸骨圧迫のみの心肺蘇生であれば,手技が簡単で覚えやすく,人工呼吸がないために心肺蘇生実施への抵抗が減り,救命処置に参加しようとする人が増えることが期待される.全国ウツタイン統計による

と胸骨圧迫のみの心肺蘇生を受けた人の割合は2005年の17.4%から2012年には39.3%へ,心肺蘇生全体(胸骨圧迫のみの心肺蘇生もしくは人工呼吸つきの心肺蘇生のいずれか)では34.5%から47.4%と大きく増加している(図6).市民に対する胸骨圧迫のみの心肺蘇生の国家規模の普及が,日本における院外心停止後の社会復帰数増加に寄与していることを示唆するデータも示されている[15].

日本版蘇生ガイドライン2015,およびその基となったCoSTRにおいてもこのコンセプトは受け入れられ,胸骨圧迫のみの心肺蘇生を活用した救命処置のさらなる普及が求められている.日本循環器学会AED検討委員会では,蘇生ガイドラインに先駆けて,胸骨圧迫とAEDの使用法に簡略化した心肺蘇生訓練であるコール&プッシュの普及,啓発を通じて,AEDが有効に機能し,心停止例の救命率を向上させることを目指した普及啓発を行っている(http://www.j-circ.or.jp/cpr/index.html).NPO大阪ライフサポート協会と日本心臓財団は,胸骨圧迫のみの心肺蘇生とAEDにポイントを絞った簡略型の講習をモデル化し,学校や地域へ広げるプロジェクトを進めている(PUSHプロジェクト:http://osakalifesupport.jp/push/index.html).

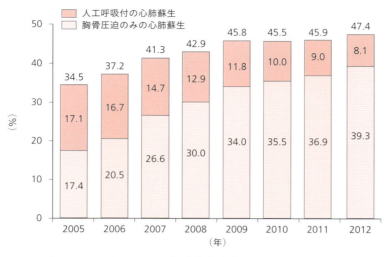

図6 日本における市民による心肺蘇生実施割合の経年推移

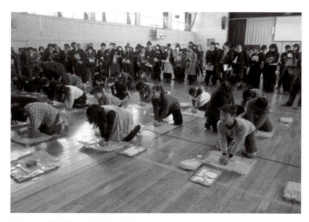

図7 小学校での簡易型トレーニングキットを用いた胸骨圧迫のみの心肺蘇生講習会

胸骨圧迫を適当な強さで行うと，かわいい音が鳴るので，みんなで楽しく胸骨圧迫体験ができる．簡易型のトレーニングキットを用いることで，授業の時間内に効率よく，胸骨圧迫とAEDの使用法を体験することが可能となる．（NPO法人 大阪ライフサポート協会 PUSHプロジェクト：http://osakalifesupport.jp/push/index.html）

2 ▪ 心肺蘇生の体系的な普及・学校教育への導入

近年，胸骨圧迫とAEDを簡単に学ぶことのできる教材が普及し，短時間で多人数に心肺蘇生とAEDを指導する環境が整ってきた（図7）．こうしたノウハウやコンテンツを活用すれば，従来にない体系的な心肺蘇生の普及，教育が可能となり，すべての国民が心肺蘇生を実践できる国づくり，社会づくりも夢ではない．

日本版蘇生ガイドライン2015では，心肺蘇生を体系的に広げるために，学校における心肺蘇生教育を充実させる必要性について言及している．学校における心肺蘇生教育は，心肺蘇生の社会への体系的な普及につながり，突然心停止となった方々の救命に大きな力になる．さらに，児童生徒に命の大切さや，共助の精神，自己有用感を感じ，学ぶ機会を提供することもできる．2015年9月には，日本循環器学会と日本臨床救急医学会が中心となり関連団体とともに，文部科学大臣に「学校での心肺蘇生教育の普及並びに突然死ゼロを目指した危機管理体制整備の提言」を行い，学校での心肺蘇生教育の充実を訴えた（http://www.j-circ.or.jp/cpr/suggestion150930.html）．日本AED財団では，現在学習指導要領に位置付けがなく教材がない小学校での心肺蘇生，AED教育を促すために，副読本を作成し，学校での心肺蘇生教育の実践を後押ししている（http://aed-project.jp/download/index.html）．

こうした情報を広く社会に発信し，心肺蘇生やAEDの社会的認知を高めることで，AEDの利活用を進め，さらに心臓突然死を減らしていくことが求められる．

3 ▪ ソーシャルメディアを活用したPAD戦略

心臓突然死対策が難しい理由の一つとして，突然の心停止がいつ，どこで発生するかわからないこ

と，救助の意思と技術を持った人の前で必ずしも倒れるわけではないことが挙げられる．昨今のインターネット，ソーシャルメディアなどのテクノロジーの発展を活かすことで，この課題を克服することが期待されている．スウェーデンで実施された無作為化介入試験では，携帯電話の位置情報を用いて心停止現場付近にいる登録者へ情報を伝達し，救急隊到着前の心肺蘇生実施割合が，介入群で62%，対照群で48%と介入群で有意に上昇することが示された．これらソーシャルメディアの活用については，日本版蘇生ガイドライン2015でも推奨されている[16]．

われわれの研究チームでも，愛知県尾張旭市において，消防職員・消防団員を予め登録し，心停止発生時に心停止場所と当人，並びに最寄りのAEDの情報をスマートフォンアプリによって表示し，AED到着までの時間短縮を図るシステムを構築し，実証実験を実施している．こうしたシステムが普及すれば，救命の意思と技術を持つものと心停止の現場が繋がり，AEDを活用した救命体制が促進されると期待している．

おわりに

本稿で紹介した通り，わが国は，急速にAEDの普及が進むとともに，救急救命士制度が充実するなど病院前の救急医療体制の質向上が目覚ましい．更に，その効果を全国を網羅したウツタイン統計で客観的に評価できる体制が整備されており，蘇生領域の実践と研究で世界をリードしつつあるといっても過言ではない．

最新の蘇生ガイドラインを現場で実践し，更なる心肺蘇生の普及，AEDの利用率向上に努めるとともに，次のガイドラインを見据えて新たな試みを継続し，エビデンスを蓄積していくことで防ぎうる心臓突然死を無くしていくことが求められている．

文献

1) Myerburg RJ, Castellanos A : Cardiac arrest and sudden cardiac death. Heart death ; a textbook of cardiovascular medicine, 5th ed (ed Eugene Braunwald WB), Saunders, Philadelphia, pp 742-779, 1997
2) 総務省消防庁平成28年版救急救助の現況　http://www.fdma.go.jp/neuter/topics/fieldList9_3.html
3) Jacobs I, Nadkarni V, Bahr J, et al. Cardiac arrest and cardiopulmonary resuscitation outcome reports : Update and simplification of the Utstein templates for resuscitation registries : A statement for healthcare professionals from a task force of the International Liaison Committee on Resuscitation (American Heart Association, European Resuscitation Council, Australian Resuscitation Council, New Zealand Resuscitation Council, Heart and Stroke Foundation of Canada, InterAmerican Heart Foundation, Resuscitation Councils of Southern Africa). Circulation 110 : 3385-3397, 2004
4) JRC蘇生ガイドライン2015　一般社団法人日本蘇生協議会　2016年2月　医学書院
5) さいたま・駅伝練習中の小6女児死亡：学校側に蘇生期待，困難AED不使用，評価回避──検証委/埼玉．毎日新聞2012年2月27日朝刊
6) Okubo M, Kiyohara K, Iwami T, et al : Nationwide and Regional Trends in Survival from Out-of-Hospital Cardiac Arrest in Japan : A 10-Year Observation from 2005 to 2014. Resuscitation 115 : 120-128, 2017
7) Iwami T, Nichol G, Hiraide A, et al : Continuous improvements in chain of survival incresed survival after out-of-hospital cardiac arrests : a large-scale populaion-based study. Circulation 119 : 728-734, 2009
8) Kitamura T, Iwami T, Kawamura T, et al : Nationwide public-access defibrillation in Japan. N Engl J Med 362 : 994-1004, 2010
9) Kitamura T, Kiyohara K, Sakai T, et al : Public-Access Defibrillation and Out-of-Hospital Cardiac Arrest in Japan. N Engl J Med 375 : 1649-1659, 2016
10) Iwami T, Kawamura T, Hiraide A, et al : Effectiveness of Bystander-Initiated Cardiac-only Resuscitation for Patients with Out-of-Hospital Cardiac Arrest. Circulation 116 : 2900-2907, 2007
11) SOS-KANTO study group : Cardiopulmonary resuscitation by bystanders with chest compression only (SOS-KANTO) : an observation study. Lancet 369 : 920-926, 2007
12) Bobrow BJ, Spaite DW, Berg RA, et al : Chest compression-only CPR by lay rescuers and survival from out-of-hospital cardiac arrest. JAMA 304 : 1447-1454, 2010
13) Hüpfl M, Selig HF, Nagele P : Chest-compression-only versus standard cardiopulmonary resuscitation : a meta-analysis. Lancet 376 : 1552-1557, 2010
14) Iwami T, Kitamura T, Kawamura T, et al : Chest Compression-Only Cardiopulmonary Resuscitation for Out-of-Hospital Cardiac Arrest with Public-Access Defibrillation : A Nationwide Cohort Study. Circulation 126 : 2844-2851, 2012
15) Iwami T, Kitamura T, Kiyohara K, et al : Dissemination of Chest Compression-Only Cardiopulmonary Resuscitation and Survival After Out-of-Hospital Cardiac Arrest. Circulation 132 : 415-422, 2015
16) Ringh M, Rosenqvist M, Hollenberg J, et al : Mobile-phone dispatch of laypersons for CPR in out-of-hospital cardiac arrest. N Engl J Med 372 : 2316-2325, 2015

特集 循環器救急の最前線―初期診療と循環管理を極める
心原性心停止を救う

一次救命処置（BLS）

加藤啓一／柄澤俊二

> **Point**
> - 強く（約5 cmで，6 cmを超えない），速く（100〜120回/分），絶え間ない胸骨圧迫から心肺蘇生（CPR）を開始する．
> - バッグ・バルブ・マスクの準備ができ次第，30：2で胸骨圧迫に人工呼吸を加える．
> - 除細動器が到着するまでは，医療従事者であっても脈拍をチェックすることなくCPRを続ける．

心肺蘇生手順の国際標準

心停止患者に対する蘇生は，連携のとれた救助チームによる救命処置により最も効果が発揮される．蘇生の現場に居合わせた誰もが，すぐに行える一次救命処置（BLS）の具体的な手順を最適化したものがBLSアルゴリズムである．

2000年，ヨーロッパ蘇生協議会（ERC），米国心臓協会（AHA）を中心に各大陸が加盟する国際蘇生連絡委員会（ILCOR）によって標準化された国際心肺蘇生ガイドラインが作成され，その後は5年ごとに改訂される「心肺蘇生に関わる科学的根拠と治療

表1 略語

CPR	cardiopulmonary resuscitation（心肺蘇生）	*1
AED	automated external defibrillator（自動体外式除細動器）	
BLS	basic life support（一次救命処置）	*2
ERC	European Resuscitation Council（ヨーロッパ蘇生協議会）	
AHA	American Heart Association（米国心臓協会）	
ILCOR	International Liaison Committee on Resuscitation（国際蘇生連絡委員会）	
CoSTR	Consensus on Resuscitation Science and Treatment Recommendations	*3
RCA	Resuscitation Council of Asia（アジア蘇生協議会）	
JRC	Japan Resuscitation Council（日本蘇生協議会）	
ALS	advanced life support（二次救命処置）	*4
GRADE	Grading of Recommendations Assessment, Development and Evaluation	
PICO	patients 患者，intervention 介入方法，comparator 比較対象，outcome 主要な転帰	*5
ROSC	return of spontaneous circulation（自己心拍再開）	

*1 心停止と判断した患者に対して行う，胸骨圧迫と人工呼吸
*2 心肺蘇生とAEDの使用
*3 心肺蘇生に関わる科学的根拠と治療勧告コンセンサス
*4 「ACLS」は，二次救命処置およびその教育方法を包括した米国心臓協会用語
*5 Clinical Question（臨床疑問）を具体的に整理したもの

かとう　けいいち・からさわ　しゅんじ　日本赤十字社医療センター麻酔科（〒150-8935 東京都渋谷区広尾 4-1-22）

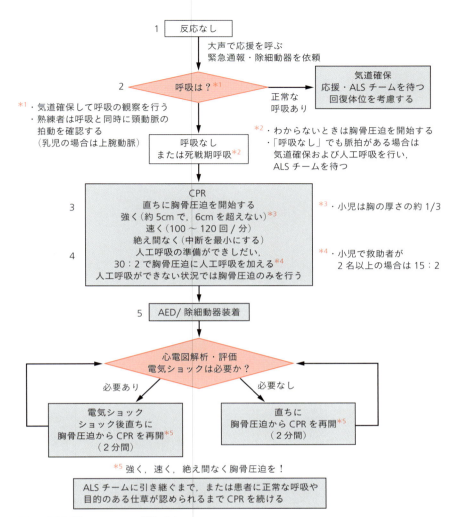

図1 医療用BLSアルゴリズム
ALS：二次救命処置，CPR：心肺蘇生，AED：自動体外式除細動器

勧告コンセンサス（CoSTR）」に基づき，各地域がその実情に応じたガイドラインを作成することとなった．2006年にアジア蘇生協議会（RCA）代表としてILCORに加盟した日本蘇生協議会（JRC）は，策定に関わったCoSTR2010をもとに国際標準化したJRC蘇生ガイドライン2010を作成した．JRC蘇生ガイドライン2015（全8章）[1]は初めての改訂版として，2015年10月16日にERC, AHAのガイドラインと同時に発表された．

JRC蘇生ガイドライン2015の第1章〈一次救命処置〉には，様々な背景をもつ市民があらゆる年齢層の傷病者へ対応する場合を想定して作成された共通のBLSアプローチ「市民用BLSアルゴリズム」が記載されている．第2章〈成人の二次救命処置〉に記載されている「医療用BLSアルゴリズム」は，病院・救急車内など医療環境の整ったなかで日常的業務として医療従事者や救急隊員が二次救命処置（ALS）の端緒として対応するアプローチに特化している．

本稿では，医療用BLSアルゴリズム，JRC蘇生ガイドライン2010からの改訂プロセス，科学的レビューに基づく推奨の強さについて解説する．

医療用BLSアルゴリズム（図1）

BLSアルゴリズムは，心停止患者の発見からALSチームに引き継ぐまでの流れを最適化したBLSの手順であり，4つに分割すると理解しやすい．

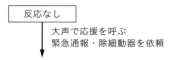

図2 反応の確認と緊急通報

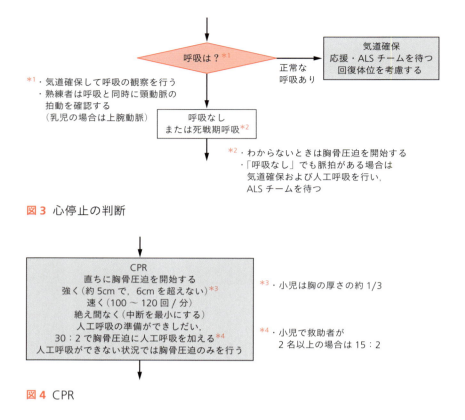

図3 心停止の判断

図4 CPR

反応の確認と緊急通報（図2）

　誰かが突然倒れるところを目撃して，横になっている患者の顔色，体動，呼吸などの異常に気づいたら，肩をやさしく叩きながら呼びかけ，反応がなければ大声で応援を呼ぶ．発見者がたとえ医療従事者であっても，蘇生を成功させるためにはチームと医療器材が必要であり，院内緊急コールの発信とともにマニュアル除細動器またはAEDを依頼する．

心停止の判断（図3）

　気道確保をしながら呼吸の観察を行い，呼吸がないまたは喘ぐような死戦期呼吸であれば心停止と判断する．心肺蘇生の熟練者であっても脈拍の確認は呼吸の確認と同時に行い，迅速なCPRの開始を遅らせてはならない．心停止かわからないときは，心停止でなかった場合の危害を恐れずに，直ちにCPRを開始する．

　呼吸はないが脈拍を認める場合は，気道を確保して1分間に約10回の人工呼吸を行いながらALSチームを待つが，2分ごとに脈拍の確認を行い，心停止と判断したら直ちにCPRを開始する．

CPR（図4）

　できる限り早期から良質な胸骨圧迫を実施することが，心停止からの生存や心拍再開（ROSC）の可能性を高める．CPRは胸骨圧迫から開始する．

　胸骨圧迫は，胸骨の下半分を約5cm（ただし，6cmを超えない）の深さで，1分間当たり100〜120回のテンポで，中断を最小限にして行う．毎回の胸骨圧迫のあとで完全に胸壁が元の位置に戻るように圧迫を解除する．ただし，圧迫解除を意識し過ぎて胸骨圧迫が浅くならないよう注意する．人工呼吸用デバイスの準備ができるまでは，胸骨圧迫のみのCPRを継続する．

　人工呼吸の準備ができ次第，人工呼吸を開始する．胸骨圧迫と人工呼吸は30：2で行う．CPR中の人工呼吸はできうる限り高い吸入酸素濃度を選択するが，酸素投与の有無にかかわらず，約1秒かけて胸が上がる程度の換気量で行う．過大な換気量

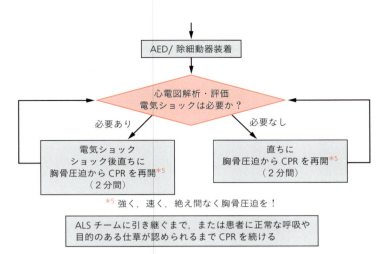

図5 AED/除細動器

は避けるべきである．

　窒息，溺水，気道閉塞，目撃がない心停止，遷延する心停止状態，あるいは小児の心停止では，早期に人工呼吸を開始することが重要である．

AED/除細動器（図5）

　マニュアル除細動器が到着したら電源ボタンを押し，心電図電極を貼って心電図波形で心室細動/心室頻拍と判断してショックボタンを押す直前まではCPRを続ける．AEDでは，電源ボタンを押し，電極パッドを貼り，心電図の自動解析を開始して音声ガイダンスによる胸骨圧迫の一時中断メッセージが出されるまでCPRを続け，メッセージに従って電気ショックを行う．

　電気ショックを1回実施したら，直ちに胸骨圧迫からCPRを再開し，以後2分おきに心電図解析と電気ショックを繰り返す．

　BLSはALSが成功する前提であり，ALSチームに引き継いでからも質の高いCPRの中断を回避することが肝要である．

JRC蘇生ガイドライン2010からの改訂プロセス

　CoSTR2015ならびにJRC蘇生ガイドライン2015の作成に当たっては，エビデンスの質評価と推奨度の決定に高い透明性を確保し，患者の価値観や好みを考慮するGRADEシステムが採用された．CoSTR2015タスクフォースメンバーとして，わが国から6名が参画した．

　タスクフォースはCoSTR2010で課題となったトピックについてClinical QuestionとPICOを確定し，専任のライブラリアンが検索式を作成してPICOに応じた検索を行う．システマティックレビューのように，絞り込まれた複数の研究をもとにアウトカムごとに横断的に結合したエビデンス総体を作成する．タスクフォースは，各アウトカムを9段階に分類し，患者にとって重大（7〜9点），重要（4〜6点）なアウトカムを推奨決定の対象とする．BLSでは，神経学的転帰良好（9点），生存（8点），自己心拍再開（7点）を重大なアウトカム，生理学的指標とプロセスを重要なアウトカムとして評価する．

　エビデンス総体の質は，5つの要因（適切な無作為化，割り付け，盲検化などのバイアスのリスク，非一貫性，非直接性，不精確さ，出版バイアス）によって評価を下げ，良質な観察研究では効果の程度など3つの要因によって評価を上げ，4段階（「高い」，「中等度」，「低い」，「非常に低い」）に分類される．

　Clinical Questionに関連した治療介入や治療方針の推奨レベルについては，アウトカム全般にわたるエビデンスの質，望ましい効果と望ましくない効果

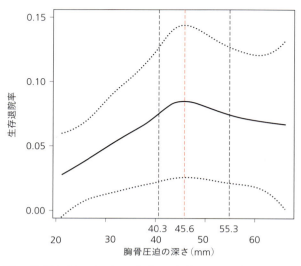

図6 胸骨圧迫の深さと生存退院率との関連（文献2)より引用一部改変）

のバランス，患者の価値観や好み，コストや資源の利用を考慮し，推奨の方向性（する・しない）と推奨の強さ（強い推奨，弱い推奨）を確定する．

JRC蘇生ガイドライン2015では，わが国の実情に応じて修正したJRCの推奨をILCORの推奨に併記し，またCoSTR2015で検討の対象とならなかったCoSTR2005，CoSTR2010のトピックを抽出し，採択の可否を最終決定した．

科学的レビューに基づく推奨の強さ

医療用BLSでは，10項目のトピックについて，推奨（強い推奨）と提案（弱い推奨）を確定した．

1 ▪ CPRの開始手順

> CPRは，人工呼吸からではなく，胸骨圧迫から開始することを提案する（弱い推奨，非常に低いエビデンス）．

CPRを胸骨圧迫から開始する手順の推奨は，JRC蘇生ガイドライン2010における大きな変更点であり，2015でも踏襲した．採用されたレビューすべてがマネキンを使用した研究であるなかで，この推奨を行うに当たってはCPRの個々の要素（胸骨圧迫，人工呼吸，最初のCPRサイクルの完了）までに要する時間を重視した．

2 ▪ 胸骨圧迫の部位

> 成人の心停止では，胸骨の下半分を圧迫することを提案する（弱い推奨，非常に低いエビデンス）．

従来の推奨を変更すべきことを強く示すデータがない現状では，従来の推奨治療との整合性を重視した．

3 ▪ 胸骨圧迫の深さ

> 標準的な体格の成人に対する用手胸骨圧迫は，6cmを超える過剰な圧迫を避けつつ（弱い推奨，低いエビデンス），約5cmの深さで行う（強い推奨，低いエビデンス）ことを推奨する．

推奨される胸骨圧迫の深さに，JRC蘇生ガイドライン2015では新たに上限を設けた．

圧迫の深さが増加するほど生存退院率が向上する可能性を示唆する観察研究3件のうち対象者数が最大（9,136名）の研究では，適切な胸骨圧迫の深さの範囲は4.0～5.5cmで，最適値は4.6cmであった（図6)[2]．

ROSCについて，成人では圧迫の深さは5cm以上が，それ以外のすべての深さよりも優れていることを示唆する観察研究4件を評価対象とした．

胸骨圧迫による外傷について，成人では圧迫の深さが6cm以上の場合には，5～6cmの場合に比較して外傷の割合が増加することを示唆する観察研究があり[3]，男性傷病者における外傷の発生率は6cmより深い圧迫の場合に63％，6cm未満の場合に31％であった．またすべての傷病者における外傷発生率は，圧迫の深さが5cm未満の場合28％，5～6cmの場合に27％，6cmより深い場合49％であった．約5cmという表現は，新しい知見と，傷病者の体型や体の大きさに関する国際的な多様性

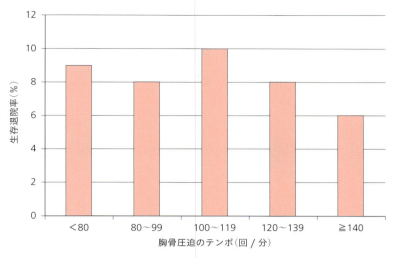

図7a 胸骨圧迫のテンポと生存退院率との関連（文献[4]を基に作成）

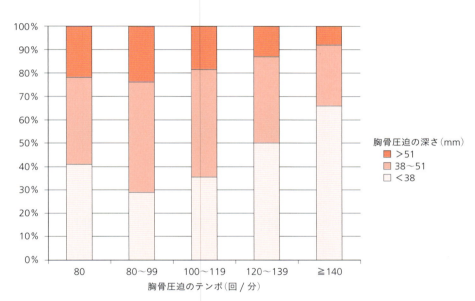

図7b 胸骨圧迫のテンポと圧迫の深さとの関連（文献[4]より引用一部改変）

を考慮した結果である．

4 ▪ 胸骨圧迫のテンポ

> 用手胸骨圧迫のテンポは100〜120回/分を推奨する（強い推奨，非常に低いエビデンス）．

今回のレビューでは胸骨圧迫のテンポに上限を設ける必要があることを示唆するヒトでの重要な新しい観察研究に言及した[4,5]．生存退院について，計13,469名の成人傷病者を対象とした観察研究[4]では，胸骨圧迫のテンポ100〜119回/分における生存退院率を対照として比較し，≧140回/分では4％減少，120〜139回/分では2％減少，＜80回/分では1％減少，80〜99回/分では2％減少し，胸骨圧迫のテンポと生存退院率の間に有意な関連を認めた（図7a）．この研究では，圧迫のテンポを増すと圧迫の深さが減ることが示された（図7b）．

CoSTR2010以降の新たなエビデンスは，胸骨圧迫のテンポは120回/分を超えないという新たな推奨を行うに足るものと判断した．

5 ▪ 胸骨圧迫の解除

> 救助者が用手胸骨圧迫を行う際には，胸壁が完全に元の位置に戻るように，圧迫と圧迫の間に胸壁に力がかからないようにすることを提案する（弱い推奨，非常に低いエビデンス）．

いくつかの研究において胸壁にかかったままになる力の大きさについて，循環動態に悪影響を及ぼすか及ぼさないかの閾値が報告されているが，この値を実際に測定したり教えたりすることは難しいだろう．

6 ▪ CPR 中の胸骨圧迫の中断

> 高度な気道確保が使用されていない成人の CPR 中には，2 回の換気に伴う中断は 10 秒未満にすることを提案する．
> 電気ショック前後の胸骨圧迫中断時間をできるだけ短くすることを推奨する．マニュアル除細動では，電気ショック前の胸骨圧迫中断時間をできるだけ短くし，10 秒以下にすることを提案する．従来の CPR 中の胸骨圧迫比率（すなわち，CPR 時間のうち，実際に胸骨圧迫を行なっている時間の比率）はできるだけ高くして，少なくとも 60％ とすることを提案する（弱い推奨，低いエビデンス）．

計 3,327 名の傷病者を対象として，電気ショック前後の胸骨圧迫中断時間を短くすることや胸骨圧迫比率を上げることが，生存退院と強く関連することを示した観察研究が 3 件あった[6~8]．

7 ▪ CPR 中の胸骨圧迫と人工呼吸の比

> 心停止時の胸骨圧迫と人工呼吸の比率は，他のいかなる比率よりも 30：2 を推奨する（弱い推奨，低いエビデンス）．

2005 年の CPR ガイドラインの多くで，成人の C：V 比は 15：2 から 30：2 に変更された．ガイドライン 2005 以前の 15：2 の C：V 比を用いた治療と比較し，ガイドライン 2005 以降の 30：2 の C：V 比を含む治療バンドル介入を評価した研究[9~12]で，神経学的に良好な状態での生存率がやや高く（8.9％ vs. 6.5％），生存退院率がやや高く（11.0％ vs. 7.0％），30 日後の生存率やや高く（11.6％ vs. 8.3％），ROSC 率が高く（38.7％ vs. 30.0％），来院時 ROSC 率が高かった（34.5％ vs. 17.1％）．

8 ▪ 胸骨圧迫のみの CPR

> 心停止傷病者すべてに胸骨圧迫を施行することを推奨する（強い推奨，非常に低いエビデンス）．
> 人工呼吸の訓練を受けており，それを行う意思がある救助者は，すべての成人心停止傷病者に対して胸骨圧迫と人工呼吸を実施することを提案する（弱い推奨，非常に低いエビデンス）．

この問題に関するデータは，すべて間接的なものに過ぎない．

9 ▪ 電気ショック後の胸骨圧迫の再開

> あらゆる傷病者に対して，電気ショック後は直ちに胸骨圧迫を再開することを提案する（弱い推奨，非常に低いエビデンス）．
> 心拍再開を示す生理的証拠（例えば動脈圧波形または $EtCO_2$ の急激な上昇）があれば，ECG 確認のために胸骨圧迫を短時間中断してもよい．

このレビューで取り上げられたエビデンスは，限定的な課題に関する間接的証拠とみなすべきである．

10 ▪ 心停止でない傷病者に対する胸骨圧迫のリスク

> 市民救助者は，傷病者が心停止でなかった場合のCPRによる危害を恐れることなく，心停止を疑った場合にはCPRを開始することを推奨する（強い推奨，非常に低いエビデンス）．

有害事象について，院外において心停止でないのに市民救助者からCPRを受けた3件の観察研究の対象者は計345名で，1.7％に骨折（肋骨と鎖骨），8.7％に胸骨圧迫部位の痛みを認めたが，臨床的に問題となるような内臓損傷はなかった[13〜15]．この推奨をするに当たっては，心停止でない傷病者へCPRを行うことに伴うわずかなリスクよりも，市民救助者が心停止傷病者にCPRを開始することの有益性を重視した．

JRC蘇生ガイドライン2020

新しい治療方法を早期に普及するためILCORは，エビデンス総体の作成をKSU（カナダのメタアナリシス専門家チーム）に委託し，タスクフォースにより策定したCoSTRを毎年発表する方針変更を行った．CoSTR2017は既に公表されている．JRCは，CoSTRに対応した推奨変更を都度公表し，2020年に改訂JRC蘇生ガイドラインを発表する予定である．

文献

1) 日本蘇生協議会：JRC蘇生ガイドライン2015．医学書院，東京，2016
2) Stiell IG, Brown SP, Nichol G, et al：What is the optimal chest compression depth during out-of-hospital cardiac resuscitation of adult patients? Circulation 130：1962-1970, 2014
3) Hellevuo H, Sainio M, Nevalainenr R, et al：Deeper chest compression-more complications for cardiac arrest patients? Resuscitation 84：760-765, 2013
4) Idris AH, Guffey D, Pape PE, et al：Chest compression rates and survival following out-of-hospital cardiac arrest. Crit Care Med 43：840-848, 2015
5) Idris AH, Guffey D, Aufderheide TP, et al：Relationship between chest compression rates and outcomes from cardiac arrest. Circulation 125：3004-3012, 2012
6) Cheskes S, Schmicker RH：Perishock pause：an independent predictor of survival from out-of-hospital shockable cardiac arrest. Circulation 124：58-66, 2011
7) Cheskes S, Schmicker RH, Verbeek PR, et al：The impact of peri-shock pause on survival from out-of-hospital shockable cardiac arrest during the Resuscitation Outcomes Consortium PRIMED trial. Resuscitation 85：336-342, 2014
8) Christenson J, Andrusick D, Everson-Stewart S, et al：Chest compression fraction determines survival in patients with out-of-hospital ventricular fibrillation. Circulation 120：1241-1247, 2009
9) Hinchey PR, Meyers JB, Lewis R, et al：Improved out-of-hospital cardiac arrest survival after the sequential implementation of 2005 AHA guidelines for compressions, ventilations, and induced hypothermia：the Wake County experience. Ann Emerg Med 56：348-357, 2010
10) Olasveengen TM, Vik E, Kuzovlev A, Sunde K：Effect of implementation of new resuscitation guidelines on quality of cardiopulmonary resuscitation and survival. Resuscitation 80：407-411, 2009
11) Sayre MR, Cantrell SA, White LJ, et al：Impact of the 2005 American Heart Association cardiopulmonary resuscitation and emergency cardiovascular care guidelines on out-of-hospital cardiac arrest survival. Prehosp Emerg Care 13：469-477, 2009
12) Steinmetz J, Barnung S, Nielsen SL, et al：Improved survival after an out-of-hospital cardiac arrest using new guidelines. Acta Anaesthesiol Scand 52：908-913, 2008
13) White L, Rogers J, Bloomingdate M, et al：Dispatcher-assisted cardiopulmonary resuscitation：risks for patients not in cardiac arrest. Circulation 121：91-97, 2010
14) Haley KB, Lerner EB, Pirrallo RG, et al：The frequency and consequences of cardiopulmonary resuscitation performed by bystanders on patients who are not in cardiac arrest. Prehos Emerg Care 15：282-287, 2011
15) Moriwaki Y, Sugiyama M, Tahara Y, et al：Complications of bystander cardiopulmonary resuscitation for unconscious patients without cardiopulmonary arrest. J Emerg Trauma Shock 5：3-6, 2012

特集 循環器救急の最前線―初期診療と循環管理を極める
心原性心停止を救う

二次救命処置（ALS）

武田 聡

> **Point**
> - 質の高い胸骨圧迫の継続が不可欠である．
> - 「心室細動や無脈性心室頻拍」の場合には早期の電気的除細動が重要である．
> - 「無脈性電気活動や心静止」の場合には原因疾患の検索と治療が重要である．
> - 心停止にしない予知予防や自己心拍再開後の集約的治療も大切である．

　一次救命処置（basic life support；BLS）に続き，蘇生器具や薬剤を使用したより高度な二次救命処置（advanced life support；ALS）を行う．必要に応じて，静脈路の確保，薬剤の投与，気道の確保（必要があれば気管挿管）などを行う．また AED による除細動では解析や充電に時間がかかるため，マニュアル除細動器が使用できる場合にはより胸骨圧迫の中断時間が短いマニュアル除細動器を使用する．また自己心拍が再開した後は，集約的な集中治療を行う．

　二次救命処置中は自己心拍再開前も自己心拍再開後も，A）気道管理（Airway），B）呼吸管理（Breathing），C）循環管理（Circulation），D）中枢神経管理〔意識（Dysfunction of CNS, Disability）および鑑別診断（Differential Diagnosis）〕，そして E）環境管理（Environment），を考慮して治療を進める．

二次救命処置の手順（図1）

　日本蘇生協議会 JRC 蘇生ガイドライン 2015 では二次救命処置の手順について図1のように示している．

1 ▪「心室細動や無脈性心室頻拍」の場合

　一次救命処置での初回の除細動後は，二次救命処置に移行する．静脈路（ルート）の確保を行い，2分後のリズム解析で不整脈の継続を確認後に2回目の除細動を行う前後で，血管収縮薬であるアドレナリン（1 mg）を静脈内にボーラス投与，さらに2分後のリズム解析後に3回目の除細動を行う前後で抗不整脈薬であるアミオダロン（初回 300 mg）の静脈内投与も考慮する．質の高い継続した胸骨圧迫と除細動が重要である（図2）．

2 ▪「無脈性電気活動や心静止」の場合

　一次救命処置後は，二次救命処置に移行する．静脈路の確保を行い，2分後のリズム解析後に無脈性電気活動や心静止を確認した直後に，直ちに血管収縮薬であるアドレナリン（1 mg，その後も継続して3～5分ごとに 1 mg 投与）を静脈内にボーラス投与する．除細動の適応はないので，質の高い胸骨圧迫と治療可能な原因疾患（図3）の検索と治療が重要である（図4）．

　注：いずれの場合も薬剤投与による神経学的予後改善のエビデンスは乏しいが，自己心拍再開のエビデンスはある．

たけだ さとし　東京慈恵会医科大学救急医学講座（〒105-8461 東京都港区西新橋3-25-8）

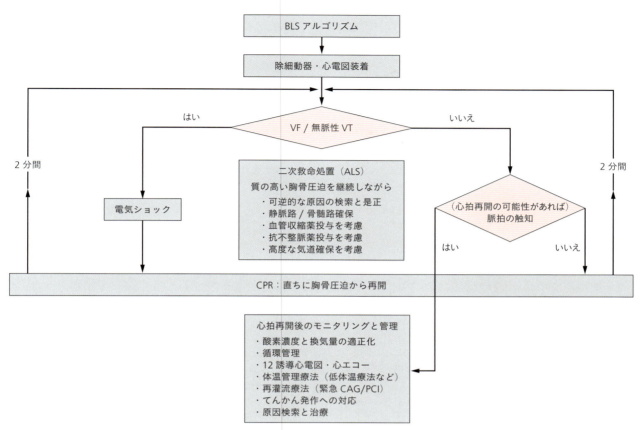

図1 二次救命処置の手順（文献[1]より引用）

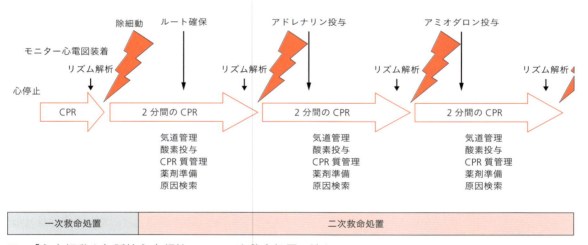

図2「心室細動や無脈性心室頻拍」での二次救命処置の流れ

H	T
Hypovolemia：循環血液量減少	Tension pneumothorax：緊張性気胸
Hypoxia：低酸素症	Tanponade, cardiac：心タンポナーデ
Hydrogen ion：水素イオン（アシドーシス）	Toxin：毒物
Hyper-/Hypokalemia：高/低カリウム血症	Thrombosis, pulmonary：肺血栓症
Hypothermia：低体温症	Thrombosis, coronary：冠血栓症

図3 考慮すべき治療可能な原因疾患（H & Ts）

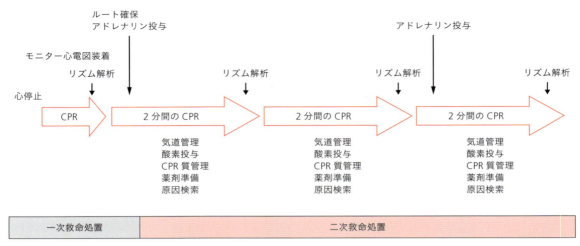

図4 「無脈性電気活動や心静止」での二次救命処置の流れ

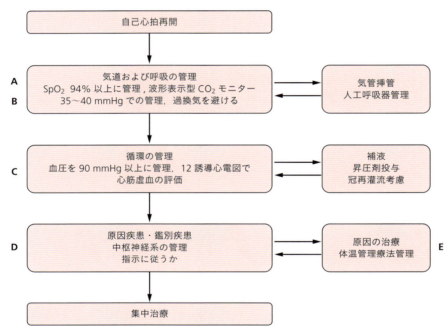

図5 自己心拍再開後の流れ

3 ▪ 自己心拍再開後の治療

自己心拍再開（return of spontaneous circulation；ROSC）後は，集約的な（集中）治療を行う（図5）．

A）気道管理（Airway）：必要があれば，気管挿管を行い呼気終末二酸化炭素濃度（EtCO$_2$）を35～40 mmHgに管理する．**B）呼吸管理（Breathing）**：酸素投与は血中酸素飽和度（SpO$_2$）が94％を維持できる最小限の投与量とする．必要に応じて人工呼吸器での管理を行う．**C）循環管理（Circulation）**：血圧は収縮期血圧が90 mmHgを維持できるように補液を行う．補液のみで血圧が維持できない場合には昇圧薬の投与を考慮する．また12誘導心電図を記録し，心停止の原因に急性冠症候群の関与がないかを確認して，もし関与がある場合には緊急心臓カテーテル検査治療を行う．**D）中枢神経管理（Dysfunction of CNS, Disability）**：指示に従わない場合には中枢神経の障害を疑い，**E）環境管理（Environment）**として体温管理療法を考慮する．

また心停止になった D）原因疾患および鑑別診断（Differential Diagnosis）の検索と治療を引き続き行い（図3），再度心停止に陥るのを防ぐ．

大切なポイント1：質の高い胸骨圧迫の継続

　モニター心電図を利用できない状況下では，明らかにROSCと判断できる反応（呼びかけへの応答，普段通りの呼吸や目的のある仕草）が出現しない限り胸骨圧迫を中断してはならないが，二次救命処置でモニター心電図を利用できる状況下に限っては，2分ごとの心電図解析のタイミングで頸動脈の脈拍有無を確認する（ただしこの場合も脈拍の有無の確認のための胸骨圧迫の中断時間は10秒未満とすべきである）．

　なぜ質の高い胸骨圧迫がこれほどまでに重要視されているのかについてはもちろん理由がある．「強く早い」胸骨圧迫を継続することにより，患者の収縮期血圧が高く維持され脳や肺や全身への血流が維持されると同時に，「絶え間ない」胸骨圧迫を継続することにより，患者の拡張期血圧（≒冠灌流圧）も高く維持され，拡張期にメインに流れる心臓を栄養する冠動脈へも血流が提供される．特に心室細動による心停止では，「絶え間ない」胸骨圧迫により患者の拡張期血圧（≒冠灌流圧）を高く維持することにより，時間経過により一度小さくなった心室細動の振幅や周波数を回復させ，より大きな振幅で周波数も高い心室細動波形に戻すことができることが知られており，より除細動が効きやすくなるとも考えられている．動脈ラインが入っている場合は，動脈圧の拡張期血圧（≒冠灌流圧）が20 mmHg以上を示す場合には胸骨圧迫の質が良好であり，よりROSCが得られやすいというデータがある（気管挿管され$EtCO_2$が測定可能な場合には，$EtCO_2$が10 mmHg以上に保たれている場合には胸骨圧迫の質が良好であると考えられるが，JRC蘇生ガイドライン2015ではいずれの生理学的指標の計測についても推奨は行われていない）．

　このため一次救命処置でも記載されている通り，現在のJRC蘇生ガイドラインでは「chest compression fraction（CCF）」の重要性が明記されている．CCFとは，蘇生全体の時間に対する胸骨圧迫を継続している時間の割合であり，蘇生全体の時間から人工呼吸や除細動のために胸骨圧迫を中断した時間を引いた時間を，蘇生全体の時間で割ったパーセントで表示する．「絶え間ない」胸骨圧迫を続けることにより，胸骨圧迫の中断時間を可能な限り少なくして，CCFを最低でも60％以上，可能であれば80％以上にすることが求められている．胸骨圧迫のみの心肺蘇生（cardiopulmonary resuscitation；CPR）はCCFを高く保つことが可能であり，理にかなっているともいえる．

大切なポイント2：2分ごとのリズム解析は一次救命処置と同様

　一次救命処置でのAED使用時も2分ごとに胸骨圧迫を中断しての心電図リズム解析を行ったが，マニュアル除細動器を使用した二次救命処置でも同様である．ただしマニュアル除細動器では，救助者が心電図のリズム解析を行うため，解析に要する時間は数秒であり解析後には直ちに胸骨圧迫を再開することができる．さらにその後の除細動器の充電中も胸骨圧迫を継続することができるため，胸骨圧迫の中断時間を最小限とすることが可能で，これによりCCFを高く保つことが可能となる．

大切なポイント3：「心室細動や無脈性心室頻拍」の場合には早期の電気的除細動が重要

　良質な胸骨圧迫を行うべきであるのは一次救命処置と同様であるが，心室細動や無脈性心室頻拍の場合には早期の電気的除細動が最も重要になる．除細動が1分遅れるごとに社会復帰率が7〜10％低下することは良く知られた事実である．また血管収縮薬であるアドレナリンの投与も，α作用による血管収縮作用により，血液を心臓や肺や脳などの中枢臓器に集めることができ，これにより高い収縮期血圧

や拡張期血圧を維持することが可能になる．特に心室細動や無脈性心室頻拍の場合には，バッグバルブマスクで患者の呼吸が管理できていれば，胸骨圧迫の中断や早期除細動を遅らせる要因ともなりうる高度な気道確保（気管挿管など）は必ずしも必要ではなく，胸骨圧迫の継続と早期の電気的除細動を優先させるべきである．

大切なポイント4：
「無脈性電気活動や心静止」の場合には原因疾患の検索と治療が重要

無脈性電気活動や心静止の場合には電気的除細動の適応はないので，良質な胸骨圧迫を行うべきであるのは同様であるが，原因疾患検索と原因疾患治療が最も重要になる．患者の背景や状況から，「H & Ts」と呼ばれる治療可能な原因疾患（図3）を想定して，それに対する検索や治療介入を行うべきである．特に循環器医は心臓超音波検査に長けているので，心嚢液の有無，右室拡大の有無，下大静脈の状況などから，心タンポナーデや肺塞栓などの心停止になった原因の検索を行い，必要があればそれらに対する専門的治療に介入する．バッグバルブマスクで呼吸が十分でない場合や，呼吸原性や低酸素血症からの心停止が想定される場合には，胸骨圧迫の中断時間を最小限としつつ，可能であれば原因疾患の治療となる高度な気道確保（気管挿管など）を検討する．また循環血液量減少が想定される場合には静脈路を確保して輸液負荷を行う．

補足：治療可能な原因疾患の検索と治療（H & Ts）

治療可能な原因疾患には図3のような疾患が挙げられる．患者の背景や状況から，さらには身体所見や検査所見などから，これらの治療可能な原因疾患を検索して，必要があれば原因疾患の治療を迅速に行うべきである．

大切なポイント5：
ROSC後の治療について

ROSC後も自発呼吸が回復しない場合には，その後の継続した呼吸管理が必要であり，気管挿管などによる高度な気道確保を行う．気道が確実に確保できたかはEtCO$_2$が重要であり，EtCO$_2$を35～40 mmHgに維持する．

呼吸管理はSpO$_2$が94％を維持できる最小限の酸素投与を行う（酸素過剰が悪影響を及ぼす可能性があり，SpO$_2$が100％を常に維持されるような状況は避ける）．必要に応じて人工呼吸器での管理を行う．

循環管理では血圧が収縮期血圧で90 mmHg（平均血圧で65 mmHg）を維持できるように補液を行う．補液のみで血圧が維持できない場合には昇圧薬の投与を考慮する．また12誘導心電図を記録し，心停止の原因に急性冠症候群の関与がないかを確認して，もし関与がある場合には緊急心臓カテーテル検査治療による再灌流療法を行う．

中枢神経管理および鑑別診断では，患者がROSC後も指示に従わない場合には中枢神経の障害を疑い，体温管理療法を考慮する（体温管理療法については別項を参照）．また心停止になった原因疾患（図3）の検索と治療を引き続き行い，再度心停止に陥るのを防ぐ．

補足：生命予後の判定について

体温管理療法を行われている患者においては，ROSC後72時間以前に，臨床所見のみで，予後を評価しないよう提案されている．つまりROSC直後の瞳孔散大や対光反射消失だけで，積極的治療を中止する根拠にはならない．また単一の検査または所見のみを信用することなく，多元的な検査（臨床所見，神経生理学的な手法，イメージング，あるいは血液マーカーなど）を，予後評価のため使用することを提案している（弱い推奨，非常に低いエビデンス）．

その他の話題：心停止への対応

1▪機械的胸骨圧迫について

現在，ピストン式とバンド式の2種類の機械的胸骨圧迫の装置がある．機械的胸骨圧迫と用手胸骨

圧迫を比較して生存率が機械的胸骨圧迫のほうが良いというエビデンスはない．国際コンセンサスや国内のガイドラインでは，用手胸骨圧迫の代わりに機械的胸骨圧迫の装置使用をルーチンにはしないことを推奨しているが，質の高い用手胸骨圧迫の継続が実行困難な状況や，胸骨圧迫実施者が危険にさらされるような状況では，代替手段として，機械的胸骨圧迫装置を用いることが推奨されている（弱い推奨，低いエビデンス）．

2 ▪ 体外循環を用いた蘇生（Extracorporeal-CPR；E-CPR）について

E-CPRは実施可能な施設において，当初の従来通りのCPRが奏功しない場合に，一定基準を満たした症例に対する理にかなった救命処置であることが提案されている．日本で行われた「心肺停止患者に対する心肺補助装置等を用いた高度救命処置の効果と費用に関する多施設共同研究（SAVE-J）」では，E-CPRの適応基準として，①初回心電図が心室細動か無脈性心室頻拍，②病院到着時心停止，③119番通報あるいは心停止から病院到着まで45分以内，④病院到着後15分間心停止が持続している，としており，この研究のなかではE-CPRの有効性が示されている．

3 ▪ 高度な気道確保のエビデンス

気管挿管などの高度な気道確保が神経学的予後良好であるというエビデンスが乏しい．気管挿管などの手技は胸骨圧迫の中断時間を生む可能性があり，バッグバルブマスクで換気ができている場合には，高度な気道確保を急ぐ必要はない．強く早く絶え間ない胸骨圧迫と早期の除細動に勝るエビデンスがないことを再確認すべきである．

4 ▪ 静脈路など（末梢静脈路，骨髄路）

正中皮静脈などの末梢静脈路が第一選択となる．もし末梢静脈路の確保が困難であれば，骨髄路が次に選択される．骨髄路確保のためには様々なデバイスが市販されている．

5 ▪ 薬剤のエビデンス

血管収縮薬であるアドレナリンや抗不整脈薬のアミオダロンが使用されるが，ROSCのエビデンスはあるものの，神経学的予後良好（社会復帰）のエビデンスは乏しい（JRC蘇生ガイドライン2015からはアドレナリンの代用としてのバソプレシンは使用すべきでないとされた）．

6 ▪ 胸骨圧迫へのフィードバックデバイス

現在様々な胸骨圧迫に対するフィードバックデバイスがあり，トレーニング中，実際の蘇生中（リアルタイムフィードバック），そして蘇生後の振り返り（デブリーフィング）に使用することが提案されている．院内心停止に対して，救命処置終了後に救助者に対して胸骨圧迫の質をデータに基づき振り返り（デブリーフィング）することが強く推奨されている．しかしフィードバックデバイスそのものが患者の予後を改善したことを示す明確なエビデンスはなく，今後のさらなる検討が必要である．

7 ▪ チーム医療

蘇生現場ではチーム医療が非常に重要である．特に二次救命処置では，リーダーとメンバーが必要な救命処置の内容を理解して効果的なコミュニケーションをとり，有効なチームダイナミクスを発揮することにより，好ましい蘇生結果が得られるといわれている．事後の振り返り（デブリーフィング）などを行い，院内でのチーム医療を強化しておくことが望まれる．

その他の話題：非心停止への対応

1 ▪ 急性冠症候群，徐脈，頻脈への対応

急性冠症候群，頻脈（頻拍）は，その後に心室細動や無脈性心室頻拍などの心停止に陥る可能性がある．また徐脈からは無脈性電気活動や心静止などの心停止に陥る可能性がある．これらに対しては早期に，除細動器の準備，同期下カルディオバージョン

による頻拍の停止，経皮ペーシングによる徐脈の治療，を考慮して，早期介入により心停止になることを予防する．

2 早期介入システム（Rapid Response System ; RRS）

いくら院内といえども一度心停止に陥った患者が社会復帰できる率は高くない．院内で心停止となった患者の60〜70%に心停止の数時間前に何らかの予兆があることが知られている．RRSでは，集中治療医を中心としたMedical Emergency Team（MET）や看護師などを中心にしたRapid Response Team（RRT）を活用して，患者の何らかの予兆を早期に捉えて介入することにより，院内心停止を予知予防することを目指している．また最近はCritical Care Outreach Team（CCOT）と呼ばれる集中治療医を中心としたチームが一般病棟を回り，今後悪化する可能性がある患者を早期に選別していち早く集中治療室などに予防的に収容することも行われており，今後の有効性についての検討結果が期待されている．

文献

1) 日本蘇生協議会（監修）：JRC蘇生ガイドライン2015．医学書院，2016
2) 日本救急医学会ICLSコース企画運営委員会ICLSコース教材開発ワーキング（編）：改訂第4版 日本救急医学会 ICLSコースガイドブック．羊土社，2016
3) American Heart Association：ACLSプロバイダーマニュアル AHAガイドライン2015準拠．シナジー，2017
4) 日本蘇生協議会（編）：心拍再開後ケアと低体温療法 トレーニングマニュアル．日本蘇生協議会/学樹書院，2015

特集　循環器救急の最前線―初期診療と循環管理を極める

初期診療に必須の検査と処置をマスターする

心電図

小菅雅美

> **Point**
> - 肢誘導はCabrera配列に並べ替えると心臓と対応する部位の解剖学的関係が理解しやすくなる．
> - ST上昇は虚血責任冠動脈の完全閉塞による貫壁性虚血を示唆する．
> - 前胸部誘導で陰性T波を認める循環救急疾患に左前下行枝病変の急性冠症候群，重症急性肺塞栓，たこつぼ症候群が挙げられる．

はじめに

　診断技術が飛躍的に進歩した現在においても，心電図は"いつでも，どこでも，その場ですぐに"行える簡便かつ非侵襲的な検査法で，循環器救急診療における基本の診断法であることに変わりはない．急性冠症候群は日常診療における代表的な循環救急疾患であり，迅速かつ的確な診断・治療が求められる．本稿では急性冠症候群ならびにその鑑別疾患の心電図診断について概説する．

急性冠症候群の診療における心電図の意義

　急性冠症候群を疑う患者では，直ちに12誘導心電図を記録する．急性冠症候群は心電図でST上昇の有無によりST上昇型急性心筋梗塞と非ST上昇型急性冠症候群の2つに分類され，両者で治療方針が異なる．前者では発症早期の再灌流療法が予後を改善する確立された治療法であり，後者では早期に的確なリスク層別を行い，高リスク例では入院後早期に冠動脈造影検査と引き続き冠血行再建を行うことを念頭に治療を進める．急性冠症候群の診断・治療方針の決定における中心的な役割が簡便な検査法である心電図に与えられたことが，この疾患概念が臨床現場に広く受け入れられた一因といえよう．

　【注意】心電図に異常がないからといって急性冠症候群の可能性は否定できない．

ST上昇

　心電図のST上昇は，虚血責任冠動脈の完全閉塞による貫壁性虚血を示唆し，ST上昇を認めた場合は再灌流療法の適応となる．

1・異常ST上昇の診断基準

　"異常を知るには，まず正常を知る"ことが重要である．健常人，特に若年男性では，正常心電図所見としてのST上昇（早期再分極）を認める．一般的に，STレベルは$V_{2\sim3}$誘導が最も高く，女性よりも男性が高い．急性心筋梗塞の国際定義[1]では，異常ST上昇の診断基準は隣接する*2つ以上の誘導で，①$V_{2\sim3}$誘導：40歳以上の男性では2.0 mm以上のST上昇，40歳未満の男性では2.5 mm以上のST上昇，女性は年齢を問わず1.5 mm以上のST上

こすげ　まさみ　横浜市立大学附属市民総合医療センター心臓血管センター（〒232-0024 神奈川県横浜市南区浦舟町4-57）

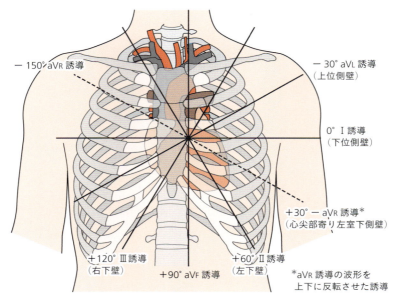

図1 Cabrera 配列

通常の肢誘導での配列順序は，前胸部誘導と違い，心臓の解剖学的部位と関連がなく理解するのが難しい．Cabrera 配列は，肢誘導の配列を対応する心臓の解剖学的部位に従い，左方から右方に向かって，aVL 誘導，Ⅰ誘導，−aVR 誘導（aVR の波形を上下逆転させた波形），Ⅱ誘導，aVF 誘導，Ⅲ誘導という順番に並べ替えたものである．aVL 誘導は左室の上位側壁，Ⅰ誘導は下位側壁，−aVR 誘導は心尖部寄りの左室下側壁，Ⅱ誘導は左方寄りの左室下壁，Ⅲ誘導は右方寄りの左室下壁に面する（aVF 誘導はⅡ誘導とⅢ誘導の中間に位置する）と考える．（文献2)より改変引用）

昇，②V₂〜₃誘導以外：1.0 mm 以上の ST 上昇と定義している．
＊ "隣接する"の意味：通常の 12 誘導心電図で隣接するという意味ではなく，解剖学的に隣接するという意味である．前胸部誘導の配列は心臓と対応する解剖学的部位の順番になっていて理解しやすいが，肢誘導の配列は心臓と対応する解剖学的部位の順番になっていないため理解し難い．この問題を解決するのが Cabrera 配列[2,3]である（図1）．

2 ▪ 急性前壁梗塞の心電図

急性前壁梗塞では，左室前壁に面する V₂〜₄ 誘導を中心に ST が上昇する．急性前壁梗塞のなかでも，特に左前下行枝の近位部閉塞例は重症度が高い．近位部で閉塞しても遠位部で閉塞しても，閉塞部位の距離的な差はわずかであり，前胸部誘導で両者を判別するのは難しい．近位部閉塞例の判別のポイントは肢誘導，特に下壁誘導である．近位部閉塞の場合，左室基部で ST が上昇し，対側性変化＊＊として下壁誘導で ST が低下する．一方，遠位部閉塞の場合，左室基部で ST は上昇しないので，下壁誘導の ST は変化しない（図2）[2,4]．
＊＊ 対側性変化：心電図では，ST が上昇すると，対側の誘導では ST が低下し，対側性変化（鏡面像）として知られる．

3 ▪ 急性下壁梗塞の心電図

急性下壁梗塞は，左回旋枝の閉塞で生じることもあるが，多くの場合（80〜90％）は右冠動脈の閉塞で生じる．右冠動脈が閉塞した際の傷害電流ベクトルは主として右下方へと向かう（図3 左図）[2]．このため ST 上昇度は，右下壁に面するⅢ誘導が最も高度になり，次いで aVF 誘導，Ⅱ誘導の順となる．また右下壁を中心とする ST 上昇に対する対側性変化として側壁誘導（Ⅰ，aVL 誘導）では ST が低下する．この ST 変化は Cabrera 配列に並べ替えると理解しやすい（図3 右図）[2]．

右室壁の大部分は右冠動脈の右室枝から血液供給を受けており，右冠動脈の近位部で閉塞すると右室虚血を合併する．急性心筋梗塞の初期治療である硝

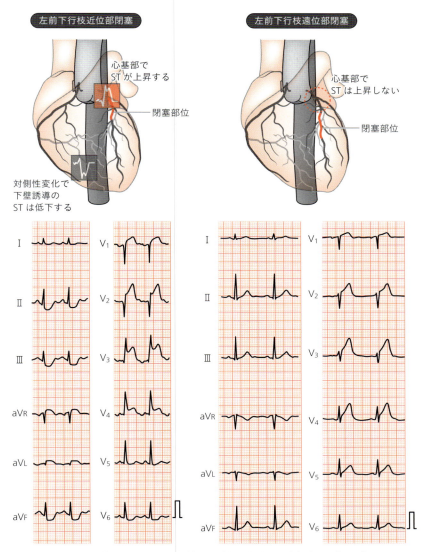

図2 急性前壁梗塞の心電図 左前下行枝近位部と遠位部閉塞の違い
近位部閉塞では下壁誘導でST低下を認めるが，遠位部閉塞では下壁誘導のSTは変化しない．
（文献2, 4）より改変引用）

酸薬投与は，右室梗塞合併例には禁忌である．右室梗塞の診断は，右室に面する右側胸部誘導，特にV_4R誘導のST上昇（1.0mm以上）が有用とされている（図4）[2]．しかし右室梗塞合併例の約半数は発症10時間以内に右側胸部誘導のST上昇が軽減してしまうという報告がある．右室虚血の診断における右側胸部誘導の有用性は発症早期に限られる．

ST低下

ST低下は，非貫壁性虚血（心内膜下虚血）の代表的な心電図所見である．正確な機序は明らかでないが，虚血部位にかかわらずST低下は一般的に$V_{4~6}$誘導を中心に認める．ST上昇発作ではST上昇を認める誘導から虚血責任冠動脈を推測できる．しかしST低下発作では，右冠動脈，左前下行枝，左回旋枝のどの冠動脈に狭窄病変が存在してもST低下は$V_{4~6}$誘導を中心に認めるため，虚血責任冠動脈を推測できない．ただし，ST低下が高度なほど，ST低下を認める誘導数が多いほど，またST低下が遷延するほど，高度な虚血を反映し重症度は高い．

【注意】図2〜4で認めるようにST上昇発作時には対側性変化としてST低下を認める．ST低下には

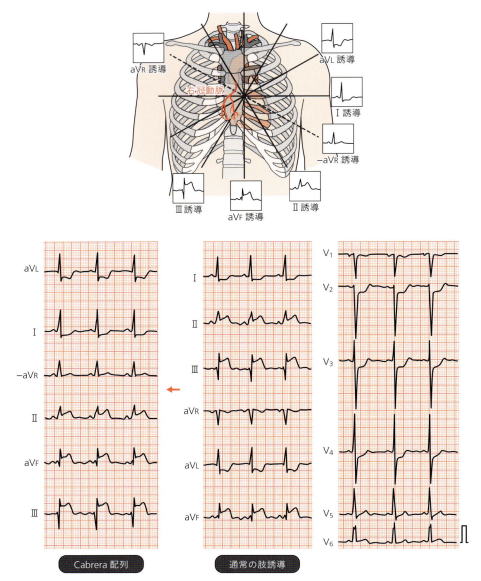

図3 右冠動脈閉塞による急性下壁梗塞の心電図
通常の肢誘導ではⅡ，Ⅲ，aVF誘導のST上昇は連続していないが，Cabrera配列に並べ替えると連続する．右冠動脈閉塞による急性下壁梗塞では，右下壁に面するⅢ誘導を中心に隣接する下壁誘導でSTが上昇する．（文献[2]より改変引用）

2つのパターンがあるので，診断を誤らないようにする．

- **左主幹部/多枝病変の心電図の特徴：広範なST低下に伴うaVR誘導のST上昇**

非ST上昇型急性冠症候群のなかでも，左主幹部/多枝病変は特に重症度が高い．早期の冠血行再建（特に冠動脈バイパス手術）を念頭に置いた治療ストラテジーが必要となる．aVR誘導は右肩の方向から左室内腔を覗き込み（図1），別名"Cavity lead"とも呼ばれ，左室心内膜側の虚血を捉える（図5左図）．左主幹部や多枝に高度狭窄を有する（左主幹部/多枝病変）例は左室心内膜側に広範に虚血を生じ，これを反映し広範にSTが低下するとともにaVR誘導ではSTが上昇する（図5右図）[5]．

陰性T波

貫壁性心筋虚血発作時には，虚血部位に面した誘導でSTが上昇し，ST上昇の軽減とともに陰性T波

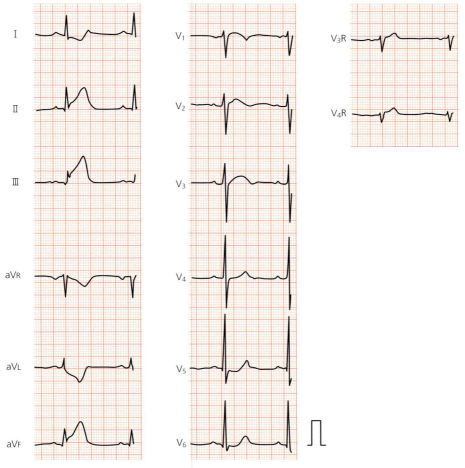

図4 右冠動脈の近位部閉塞による急性下壁梗塞の心電図
右側胸部誘導（V_3R，V_4R誘導）のST上昇を認める．（文献[2]より引用）

が出現する．陰性T波はST上昇発作の名残りであり，陰性T波を認める誘導でSTが上昇したと考え，陰性T波を認める誘導から虚血部位や責任冠動脈の推定が可能である．

- **前胸部誘導の陰性T波**
  ―左前下行枝病変の急性冠症候群，
  重症急性肺塞栓，たこつぼ症候群の鑑別

- 急性冠症候群で前胸部誘導で陰性T波を認める場合は，虚血責任冠動脈は左前下行枝と推測される（図6）[3]．冠血行再建を念頭に早期の冠動脈造影検査施行を検討する必要がある．

- 重症急性肺塞栓でも前胸部誘導で陰性T波を認めることが知られている（図7）[3]．急性肺塞栓は下肢や骨盤内の深部静脈に形成された血栓が遊離して血流に乗り肺動脈を閉塞する．急性肺塞栓患者のなかで，右心負荷により心電図異常を示す例は重症例（massive type）に限られ，その頻度は低い．心電図に異常がないからといって急性肺塞栓は否定できない．急性肺塞栓の診断における心電図の有用性は低いが，心電図異常を呈する急性肺塞栓は非常に重症であり見逃さないことが重要である．肺性P波，右軸偏位，$S_1S_2S_3$パターン，$S_1Q_3T_3$パターン，低電位，時計方向回転など急性肺塞栓に特徴的とされている心電図所見は，急性期に一過性に認めるだけで，最も高率かつ長期間にわたり認める心電図異常は前胸部誘導の陰性T波とされている．急性肺塞栓の超急性期にはST上昇を認めるが，ST上昇が持続する時間が非常に短いため，院内発症例など特殊な例でないとST上昇は呈さない．日常診療では，ST上昇後の変化としての陰性T波を認めることになる．急

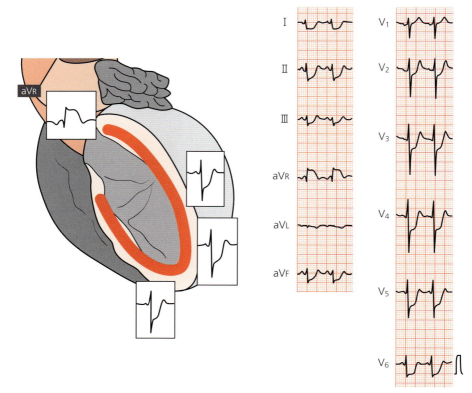

図5 左主幹部・多枝病変の心電図変化
aVR誘導は心臓と特殊な位置関係にあり，右肩の方向から心臓を眺める位置にあり，左室心内膜側の非貫壁性虚血を捉えることができる．左主幹部や多枝の高度狭窄（左主幹部・多枝病変）を有する例では，発作時には左室心内膜側に広範に心筋虚血（左図中赤部分）を生じ，このため広範にSTが低下し，aVR誘導ではSTが上昇する．左主幹部に90%狭窄を有する例の発作時心電図を右図に示す．（文献5)より引用）

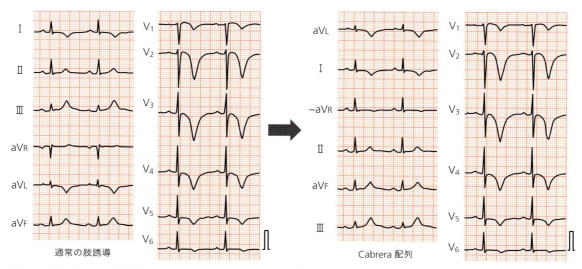

図6 左前下行枝に高度狭窄病変を有する急性冠症候群の心電図
Cabrera配列に並べ替えると，肢誘導で陰性T波は左室側壁に面する誘導（aVL，I誘導）で認めることがわかる．（文献3)より改変引用）

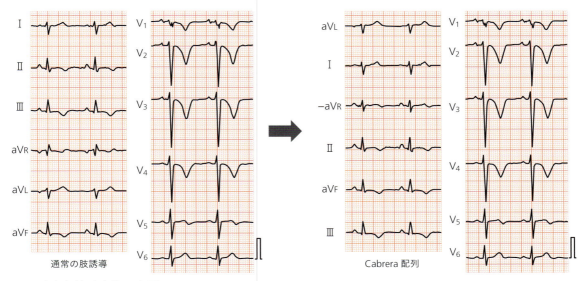

図7 重症急性肺塞栓の心電図
Cabrera配列に並べ替えると，肢誘導で陰性T波は右下壁に面するⅢ誘導を中心に認めることがわかる．（文献3)より改変引用）

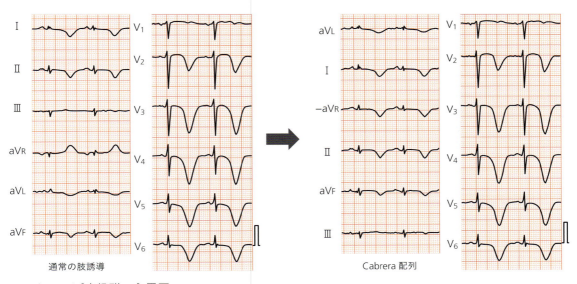

図8 たこつぼ症候群の心電図
Cabrera配列に並べ替えると，肢誘導で陰性T波は左室心尖部に面する−aVR誘導を中心に広範に認めることがわかる．（文献3)より改変引用）

性肺塞栓の急性期死亡率は高く，救命には迅速かつ的確な診断・治療が必要である．重症急性肺塞栓の診断には胸部造影CT検査が必要であり，抗凝固療法（重症例では，血栓溶解療法や下大静脈フィルターの留置）が必要である．

- また前胸部誘導で陰性T波を認める循環救急疾患として，たこつぼ症候群が挙げられる（図8)3)．たこつぼ症候群は，左室の収縮末期像が"たこつぼ"に似ていることからこの名称が付けられ，1本の冠動脈の灌流域では説明できない壁運動異常を一過性に呈する疾患群である．閉経後の高齢女性で発症する例が多く，発症の誘因として精神的あるいは身体的ストレスが挙げられている．たこつぼ症候群は，以前は急性期の壁運動異常は数日で改善し数週間後にはほぼ正常化し，一般的に予後良好とされていた．しかし最近では，年齢・性別をマッチングした急性冠症候群患者と院内予後に差はなく，長期予後も決して良好では

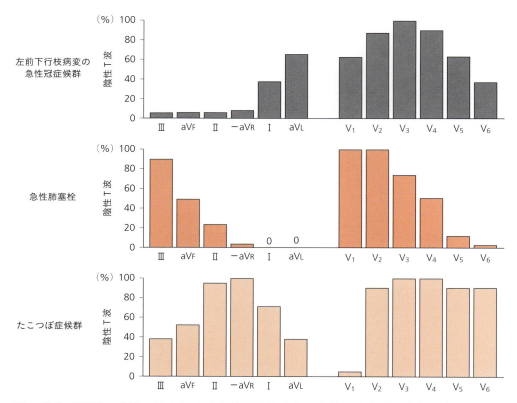

図9 前胸部誘導で陰性T波を認める左前下行枝病変の急性冠症候群，急性肺塞栓，たこつぼ症候群の陰性T波の分布の違い（文献[6]より改変引用）

肢誘導はCabrera配列に並べ替えてある．
急性冠症候群：陰性T波は虚血責任血管である左前下行枝の灌流域を反映し，肢誘導では左室上位側壁に面するaVL誘導を中心に，前胸部誘導では左室前壁に面する$V_{2~3}$誘導を中心に分布する．
急性肺塞栓：陰性T波は，肢誘導では右下壁に面するIII誘導を中心に，前胸部誘導では右室前面に面する$V_{1~2}$誘導を中心に分布する．陰性T波は，急激な右室の圧負荷，低酸素血症，体血圧低下による右室の貫壁性虚血後の変化を表すと考えられる．右心負荷が高度になるほど右室は左方へと拡張する．これを反映し陰性T波は，肢誘導ではIII誘導→aVF誘導→II誘導の方向に，前胸部誘導ではV_1誘導→V_6誘導の方向へと及ぶ．
たこつぼ症候群：陰性T波は，肢誘導では心尖部に面する−aVR誘導を中心に（−aVR誘導の陰性T波はaVR誘導の陽性T波である），前胸部誘導では$V_{2~6}$誘導で広範に認める．陰性T波は，心尖部を中心とした1本の冠動脈の灌流域を越えた広範な壁運動異常を反映すると推測される．たこつぼ症候群ではV_1誘導で陰性T波を止める頻度が非常に低いが，これはV_1誘導の面する領域にまで壁運動異常が及ぶ頻度が低いためと考えられる．

ないことが示されている．たこつぼ症候群の心電図変化は前胸部誘導を中心に認め，この変化は再灌流後の急性前壁梗塞と類似し，下記に示す4つのPhaseがある．

Phase 1（超急性期）：ST上昇を前胸部誘導を中心に広範に認める．

Phase 2：ST上昇が軽減し，QT延長を伴い陰性T波が深くなる．一般的に発症後2〜3日で最大となり，前胸部誘導で巨大陰性T波を認める例も多い．

Phase 3：その後いったん，数日間は陰性T波が浅くなる（顕著な例では，この時期に陰性T波が消失し，STが再上昇する例もある）．

Phase 4：再び陰性T波が深くなる．この陰性T波はPhase 2の陰性T波と形が異なりQT延長を伴わず，長期間（数カ月間，時に1年以上）持続する．

たこつぼ症候群の入院時心電図で陰性T波（Phase 2）を認める頻度は少ないとされている．

- 左前下行枝病変の急性冠症候群，重症急性肺塞栓，たこつぼ症候群は，全く異なる疾患だが，症状（胸痛，動悸，息苦しさなど）が類似し，心筋トロポニンの上昇を認めることも少なくなく，そして心電図でも前胸部誘導で陰性T波を認めることがあり，鑑別に苦慮する場合がある．3者の

鑑別は治療方針の決定に重要であり,適切な治療が予後改善につながる.

● われわれは,前胸部誘導（$V_{1\sim4}$誘導の2誘導以上）で陰性T波を認める左前下行枝病変の急性冠症候群198例,重症急性肺塞栓81例,たこつぼ型心筋症（apical type）21例の陰性T波の違いを検討した[6].陰性T波の分布は各々の疾患の病態を反映し,3疾患で明らかに異なった（図9）[6].急性肺塞栓の特徴はⅢ誘導とV_1誘導の両誘導で陰性T波を認めること,たこつぼ症候群の特徴は-aV_R誘導で陰性T波（=aV_R誘導の陽性T波）を認め,V_1誘導で陰性T波を認めないことであり,鑑別に有用であった.

文献

1) Thygesen K, Alpert JS, White HD, on behalf of the Joint ESC/ACCF/AHA/WHF Task Force for the Redefinition of Myocardial Infarction : Universal definition of myocardial infarction. Circulation 116 : 2634-2653, 2007
2) 小菅雅美,木村一雄:心電図で見方が変わる急性冠症候群.文光堂,東京,2015
3) Kosuge M, Kimura K : Implications of Cabrera sequence for diagnosing acute Coronary Syndrome. Circ J 80 : 1087-1096, 2016
4) Kosuge M, Kimura K, Ishikawa T, et al : ST-segment depression in lead aVR predicts predischarge left ventricular dysfunction in patients with reperfused anterior acute myocardial infarction with anterolateral ST-segment elevation. Am Heart J 142 : 51-57, 2001
5) Kosuge M, Ebina T, Hibi K, et al : An early and simple predictor of severe left main and/or 3-vessel disease in patients with non-ST-segment elevation acute coronary syndrome. Am J Cardiol 107 : 495-500, 2011
6) Kosuge M, Ebina T, Hibi K, et al : Differences in negative T waves among acute coronary syndrome, acute pulmonary embolism, and Takotsubo cardiomyopathy. Eur Heart J Acute Cardiovasc Care 1 : 349-357, 2012

特集 循環器救急の最前線―初期診療と循環管理を極める
初期診療に必須の検査と処置をマスターする

心エコー図

東岡大輔／穂積健之／赤阪隆史

Point
- 急変を伴う循環器救急診療における心エコー図の検査手順や，症状別による救急疾患について解説する．

はじめに

救急外来診療室・CCU・ICU・循環器病棟などでは，急性心筋梗塞・心不全・ショック・急性大動脈解離・肺血栓塞栓症など急変を伴う病態が少なくない．心臓に原因があると予想される場合には緊急心エコー図検査が決定的役割を果たす．心エコー図検査では，迅速かつ的確な判断が求められるため，無駄な時間を費やすことなく効率よく系統立てた施行が必要である．本稿では循環器救急診療における心エコー図の検査手順や症状別による救急疾患について解説する．

検査手順

救急現場に到着したら素早く患者の病態や状況を把握し，その時点で鑑別疾患をいくつか想定しておく必要がある．緊急事態は秒単位で刻々と変化するため，治療および他の検査との優先順位を決定しなければならない．

緊急検査であっても日常検査と同様の検査手順が原則だが，患者の状態に応じて必要最小限の断面描出にすることも重要である．救急疾患における心エコー図の意義は検査室のように詳細な所見を得たり，正確な定量評価をすることよりも，病態を診断し治療につなげることである．循環器救急疾患の臨床症状や病態としては胸痛・呼吸困難・失神・意識障害などがあり，各症状での鑑別疾患は以下のようなものが挙げられる．

1▪胸痛

胸痛は最も多い主訴の一つであるが，生命の危険性を伴うことや診断の遅れが致命的なことがある．鑑別疾患としては，急性冠症候群・急性大動脈解離・急性肺血栓塞栓症・心膜炎・心筋炎・たこつぼ型心筋症などが挙げられる．

1) 急性冠症候群

症状，心電図や血液検査などから急性冠症候群が疑われた際には，心エコー図にて左室壁運動異常の評価が必須である．本症を考える場合，責任冠動脈病変の推定のため冠動脈の支配領域を念頭に置きながら，壁運動異常領域を判断していく（図1）．図2に左前下行枝近位部閉塞の急性心筋梗塞の心エコー図を示す．

- 急性心筋梗塞の機械的合併症

迅速かつ的確に対応しないと致死的な状態となり，外科治療が必要となる．

①左室自由壁破裂

ST上昇型急性心筋梗塞（ST elevation myocardial infarction；STEMI）の1〜6%に発症するとさ

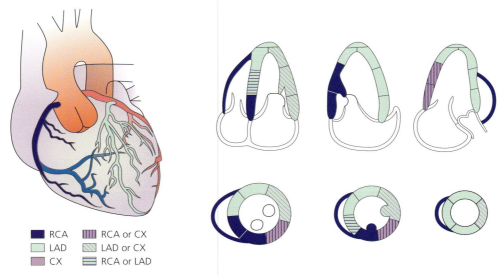

図1 冠動脈の支配領域
RCA：右冠動脈，LAD：左前下行枝，CX：左回旋枝（文献[1]より引用）

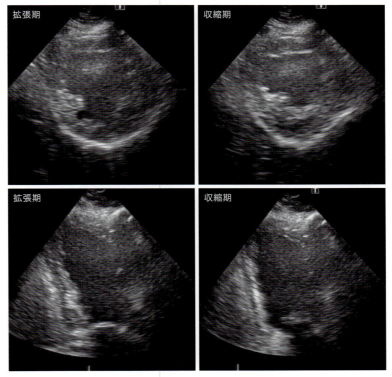

図2 左前下行枝近位部閉塞の急性心筋梗塞例の心エコー図
前壁中隔から側壁にかけての左室壁の収縮が認められない．（上：左室短軸像，下：心尖部二腔像）

れ[2]，機械的合併症のなかで最も重篤で急速に死に至ることが多い合併症である．典型的には急激な血行動態の虚脱を来して無脈性電気活動となる．ショック状態に陥った場合，本合併症の可能性を考え，心エコー図にて心膜液の貯留を確認する．たとえ量が少なくても，右室の拡張早期虚脱がみられれば心タンポナーデと判断する．

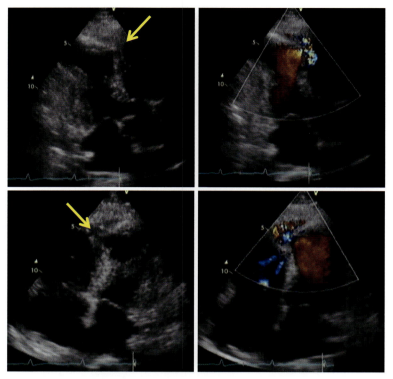

図3 心室中隔穿孔例の心エコー図
上：心尖部長軸断面からやや右室側へプローブを振っていくと欠損孔（矢印）が描出された．カラードプラ法では同部位を通過する左室-右室短絡血流の左室側の加速血流が描出されている．
下：四腔像でも心尖部に欠損孔（矢印）と同部を通過する左室-右室短絡血流が右室内に描出されている．

②心室中隔穿孔（図3）

再灌流療法の普及とともに発症頻度は減少してきており，STEMI患者の1%未満とされる[3]．聴診で全収縮期雑音を聴取すれば，本合併症の可能性を考えて心エコー図検査を行う．壁運動異常のみられる領域の心室中隔に心筋の断裂（欠損）部分がないか検索し，カラードプラ法で同部を通過する左室-右室短絡血流（モザイクシグナル）を確認する．断層図のみでは穿孔部位が明瞭でないこともあり，カラードプラ法で特に心尖部周辺に注意して観察を行う．

③乳頭筋断裂（図4）

乳頭筋が心筋虚血に陥り，断裂が起こると急性僧帽弁逆流が生じる．本症で心原性ショックを伴う場合，内科的治療では予後不良でありその診断は重要である[4]．下壁梗塞に伴う後乳頭筋断裂が多く，特に下壁梗塞に肺水腫や心原性ショックを合併した場合，本症の可能性を念頭に置いて心エコー図で僧帽弁を検索する．全収縮期雑音が聴取されるが，極めて重症の僧帽弁逆流の場合は雑音がわずかとなるので注意が必要である．断層図では僧帽弁弁尖は収縮期に左房内に大きく落ち込む，いわゆるflail leafletの状態を呈する．さらに断裂した乳頭筋の一部が，腱索に付着する可動性の塊状エコーとして認められる場合もある．カラードプラ法では左房内に僧帽弁逆流シグナルがみられるが，高度であっても逆流面積は大きく表示されない可能性に注意する．僧帽弁の左室側に表示されるacceleration flowが大きく表示される場合，逆流シグナルが小さくても高度逆流の可能性を考える．心エコー図で描出不良の場合は経食道心エコー図が有用である．

● 右室梗塞

下壁梗塞に合併することがあり，右室収縮力低下により左室の前負荷が減少することや，右室拡張に基づく心室中隔左方偏位および心囊内圧上昇による左室のコンプライアンス低下により，低心拍出状態となる[5]．V_4Rなど右側胸部誘導でST上昇を認め

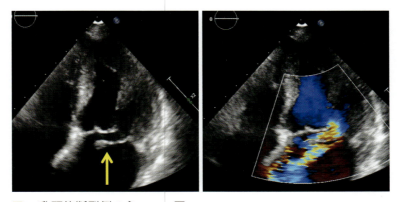

図4 乳頭筋断裂例の心エコー図
心尖部四腔像で，僧帽弁後尖に断裂した乳頭筋（矢印）が認められ（左），カラードプラ法で僧帽弁逆流ジェットが確認される（右）．

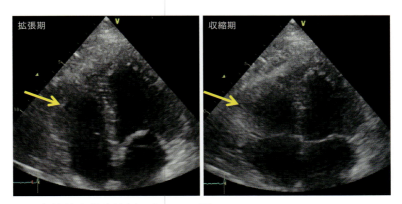

図5 急性肺血栓塞栓例の心エコー図
心尖部四腔像で右室拡大が認められ，心尖部を除く右室壁運動の低下（矢印）が認められる．

右室梗塞が疑われた場合には，心エコー図で右室の収縮能を確認する必要がある．

2) 急性大動脈解離

大動脈解離は生命を脅かす緊急疾患で早期に迅速な診断や治療が必要である．その診断には造影CT検査が必要不可欠であるが，本症を疑う際には次のような点に注意して心エコー図検査を行う．上行大動脈および大動脈弓部にて，大動脈拡大やintimal flapの有無を評価する．ただしintimal flapと誤るアーチファクトもみられ，その評価は慎重に行う．経食道心エコー図検査が可能であれば，下行大動脈を含めてintimal flapの描出が明瞭にでき，解離の範囲を明らかにできる．さらに偽腔内の血栓化の評価や，カラードプラ法にてエントリーやリエントリーの部位も確認ができる[6]．ただし施行に際しては，鎮静と十分な降圧が必要である．本症と診断あるいは疑われれば，Stanford A型解離の合併症である心タンポナーデ，大動脈弁逆流の有無，冠動脈への進行による左室局所壁運動異常の有無（図1）を評価する．

3) 急性肺血栓塞栓症

本症を疑う場合，次のような心エコー図所見が診断に有用である．右室拡大や心尖部を除く右室壁運動の低下（McConnell sign）である（図5）．これらは閉塞肺血管床の程度に応じた急性圧負荷により生じるものである．右室側壁を明瞭に描出できるような四腔断面を記録し，右室側壁の壁運動を心尖部から心基部までよく観察することが重要である．そしてドプラ法にて三尖弁逆流流速を測定し推定肺動脈圧の上昇を確認する．心エコー図は本症のスクリーニング法のみならず，右室負荷の程度によりその重症度判定や治療方針決定に役立つ[7]．

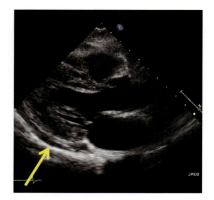

図6 急性心膜炎例の心エコー図
傍胸骨左室長軸像で左室後方に少量の心嚢液貯留が認められる（矢印）．

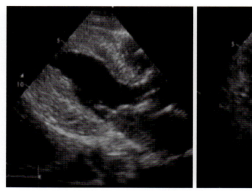

図7 劇症型心筋炎の心エコー図
左室全体に著明な壁厚増大が認められる（左 傍胸骨左室長軸像，右 傍胸骨左室短軸像）．本例では左室全体の著明な壁運動低下もみられた．

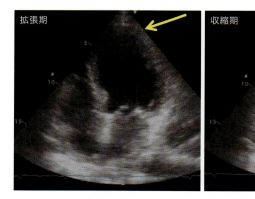

図8 たこつぼ型心筋症例の心エコー図
心尖部四腔像で心尖部の無収縮（矢印）と心基部の過収縮が認められる．

4）心膜炎・心筋炎

急性心膜炎（図6）は心電図では冠動脈支配領域と一致しない広範囲の誘導でST上昇を認めることがある．心エコー図では心膜液の有無や合併する心筋炎による壁運動異常に注意する．心膜液は少量でも，急速に貯留すれば心タンポナーデを来しうるので注意が必要である．

心筋炎（図7）では軽度の感冒様症状で経過する例から，致死性不整脈の合併や重度の心不全によるショックに陥る例まで様々な経過を示す．致死性不整脈や重度の心不全を呈する症例では，大動脈内バルーンパンピング（IABP）や経皮的心肺補助法（PCPS）による血行動態の維持が求められるため，その診断は重要である．本症での心エコー図所見は，心膜炎合併による心膜液貯留に加えて，炎症部位に一致した一過性の壁肥大と壁運動の低下が特徴的である．重症例ではびまん性壁運動低下，それに心腔の狭小化を認める[8,9]．初期には壁運動の低下は軽度であっても壁運動低下が著明になる例もあるため，本症が疑われる場合は時間をおいて壁運動を再評価することも重要である．

5）たこつぼ型心筋症（図8）

本症は急性に発症した原因不明の，可逆的な左室心尖部バルーン状拡張（無収縮）を示す病態である．急性心筋梗塞を疑わせる症状を呈することが多くその鑑別が重要となる．心エコー図では左室心尖部のバルーン状態の拡張と心基部の過収縮が観察される．本症では時間経過とともに心尖部の壁運動異常は正常化するが，急性期には左前下行枝を責任血管とする急性心筋梗塞との鑑別が難しく，確実な診断には冠動脈造影CT検査や心臓カテーテル検査で確認する必要がある．

2 ▪ 呼吸困難

呼吸困難では，急性心不全・慢性心不全の急性増悪・肺血栓塞栓症などを考える必要がある．心エコー図で基本的に重要な評価項目は，心尖部四腔像・二腔像から心内膜トレースで計測される（modified Simpson法）左室駆出率（EF）である．ただし救急の現場では，被検者の状況や画質不良の場合は，無理に計測するよりも目視的評価のほうが良い場合もある．心不全を疑う場合に重要な評価項目として，左房圧上昇を示唆する指標として左室流入血流速波形（E/A），左室流入血流速波形E波と僧帽弁輪部拡張早期波e'との比（E/e'），三尖弁逆流速度（TRV），左房容積係数（LAVI）がある．これらの指標から左房圧を推定する方法を図に示す（図9）[10]．以下に主な心不全の原因疾患での心エコー図による評価ポイントを述べる．

1) 冠動脈疾患：虚血性心筋症

冠動脈支配領域に一致した壁運動異常・菲薄化・輝度上昇を認め，左室容積は拡大しEFは低下している．びまん性に低下していることも多い．以前に施行した心エコー図と比較し新たに壁運動異常が出現しているようであれば，心不全改善後に虚血評価を検討していく必要がある．

2) 心筋症

拡張型心筋症は心エコー図では著明な左室拡大・左室全体の高度壁運動低下・EF低下がみられる（図10）．

肥大型心筋症は心筋の不均等な左室肥大を特徴とし，一般に心内腔の拡大を伴わない（図11）．肥大型心筋症の一部が経過中に心拡大やびまん性に壁運動の低下を来すものは肥大型心筋症拡張相とされる．しかし初診例では心エコー図だけではその鑑別は難しい．

3) 僧帽弁逆流（図12）

器質性僧帽弁逆流では，僧帽弁自体の逸脱などの器質的病変の確認，カラードプラ法での逆流シグナル評価が重要である．逆流が偏在していることも多く，その場合は逆流程度を過小評価するので逆流起

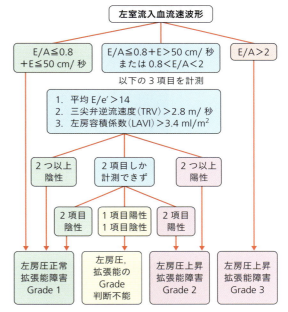

図9 心エコー図による左房圧上昇の判定（文献[10]より引用）

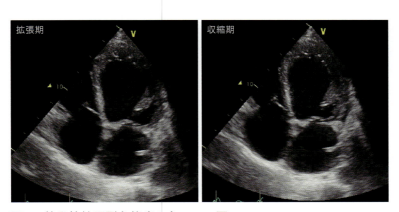

図10 特発性拡張型心筋症の心エコー図
心尖部四腔像で心室内腔拡大を高度の収縮不全が認められる．

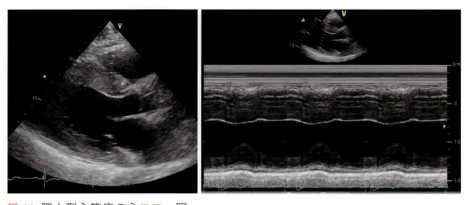

図11 肥大型心筋症の心エコー図
中隔19 mm・後壁11 mmと左室非対称性肥大を認める．（左：傍胸骨左室長軸像，右：Mモード）

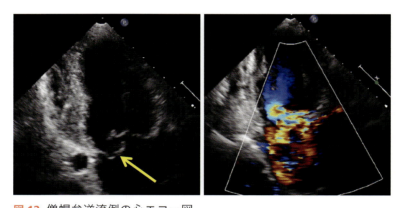

図12 僧帽弁逆流例の心エコー図
僧帽弁後尖の逸脱（矢印）により，偏在性の僧帽弁逆流ジェットが描出されている．逆流シグナル面積は少ないが，僧帽弁の左室側に表示される加速血流が大きく表示され高度逆流が疑われる．

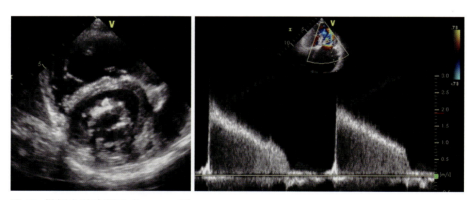

図13 僧帽弁狭窄例の心エコー図
僧帽弁レベルの短軸像で僧帽弁の石灰化と高度の開放制限が認められる（左）．僧帽弁通過血流速から計測される左房–左室圧較差は最大25 mmHg/平均10 mmHg（右）で，高度狭窄と評価される．

始部の左室側のカラーシグナル（acceleration flow）の大きさが参考になる．

4）僧帽弁狭窄（図13）

左室長軸断面で僧帽弁前尖のドーム形成や左室短軸断面で交連部の癒合と拡張期弁口面積の狭小化が観察される．左室拡大はないが左房拡大が明らかである．連続波ドプラ法で左室流入血流速波形から左房–左室圧較差を計測すれば重症度評価に役立つ．

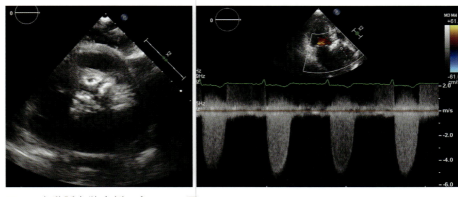

図14 大動脈弁狭窄例の心エコー図
大動脈弁レベルの短軸像で，大動脈弁の高度石灰化と開放制限が認められる（左）．連続波ドプラ法で計測された大動脈弁通過最大流速は 5.1 m/s で，左室-大動脈圧較差は最大 104 mmHg/平均 61 mmHg（右）で高度狭窄と評価される．

5) 大動脈弁狭窄（図14）

大動脈弁の肥厚・石灰化・開放制限がみられる．左室拡大は通常みられないが，左房拡大がみられる．連続波ドプラ法で，大動脈弁通過血流速・圧較差を計測することで，重症度評価が行われる．

6) 左室駆出率の保たれた心不全（HFpEF）

心エコー図で上記のような弁病変などの器質的心疾患が明らかでなく，EF も 50% 以上に保たれ心不全と考えられる場合 HFpEF とされる．この病態での評価ポイントは，拡張障害の結果引き起こされる左房圧上昇が存在するかの確認である（図15）．すなわち E/A，E/e'，TRV，LAVI などから左房圧上昇の存在（拡張障害）を判断する[10]．

3 ▪ 失神・意識障害

失神は「一過性意識消失の結果，姿勢の保持ができなくなるが，自然に完全に意識回復がみられること」と定義される．そのため失神・意識障害では病歴聴取が特に重要である．心原性失神が疑われる，あるいは否定すべき際に，その原因となりうる器質的心疾患の存在は心エコー図で評価できる．そのような心疾患としては，大動脈弁狭窄症・肥大型心筋症（図16）・左房粘液腫・急性肺塞栓などがある．意識障害で心原性によるものとしては塞栓症による脳梗塞が挙げられる．心原性塞栓を疑う場合の心エコー図評価のポイントは以下のようである．

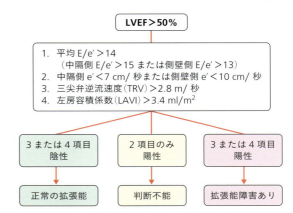

図15 拡張能障害の診断手順（文献[10]より引用）

1) 血栓

脳塞栓の原因として心房細動での左房内血栓はその代表である．心房細動では，その基礎心疾患の有無や左心耳を中心に左房内の検索を行う．左心耳は，大動脈弁レベルの短軸画像や心尖部二腔断面で観察される．陳旧性心筋梗塞（特に心尖部瘤を伴う場合）や拡張型心筋症などでは，左室内に血栓が形成されることもあるため，これらの疾患では心尖部を注意して観察する必要がある．

2) 疣贅（図17）

感染性心内膜炎で僧帽弁や大動脈弁に付着した疣贅は塞栓症の原因となるため，本症を疑う場合は大動脈弁や僧帽弁に本症のリスクとなる病変がないかを確認する．病変が認められれば疣贅がないか評価する．径 10 mm を超える疣贅は塞栓リスクが高いとされる[11,12]．

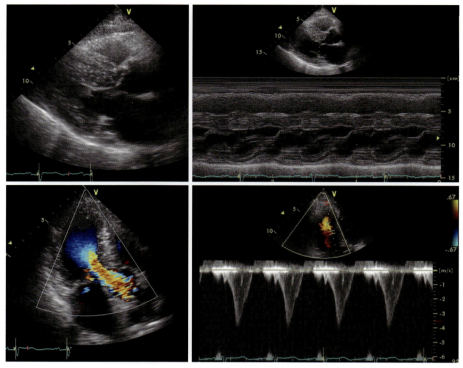

図 16 肥大型心筋症（閉塞性）の心エコー図
左室は乳頭筋レベルから心基部レベルにかけて左室の非対称性肥大（上左）を認め，僧帽弁の収縮期前方運動（上右）が認められた．左室流出路で加速血流が認められ（下左），流速 4.0 m/s がみられ 66 mmHg の圧較差が存在した（下右）．

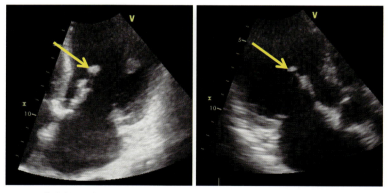

図 17 感染性心内膜炎の心エコー図
僧帽弁逸脱例で，僧帽弁前尖の先端に疣贅と考えられる腫瘤エコーが認められる（矢印）．

3) 腫瘍（図 18）

心臓腫瘍の代表は左房粘液腫で，本症は僧帽弁口に嵌頓することで失神の原因となりうる．そうでない場合でも，腫瘍の一部が剥がれて塞栓症を引き起こしうる．粘液腫の好発部位は心房中隔で可動性に富むことが多く，表面は不整形であるがそうでない場合もあり，左房内血栓との鑑別が難しいこともある．

おわりに

近年 CT・MRI 検査などの画像検査の進歩が著しく，急性大動脈解離や肺血栓塞栓症などはこれら画像検査で確定診断される．ただし，救急疾患では診断・治療方針の判断遅れで致死的になり得るため迅速な判断が求められる．その点，心エコー図は迅速に施行できる長所があるため，救急現場で大いに貢

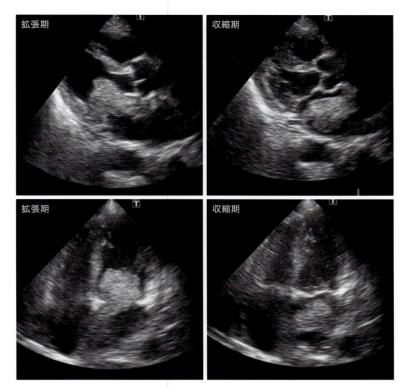

図 18 左房粘液腫の心エコー図
収縮期には左房内に，拡張期に僧帽弁に嵌頓する 63×27 mm 大の腫瘤エコーが認められる．

献できる検査といえる．その施行のポイントは心エコー・プローブを当てる前に，病歴・身体所見・心電図所見などから，想定疾患とその心エコー図所見を念頭に置いておき，それらを短時間に確認していくことである．また重症度や定量評価に時間をかけるのでなく，患者の状態に応じて臨機応変に診断・治療につながる心エコー図を記録することが重要である．最後に，救急現場では心エコー図評価を周囲に伝えながら，他スタッフを含め医療チームで対応していくことも重要である．

文献

1) Lang RM, Badano LP, Mor-Avi V, et al : Recommendations for cardiac chamber quantification by echocardiography in adults : an update from the American Society of Echocardiography and the European Association of Cardiovascular Imaging. Eur Heart J Cardiovac Imaging 16 : 233-270, 2015
2) 日本循環器学会．循環器病の診断と治療に関するガイドライン（2012 年度合同研究班報告）：ST 上昇型急性心筋梗塞の診療に関するガイドライン（2013 年改訂版）．
3) Crenshaw BS, Granger CB, Birnbaum Y, et al : Risk factors, angiographic patterns, and outcomes in patients with ventricular septal defect complicating acute myocardial infarction. GUSTO-I (Global Utilization of Streptokinase and TPA for Occluded Coronary Arteries) Trial Investigators. Circulation 101 : 27-32, 2000
4) Thompson CR, Buller CE, Sleeper LA, et al : Cardiogenic shock due to acute severe mitral regurgitation complicating acute myocardial infarction : a report from the SHOCK Trial Registry. SHould we use emergently revascularize Occluded Coronaries in cardiogenic shocK? J Am Coll Cardiol 36 : 1104-1109, 2000
5) Zehender M, Kasper W, Kauder E, et al : Right ventricular infarction as an independent predictor of prognosis after acute inferior myocardial infarction. N Engl J Med 328 : 981-988, 1993
6) 日本循環器学会．循環器病の診断と治療に関するガイドライン（2010 年度合同研究班報告）：大動脈瘤・大動脈解離診療ガイドライン（2011 年改訂版）．
7) Ribeiro A, Lindmarker P, Juhlin-Dannfelt A, et al : Echocardiography Doppler in pulmonary embolism : right ventricular dysfunction as a predictor of mortality rate. Am Heart J 134 : 479-487, 1997
8) Hiramitsu S, Morimoto S, Kato S, et al : Transient ventricular wall thickening in acute myocarditis : A serial echocardiographic and histological study. Jpn Circ J 65 : 863-866, 2001
9) Morimoto S, Kato S, Hiramitsu S, et al : Narrowing of the left ventricular cavity associated with transient ventricular wall thickening reduces stroke volume in patients with acute myocarditis. Circ J 67 : 490-494, 2003
10) 日本循環器学会/日本心不全学会合同ガイドライン．急性・慢性心不全診療ガイドライン（2017 年改訂版）．
11) Thuny F, Di Salvo G, Disalvo G, et al : Risk of embolism and death in infective endocarditis : prognostic value of echocardiography : a prospective multicenter study. Circulation 112 : 69-75, 2005
12) Vilacosta I, Graupner C, San Román JA, et al : Risk of embolization after institution of antibiotic therapy for infective endocarditis. J Am Coll Cardiol 39 : 1489-1495, 2002

特集 循環器救急の最前線―初期診療と循環管理を極める
初期診療に必須の検査と処置をマスターする

心血管バイオマーカー

清野精彦

> **Point**
> - 冠動脈疾患の早期診断,リスク層別化には心筋トロポニン,H-FABP が重要.
> - 不安定プラーク関連マーカーに関する知見が興味深い.
> - 心不全の診断,重症度・予後評価には BNP,NT-proBNP が重要.
> - 心不全でもトロポニンにより微小心筋傷害が検出され,予後指標に該当.
> - 肺血栓塞栓症や急性大動脈解離の除外診断には D ダイマーが有用.

はじめに

　血液生化学マーカーは,特別なスキル,経験などの必要はなく,基準値と照合することにより,客観的に疾病診断,重症度評価に活用することができる.最近では,全血検体から迅速定性・定量診断できるシステム(point of care；POC)も普及しており,特に急性冠症候群,急性心不全および慢性心不全の急性増悪,急性大動脈解離や肺血栓塞栓症など高リスク心血管疾患診療における役割は極めて重要である.

心筋バイオマーカー

　心筋バイオマーカーは,心筋細胞質可溶性分画に存在する CKMB,心臓型脂肪酸結合蛋白(heart-type fatty acid-binding protein；H-FABP),ミオグロビンと,筋原線維を構成するトロポニン(Tn)TnT,TnI,ミオシン軽鎖,そして心筋ストレスにより心筋から分泌される B-type natriuretic peptide(BNP),NT-proBNP などが活用されている.

1・心筋傷害・壊死バイオマーカー

　虚血性心筋細胞傷害が生じると,まず H-FABP,ミオグロビン,CKMB などの細胞質可溶性分画のマーカーが循環血中に遊出する.虚血が軽度で短時間のうちに解除されればマーカーの上昇は軽微かつ短時間であり,心筋細胞傷害は可逆的である可能性が考えられる.しかし,ST 上昇型心筋梗塞のように,虚血が高度かつ長時間に及んだ場合には,さらに筋原線維が分解され TnT,TnI などの心筋収縮調節蛋白が循環血中に遊出する.この過程では既に心筋細胞は不可逆的壊死に陥ったものと判断される.

　ST 上昇型心筋梗塞の場合,完全閉塞型赤色血栓(血小板・フィブリン・赤血球より成る)を形成し貫壁性梗塞に進展するのに対して,不安定狭心症や非 ST 上昇型心筋梗塞の場合には,不完全閉塞型白色血栓(主に血小板より成る)を形成し,破砕(またはびらん)プラークと血栓から生じる微小塞栓により微小心筋壊死に進展する.このような場合,最も鋭敏で特異性が高いマーカー TnT,TnI や H-FABP の上昇により高リスク群を同定することができる.

1)クレアチンキナーゼ MB(CKMB)

　CK は電気泳動法により MM(88〜96％),BB(1％ 未満),MB(1〜4％)の 3 分画に分かれる.心筋は主として CKMB および MM で構成され,CKMB は心筋に豊富に存在するが,少量ながら骨

格筋，小腸，横隔膜，子宮，前立腺にも含有される．基準値は 18 IU/L 未満，全 CK の 1〜5% である．5% を超えるならば心筋壊死を疑う．CKMB は CK 同様心筋梗塞発症後 3〜6 時間で上昇し 12〜24 時間でピークに達し，24〜72 時間後には正常化する．ΣCKMB および Peak CKMB は心筋壊死量とよく相関し，wash-out 現象による再灌流や，経過中の再梗塞の検出にも有用である．CKMB 蛋白に対する monoclonal 抗体を用いた免疫化学発光法により CKMB 蛋白（mass）そのものを定量測定することも可能である．心筋梗塞の統一定義（Universal definition of MI，後述）でもトロポニンに次ぐ診断マーカーとして提示されている．

2）心臓型脂肪酸結合蛋白（H-FABP）

H-FABP は，遊離脂肪酸の細胞内輸送に関与する低分子可溶性蛋白である．心筋虚血に伴う心筋細胞膜の傷害により発症 1〜2 時間で血中に速やかに逸脱し，5〜10 時間でピークに達する．筆者らが臨床開発した全血迅速診断法（ラピチェック®）は，TnT 全血迅速診断法（トロップ T センシティブ®）では診断できなかった発症 2〜4 時間以内の超急性期心筋梗塞診断が可能（診断感度 H-FABP 89.2% 対 TnT 21.6%）になることを明らかにした[1〜3]．しかし，腎機能障害や重症心不全の場合にも偽陽性を示すことがあるので注意を要する．H-FABP 全血迅速診断法では時間経過とともにパネル上の化学反応が進み陽転化するので，血液滴下後正確に 15 分で＋/－を判定することが重要である．さらに最近，H-FABP の全血迅速定量 POC（ラピッドチップ® H-FABP）が導入され，定量評価の重要性が明らかにされることが期待される．

3）トロポニン T（TnT），トロポニン I（TnI）

心筋 TnT は心筋収縮調節蛋白の一つであり，TnI，TnC とともにトロポニン複合体を形成している．心筋細胞内で約 94% は筋原線維構造蛋白の一部を構成し，残り約 6% は細胞質に可溶性分画として存在する．循環血中で半減期は約 2 時間であるが，従来アッセイ（基準値＜0.01 ng/ml）では健常人では検出されない．

ST 上昇型心筋梗塞における遊出動態は二峰性を示し，虚血早期の細胞質からの遊出（発症 12〜18 時間後第 1 ピーク）と，筋原線維壊死（90〜120 時間後第 2 ピーク）の両相の病態を反映する．

当初，筆者らが臨床開発した TnT 全血迅速診断法（トロップ T センシティブ®）が救急外来や CCU などで活用されたが，その後 POC 専用機器 Cardiac Reader™ が導入され，全血迅速定量測定が可能（TnT：Cardiac T™，D ダイマー：Cardiac D™ など）になり，急性冠症候群におけるリスク層別化〔TnT＞0.1 ng/ml：急性心筋梗塞（AMI），0.01＜TnT＜0.1 ng/ml：中等度リスク，TnT 検出されず：低リスク〕に有用である．注意点として，血中への TnT 遊出の時間的遅延による制限（発症 3 時間以内は診断感度低値）があり，発症 2〜4 時間以内判定で陰性であっても発症 6 時間以後に再確認することが必要である．TnI も同様の臨床的有用性を示すが，アッセイが数種類あり，それぞれの基準値，カットオフ値が異なることに注意を要する．

2 ▪ Universal definition と高感度トロポニンアッセイの導入

2007 年の Redefinition of MI に引き続き，2012 年に ACC/AHA/ESC/WHF の共同タスクフォースから提示された Universal definition of MI[4] では，あらためて TnT および TnI が診断バイオマーカーの第一選択として示され，カットオフ値にも言及された．カットオフ値に関しては，健常者の upper reference limit の 99% を超え，変動係数（CV）10% 未満を満たす値と定義された．TnT の場合には，高感度アッセイ hs-TnT により 0.014 ng/ml：14 ng/L がそれらの条件を満たす．高感度 hs-TnI については数種類のアッセイがあり，カットオフ値が異なるので注意を要する．

高感度 hs-TnT，hs-TnI の心筋梗塞診断精度を検討した報告によると，発症 3 時間以内であっても診断感度は 80% 以上を示し，従来アッセイに比べ発症早期診断感度が著しく改善された．しかし一方で，急性心筋梗塞以外の微小心筋傷害も検出してしまうことにより特異度が低下する．欧米では Universal definition と hs-TnT，hs-TnI の導入により，

これまで不安定狭心症に分類されていた患者群での非ST上昇型心筋梗塞の診断比率が上昇し，AMI全体の約75%を占めるようになった．この問題に関するNewbyらのACC expert documentsは臨床的解釈の多様性に言及している[5]．

1) BNP，NT-proBNP

2016年改訂ESC心不全診療ガイドラインでは，労作時息切れ，呼吸困難などの症状，浮腫，肺うっ血，Ⅲ音奔馬調律などの身体所見により心不全が疑われた場合，BNPまたはNT-proBNPを測定し，急性発症の場合にはBNP＜100 pg/ml，NT-proBNP＜300 pg/mlで「心不全 unlikely」，非急性発症の場合にはBNP＜35 pg/ml，NT-proBNP＜125 pg/mlで「心不全 unlikely」と，「除外診断」を提示している．

最新の日本循環器学会 急性・慢性心不全診療ガイドラインでは，BNP≧100 pg/ml，NT-proBNP≧400 pg/mlを心不全想定の目安としているが，BNP 35～100 pg/ml，NT-proBNP 125～400 pg/mlでも軽度の心不全を否定しえないと追記し，加齢，腎機能障害，貧血，肥満などの背景と，症状，身体所見とともに総合的に判断と記述している[6]．

2) BNP (NT-proBNP) guided therapy

心不全症例では，心不全治療に伴うBNP，NT-proBNPの推移を分析することも重要であり，Troughtonら（2000年）は世界に先駆けてNT-proBNP guided therapyの重要性を提唱した．その後BNP (NT-proBNP) guided therapyに関する無作為化比較試験の報告が相次いでなされた．BNP guided therapyと通常臨床ケアの2群でランダム化比較試験として検討した8研究（Troughton，STARS-BNP，TIME-CHF，BATTLESCARRED，PRIMA，SIGNAL-HFほか）についてメタ分析した報告では，全死亡率はBNP guided therapyの群が通常臨床ケアの群に比しRR 0.76（p=0.003）と有意にリスク軽減することが示された．一方，全入院（RR 0.82, p=0.12）および入院回避（1.07：p=0.58）に関しては両群間に有意差を認めなかった．慢性心不全症例において年齢別で検証すると，75歳未満の群でBNP guided therapyは通常臨床ケアに比べて全死亡率を減じ，その背景には心不全治療薬の標的用量到達率の向上が関連していると考察されている[7,8]．

3) 心不全における微小心筋傷害

重症心不全では，潜在性微小心筋傷害（ongoing myocardial damage；OMD）に起因する組織学的変化と心機能障害の進行が観察される．われわれの検討では，健常者では心筋TnTは循環血中に検出されず（従来アッセイ検出感度 0.02 ng/ml未満），慢性心不全症例NYHA class Ⅱの約20%，class Ⅲの約60%，class Ⅳの約80%で血中への遊出（≧0.02 ng/ml）が認められ，さらに血中H-FABP濃度はNYHA classが重症になるほど高値を示し，心不全が重症なほどOMD検出頻度が高いことが明らかにされた[9,10]．OMDが検出された群では血中ANP，BNP値が有意に高く，左室駆出率が有意に低いことから，重症心不全に関連した事象と解釈された．OMD検出群では死亡率が高く，年齢，性，NYHA class，TnT検出の有無，血漿H-FABP濃度，ANP，BNP，血漿NE濃度，心エコー左室駆出率，胸部X線心胸比などの臨床指標と長期予後についてCox比例ハザードモデルにより多変量解析すると，OMD（TnT≧0.02 ng/ml），H-FABP濃度，左室駆出率，性（男性）が独立した心事故予測因子であった[10]．さらにOMDが持続する群で予後が不良であることが明らかにされている．

現在TnTアッセイは高感度計に変換されており新たな知見が示されている．hs-TnT（検出限界≦0.001 ng/ml）に関しては，慢性心不全を対象に実施された大規模臨床試験Val-HeFTのサブ解析として，従来アッセイ（検出限界≦0.01 ng/ml）と高感度アッセイ（検出限界≦0.001 ng/ml）でThTを対比検討すると，従来アッセイでは10.4%，高感度アッセイでは92.0%の症例でTnTが検出され，従来TnT検出群（≧0.01 ng/ml）および高感度TnT上昇群（≧median 0.012 ng/ml）では心不全臨床パラメータ諸値はより重症であり，予後不良であった．さらに高感度TnT測定10分位比較により，より精緻な予後リスク層別化を可能にしている[11]．

われわれは，企業健診コホート男性1,072名を対象にhs-TnTを測定し，心血管疾患危険因子（年

齢，肥満，高血圧，脂質異常症，糖尿病，喫煙，eGFR，高感度CRP，心電図左室肥大，家族の心血管既往歴）と対比分析した成績を報告している[12]．80.7%でhs-TnTが検出（＞0.002 ng/ml）されmedianは0.004 ng/ml，最高値は0.020 ng/mlであった．上記因子のうち，hs-TnT検出に独立して寄与した因子は，年齢，高血圧，喫煙，eGFR，左室肥大であった．さらにFramingham心血管リスクスコア（年齢，性，収縮期血圧，総コレステロール値，HDL-コレステロール値，喫煙，糖尿病の7因子により評点，10年間の心血管疾患発症リスクを層別化）により評価したリスクとhs-TnT測定値を対比分析すると，低リスク群（0～6%/10年）＜中等度リスク群（6～20%/10年）＜高リスク群（＞20%/10年）の順に高値を示した．一方hs-TnT測定値により対象を3分位（tertile）に分けて比較分析すると，最高位群（＞0.005 ng/ml）は最低位群（≦0.002 ng/ml）に比較して，10年間20%以上の心血管疾患発症リスクが3.98倍高いことが明らかにされた[12]．

冠動脈疾患進展に伴う不安定プラーク関連マーカー

冠動脈疾患進展の病態を分析し，早期リスク層別化に活用されるバイオマーカーとして，プラーク形成マーカー，不安定プラークマーカー，プラーク破裂マーカー，血栓性亢進マーカーなどの不安定プラーク関連バイオマーカー，そして心筋虚血マーカー，心筋壊死マーカー，左室リモデリングマーカーなどに類別される．

1・酸化LDL（Ox-LDL，MDA-LDL）

LDLは酸化修飾されることにより，マクロファージのスカベンジャー受容体によって取り込まれ，マクロファージの泡沫化を形成し，動脈硬化病変形成の重要な契機となる．血中のOx-LDL値は，LDLやLp(a)など脂質マーカーに比べ冠動脈疾患重症度との有意な相関が示され，急性冠症候群では特に高値を示す．MDA（malondialdehyde）-LDLは，血中のOx-LDLが微量であるのに対し量が豊富で，測定が比較的容易である．われわれは，急性冠症候群および労作性狭心症でPCIを施行する前に，標的病変について血管内視鏡によりプラークの黄色調を定量的に評価し，高輝度黄色プラーク（VH-IVUS，OCTによるTCFA：thin cap fibroatheromaに一致），MDA-LDL測定値とプラーク不安定性の関係を分析した．多変量解析により，MDA-LDLが各種冠危険因子や脂質プロファイルとは独立してTCFAを規定する唯一の独立因子であることが明らかにされた[13]．

2・sLOX-1（soluble lectin-like oxidized LDL receptor-1）

LOX-1受容体はox-LDLを取り込み，プラークの不安定化と急性冠症候群（ACS）の病態形成に重要な役割を果たす．動物実験では線維性被膜が100μm未満の不安定プラークで強いLOX-1の発現を認め，さらにLOX-1は血小板を活性化する．Hayashidaら[14]は，急性冠候群症例ではsLOX-1はTnTよりも早期から上昇し，特に非ST上昇型の場合，TnTの感度が48%（カットオフ値0.03 ng/ml）であるのに対し，sLOX-1の感度は91%（カットオフ値1.0 ng/ml）と高い診断精度であったことを報告した．われわれの検討でも，血漿中濃度91.0 pg/mlがカットオフ値として算出され（AMI診断感度89.6%，特異度82.4%），sLOX-1は受診時（胸痛発症後平均89分）から既に上昇していたのに対し，H-FABP，ミオグロビン，CKMBなどの心筋虚血・壊死マーカーは約2時間遅れて上昇を示した．さらに急性冠症候群を対象OCTにより責任冠動脈病変のTCFAおよびプラーク破裂所見と対比分析し，sLOX-1のみがこれらを識別でき，高感度TnTや高感度CRPでは適わないこと[15]を示した．

3・MMP-9（matrix metalloproteinase-9）

進行したプラークでは，平滑筋細胞によって産生されたコラーゲン線維やプロテオグリカン，エラスチンなどの細胞外基質が蓄積し，平滑筋細胞とともにプラークの構成成分となる．これらの細胞外基質は，平滑筋からの産生と分解によって調節されてい

る．MMPはこれらの細胞外基質を分解する酵素であり，血管径や血管の細胞外器質構造を変化させ，プラーク不安定化や破裂に重要な役割を担う．われわれは，急性冠症候群を対象にOCTによりプラーク破裂について対比分析し，MMP-9がこれを識別し重要な予後規定因子であることを明らかにした[16]．

4 ▪ その他

Pentraxin 3（血管炎症），Myeloperoxidase（MPO，プラーク炎症部位における酸化ストレス），Placental Growth Factor（PlGF，マクロファージ集積），pregnancy-associated plasma protein-A（PAPP-A，vaso vasorum 血管新生），sCD40L（soluble CD40 Ligand，プラーク破裂・血栓形成）なども，それぞれの過程のプラーク不安定化の病態を反映している．

急性血管疾患バイオマーカー

1 ▪ 急性大動脈解離（AAD）

1）Dダイマー

Dダイマーは安定化フィブリンの分解産物であり，血中濃度の上昇は二次線溶，すなわち凝固機序の活性化に際して反応性に線溶機序が亢進していることを意味する．AADの場合には，解離腔が形成されると血管壁コラーゲンなどの血管内皮組織が露出することでⅫ因子が活性化されるとともに，大動脈壁からの組織トロンボプラスチン様物質によるⅦ因子の活性化によって凝固系が亢進する．一方，大動脈外壁に存在する組織プラスミノーゲンアクチベーターの放出により線溶系が亢進する．すなわち，プラスミンが産生され安定化フィブリンからDダイマーが切り出される．このように凝固系と2次性の線溶系亢進という病態のなかでDダイマーが上昇する．多くの臨床研究で，Dダイマーがカットオフ値（500 ng/ml，0.5 μg/ml）以下であるならばAADではない可能性が極めて高いこと（陰性予測値95％以上）が示されており除外診断としての意義が高い．しかし偽腔血栓閉塞型の場合には上昇しないことがあるので，臨床的に疑われる場合は画像診断（CT，MRI）を加える．Dダイマーが陽性の場合には，早急に鑑別診断のために画像検査（心エコー，CT，MRI）などを実施し初期治療を検討すべきである．POCとして，前述の全血迅速定量法（Cardiac D™，Cardiac Reader™）などが活用されている．

2）エラスチン，平滑筋ミオシン重鎖，sLOX-1

大動脈の構成成分であるエラスチンおよび平滑筋ミオシン重鎖は，特異的診断マーカーとしての有用性が注目されており，不安定プラークマーカーとして前述のsLOX-1でも著しい高値を示すが，いずれも現時点では保険承認されていない．

2 ▪ 肺血栓塞栓症（PTE）

症状（呼吸困難，息切れ，胸痛）と身体所見（Ⅱp音亢進），血液ガスPaO_2低下（＜75 mmHg），心エコー（右室拡大，右室圧負荷）などから本疾患を疑い，胸部CT，肺血流シンチグラフィ，血管造影で確定診断がなされる．疑わしいと判断した時点からヘパリンの投与を開始すべきである．

1）Dダイマー

DダイマーのPTEに対する診断感度は84〜100％と高く評価されているが，特異度は25〜80％と低値にとどまる．前記AADの場合と同様，PTEの除外診断に有用であり，動脈血液ガス所見，心エコーによる右室負荷所見との併用による鑑別診断が重要である．

2）トロポニンおよびH-FABP

PTEでは肺高血圧により右心負荷が上昇し心筋傷害を合併する症例があり，TnTやTnIは20〜50％の症例でカットオフ値を超える．20論文1,985症例を対象にメタアナリシスした成績によると，トロポニンの上昇は急性期死亡（オッズ比5.24），PTE関連死亡（オッズ比9.44），予後不良（オッズ比7.03）と予後評価に有用であることが示された[16]．さらにPTEの27％でH-FABPの上昇が認められ，上昇が認められなかった群では心血管事故が皆無であったのに対しオッズ比71.5と，H-FABPがBNPやトロポニンよりも精度の高い予後指標であることが示されている[17]．

文献

1) Seino Y, Ogata K, Takano T, et al : Use of whole blood rapid panel test for heart-type fatty acid-binding protein in patients with acute chest pain-comparison with rapid troponin T and myoglobin tests. Am J Med 115 : 185-190, 2003
2) Kitamura M, Hata N, Takayama T, et al : High-sensitivity cardiac troponin T for earlier diagnosis of acute myocardial infarction in patients with initially negative troponin T test-Comparison between cardiac markers. J Cardiol 7 : 490-496, 2013
3) Kitamura M, Hata N, Takayama T, et al : Different characteristics of cardiac biomarkers to decide and predict the culprit lesions in patients with suspicious acute coronary syndrome. Heart and Vessel 31 : 907-909, 2016
4) Thygesen K, Alpert JS, Jaffe AS, et al : Third universal definition of myocardial infarction. J Am Coll Cardiol 60 : 1581-1598, 2012
5) Newby LK, Jesse RL, Babb JD, et al : ACCF 2012 expert consensus document on practical clinical considerations in the interpretation of troponin elevations : a report of the American College of Cardiology Foundation task force on clinical expert consensus documents. J Am Coll Cardiol 60 : 2427-2463, 2012
6) 日本循環器学会：急性・慢性心不全診療ガイドライン JCS2017/JHFS 2017
7) Porapakkham P, Porapakkham P, Zimmet H, et al : B-type natriuretic peptide-guided heart failure therapy. A meta-analysis. Arch Intern Med 170 : 507-551, 2010
8) Felker GM, Hasselblad V, Hernandez AF, O'Connor CM : Biomarker-guided therapy in chronic heart failure : a meta-analysis of randomized controlled trials. Am Heart J 158 : 422-430, 2009
9) Setsuta K, Seino Y, Takahashi N, et al : Clinical significance of elevated levels of cardiac troponin T in patients with chronic heart failure. Am J Cardiol 84 : 608-611, 1999
10) Setsuta K, Seino Y, Ogawa T, et al : Use of cytosolic and myofibril markers in the detection of ongoing myocardial damage in patients with chronic heart failure. Am J Med 113 : 717-722, 2002
11) Latini R, Masson S, Anand IS, et al : Prognostic value of very low plasma concentration of troponin T in patients with stable chronic heart failure. Circulation 116 : 1242-1249, 2007
12) Otsuka T, Kawada T, Ibuki C, Seino Y : Association between high-sensitivity cardiac troponin T levels and the predicted cardiovascular risk in middle-aged men without overt cardiovascular disease. Am Heart J 159 : 972-978, 2010
13) Tajika K, Okamatsu K, Takano M, et al : Malondialdehyde-modified low-density lipoprotein is a useful marker to identify patients with vulnerable plaque. Circ J 76 : 2211-2217, 2012
14) Hayashida K, Kume N, Murase T, et al : Serum soluble lectin-like oxidized low-density lipoprotein receptor-1 levels are elevated in acute coronary syndrome : a novel marker for early diagnosis. Circulation 112 : 812-818, 2005
15) Kobayashi N, Takano M, Hata N, et al : Soluble lectin-like oxidized LDL receptor-1（sLOX-1）as a valuable diagnostic marker for rupture of thin-cap fibroatheroma : verification by optical coherence tomography. Int J Cardiol 168 : 3217-3223, 2013
16) Becattini C, Vedovati MC, Agnelli G : Prognostic value of troponins in acute pulmonary embolism : a meta-analysis. Circulation 116 : 427-433, 2007
17) Puls M, Dellas C, Lankeit M, et al : Heart-type fatty acid-binding protein permits early risk stratification of pulmonary embolism. Eur Heart J 28 : 224-229, 2007

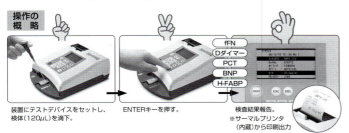

特集 循環器救急の最前線―初期診療と循環管理を極める
初期診療に必須の検査と処置をマスターする

画像診断

山科 章

> **Point**
> - 循環器救急では一瞬の遅れが致命的になる場合が稀でない．症状，身体所見，簡単な検査（迅速血液検査，心電図など）をもとに頻度と緊急性の2本の軸で鑑別診断を考える．
> - その検査で何が評価できるかを事前に整理したうえで，適切な画像診断を選択する．
> - 患者のその後の診断・管理の方針に影響を与えない検査は控える．
> - 検査を行えば，重大な所見を見落とさないよう細心の注意をもって評価する．
> - 緊急血行再建が必要な急性冠症候群では画像診断は最低限とし侵襲的冠動脈造影を優先し，door to balloon timeの短縮を図る．

循環器救急において画像診断は極めて重要であり，迅速な診断・治療に画像診断を活用できなければならない．本稿ではそのなかで心エコーを除く，胸部単純X線写真，CT，MRI，心筋シンチグラフィを活用するポイントについて紹介する．

胸部単純X線写真

胸部単純X線写真は胸部全体を俯瞰でき，被曝も少ないため心大血管疾患を中心に循環器救急の現場における胸部疾患全般のスクリーニング検査として重要である．症状や身体所見をもとに鑑別診断を考え，胸部単純X線写真でその疾患に重要な所見はあるか/ないかを確認することがポイントである．循環器領域における主な目的は，①心大血管の全体的な解剖学的情報の把握，②心血行動態の大まかな評価，③合併する肺病変の評価，④CVラインや大動脈内バルーンパンピング（IABP），ペースメーカなど処置・治療後の確認などである．

1 ▪ 縦郭・大動脈の評価

大動脈陰影の，①走行，②拡大およびうねり，③石灰化，④辺縁の不整，⑤辺縁の鮮明度，を確認する．症状を伴う上縦隔の8 cm以上の拡大はA型大動脈解離を疑う（図1）．弓部の不連続な飛び出しは嚢状大動脈瘤を疑う．下行大動脈の辺縁が丸く飛び出すときは大動脈のうねりのこともあるが大動脈瘤を疑う．弓部大動脈から下行大動脈の辺縁が不鮮明なときは大動脈壁の炎症あるいは隣接する肺の無気肺や肺炎（シルエットサイン陽性）である．大動脈壁の石灰化が著明な場合は大動脈の伸展性が低下するためWindkessel機能は著しく低下し，vascular failureによる急性非代償性心不全（クリニカル・シナリオ1）を発症しやすい（図2）．

やましな あきら　東京医科大学医学教育推進センター/同 健診予防医学センター（〒160-0023 東京都新宿区西新宿6-7-1）

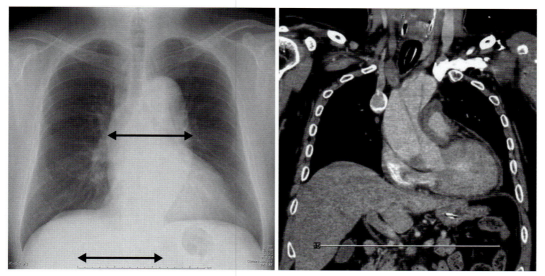

図1 A型大動脈解離の胸部単純X線写真正面像（左）と同症例の造影CT像（右）
65歳男性．胸痛を主訴に一般外来に受診．心電図では急性冠症候群の所見はなく，胸部単純X線写真で縦郭の幅が11 cmと拡大しており紹介された．CTで大動脈弁直上から弓部に解離が及んでいることがわかる．

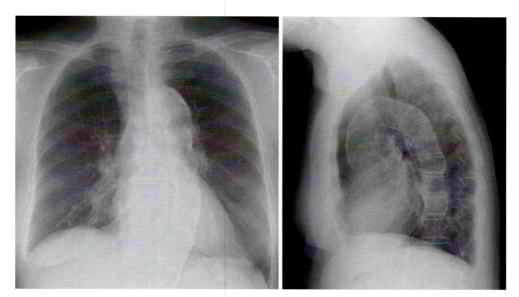

図2 電撃型急性肺水腫で入院した収縮能の保たれた83歳女性の心不全改善後の正面像（左）と側面像（右）
大動脈の著明な石灰化を認める．

2・心陰影の評価

心胸郭比（cardio-thoracic ratio；CTR）は心臓拡大を推定する一つの指標となる．救急でよく撮影されるポータブル撮影は管球からフィルムの距離が短く，腹→背方向で撮影されるのでCTRは10〜20%高くなるので，CTRの絶対値は参考にならず，経過をみることに意味がある．同じ撮影方法では心横径が2 cm以上変動することはなく，過去の撮影と比較して2 cm以上の変化は心臓径の変化と考える．

3・肺血管および肺野陰影の評価

肺野では，肺血管をまずみる．立位では下肺野への血流が多いため，下肺野の血管径が2倍程度太いが，仰臥位ではほぼ同等になる．肺動脈が肺門か

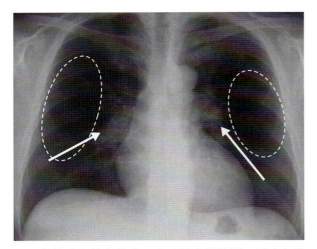

図3 急性肺血栓塞栓症による肺血管陰影の減少と肺門部肺動脈の拡大
右上中肺野および左中肺野の肺血管陰影は減少して肺野は明るくなっている（ で囲った領域）．肺門部の肺動脈は太くなり（矢印），こぶしを握ったような形になっている（knuckle sign）．塞栓部位で肺血流は急激に途絶し肺野は明るくなる（Westermark徴候）．

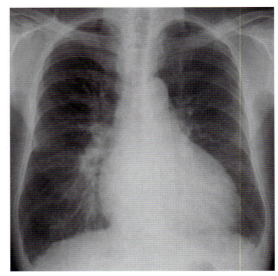

図4 拡張型心筋症の胸部単純X線写真
上肺野の肺静脈は怒張し，血流のcephalizationがある．

ら始まり気管支と併走するのに対して，肺静脈は気管支と併走せず，肺門より低い位置にある左房に流入し，肺動脈と交差するので，肺動脈と肺静脈は区別がつく．

1) 肺血流量の増加

右肺動脈下行枝基部の径は比較的見やすく，14mm以上の拡大ないし隣接する肋骨の幅以上の拡大は肺血管径増大を示唆する所見である（図3）．

2) 肺血流量の減少

肺高血圧になると末梢側の肺血管陰影の数と太さの減少がみられ，肺血管影を末梢まで追いにくくなり，肺野は明るくなる．肺動脈性肺高血圧症でも，肺血管抵抗の増大により肺血流は両側性に減少するが，著明に拡大した左右肺動脈幹を認める．一側性ないし区域性の肺血流減少は肺血栓塞栓症でしばしばみられ，呼吸困難を訴える患者で，肺動脈が太いにもかかわらず，肺野が明るい（血流が減少している）場合は肺血栓塞栓症をまず疑う（図3）．

3) 肺うっ血

心不全で左房圧および肺静脈圧が高くなると，立位ないし座位では，まず下肺野がうっ血する．うっ血により局所の低酸素血症を生じると，下肺野の血流は減少し，上肺野の血流が相対的に増加する．正常では下肺野の血流は上肺野の血流の2倍程度あるが，肺静脈圧が15mmHg程度になると上肺野と下肺野の血流は同程度（equalization）となり，さらに肺静脈圧が上昇すると上肺野の血管のほうが目立つようになる（cephalization）（図4）．

4) 間質性肺水腫

肺静脈圧がさらに上昇（>25mmHg）すると，肺毛細管圧が組織膠質浸透圧を超え，肺毛細血管から肺胞間質に血漿成分が漏出していく．この状態を間質性肺水腫という．肺小葉間隔壁に漏出液が貯留すると線状陰影（Kerley's line）が出現する．Kerley's B lineは，主に下肺野外側で胸壁に接するように細くて短い刷毛で書いたような横に走る線状陰影である．そのほかに肺門から斜めに4〜5cm程度の長さでみえるKerley's A line，肺野に網目状にみえるKerley's C lineがある．また，血管や気管支周囲の間質への滲み出しは，血管や気管支の辺縁のぼけ（cuffing sign）となる．心不全の重要な所見であり見逃してはならない．

5) 肺胞性肺水腫

肺静脈圧がさらに上昇（>35mmHg）すると，肺胞間質から肺胞腔にも水分が漏出し肺胞性肺水腫となる．肺水腫はしばしば両側肺門中心性に生じるため，butterfly shadow（蝶の羽根）ないしbat wing sign（コウモリの翼）と呼ばれる．

6）胸水貯留

胸水が200 mlを超えると正面像で肋骨横隔膜角（costo-phrenic angle）の鈍化として認められる．葉間に貯留すると葉間裂に貯留した胸水として認識できる．特に，右上葉と右中葉の間の小葉間裂（minor fissure）の胸水は接線方向に写るため，腫瘤性病変と似た陰影を呈することがある．この陰影は胸水の消失に伴って消失するため，vanishing tumorと呼ばれる．

胸部CT

循環器救急で胸部CTが特に重要な病態は胸痛の鑑別診断である．急性胸痛を訴えるが急性冠症候群を示唆する典型的な心電図や心エコー図所見がなく，胸部単純X線写真などで急性大動脈症候群と急性肺血栓塞栓症（acute pulmonary thromboembolism；APTE）などが疑われる場合である．呼吸困難で，心不全と呼吸器疾患（肺炎やCOPD）の合併する病態の診断や鑑別などに必要となる．最近の多列CTを用いれば，ごく短時間に広範囲に撮像できることから極めて重要な検査となっている．

胸痛患者では必ず造影CTの前に単純CTを撮影する．被曝への配慮は必要であるが，救急では診断を優先する．単純CTから多くの情報を得たうえで造影CTを行う．撮影部位は胸部に限らず，頭部から胸部，腹部，骨盤部まで必要なことがある．造影CTを行う場合にはヨード造影剤のアレルギー，腎機能，喘息に注意し，繰り返す場合は被曝量を確認する．

単純CTでも読影の原則は胸部単純X線写真と同じである．大血管の，①走行，②拡大およびうねり，③壁の厚さおよび石灰化，④辺縁の不整および鮮明度，冠動脈については起始異常の有無および冠動脈の石灰化の程度を確認する．心臓については形，大きさ，大血管との関連，心膜液貯留および心膜肥厚を確認しておく．心内腔が明瞭に見える場合は高度の貧血がある．肺野については浸潤影，気腫，腫瘤，うっ血，胸水貯留などの確認は必ず必要である．

疾患/病態別にみたCT検査の見方

1）急性冠症候群

最近の冠動脈CTは時間および空間解像度が飛躍的に改善し，冠動脈のプラーク性状や狭窄度が正確に評価できるようになった．被曝低減が図られ再現性も高く冠動脈病変が疑われる場合の冠動脈CTの適応が広がっている．しかし，時間を争う急性冠症候群では，引き続き冠動脈形成術（PCI）を行うことができる侵襲的冠動脈造影を優先的に考慮し，高リスク群（心電図変化ないしトロポニン陽性）では侵襲的冠動脈造影を優先する．ガイドライン[1]もST上昇型急性冠症候群（STE-ACS）における冠動脈CTはクラスⅢ/レベルCとしている．緊急血行再建を必要とする可能性が低く，事前確率（検査を行う前の冠動脈疾患を有する確率）が低～中等度のときが冠動脈CTの適応である．陰性的中率が極めて高いため，事前確率およびリスクの低い群で，冠動脈病変が除外できれば，入院期間の短縮ないし入院を回避することができる．

非ST上昇型急性冠症候群で中等度以下のリスクでトロポニン陰性（不安定狭心症の疑い）の場合，冠動脈CTはクラスⅡa（レベルB）とされており[1]，冠動脈CTにより侵襲的冠動脈造影を避けることができる．ただし，冠攣縮性狭心症による急性冠症候群も稀でなく，冠動脈CTで有意狭窄がないからといって虚血性心疾患を否定できない．逆に明らかな心筋虚血イベントがあるにもかかわらず冠動脈CTで有意狭窄所見がなければ重症の冠攣縮性狭心症と考え，さらなる精査および治療を必要とする．

急性大動脈解離に合併する急性冠症候群を否定できない場合は優先的に胸部造影CTにより大動脈疾患を否定したうえで侵襲的冠動脈造影を行う．胸部造影CTでは，必ず心筋染影を確認する．回旋枝領域の急性心筋梗塞では心電図や心エコーで異常所見がとらえにくく，後側壁の心筋染影不良で初めて診断できることもある．

冠動脈CTの利点は壁性状を正確に評価できることであり，急性冠症候群では責任病変以外にも，イベントを発症しうる病変が残存することが多い不安

定プラークを検出することができる．脆弱で不安定なプラークは，①低CT値プラーク（40 HU以下），②ポジティブリモデリング，③近接する点状石灰化，などの特徴があり，そのようなプラークを認める場合は積極的な内科治療が必要である（図5）．

2）心不全

心不全患者の管理において冠動脈疾患の有無を明確にしておくことはその後の管理に重要である．胸部CTで冠動脈の石灰化が全くみられない場合は，冠動脈病変によって虚血性心筋症を来している可能性は低い．虚血性心疾患が明確であれば侵襲的冠動脈造影を行うが，冠動脈病変を否定するためであれば冠動脈CTで代用できる．肺野うっ血，肺炎合併による浸潤影，胸水貯留についても確認する．単純CTで心筋性状を確認することも必要である．冠動脈分布領域に一致する心内膜側を中心とする低吸収域は陳旧性心筋梗塞による脂肪変性である（図6）．

3）大動脈解離

大動脈解離を疑ったら単純および造影胸腹部CTを撮影する．初回の撮影では必ず，最初に単純CTを撮り，壁在血栓や石灰化，動脈壁性状をみる．可能な限り造影CTでは早期相と後期相を撮像する．致命率の高い病態であり，被曝より診断を優先する．

単純CTは特に血栓閉塞型大動脈解離に有用であり，血栓閉塞した偽腔が全周にわたる非対称性な高

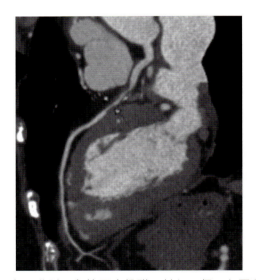

図5 右冠動脈の急性冠症候群に対して行った冠動脈CTで認めた左冠動脈の不安定プラーク
低輝度プラークとポジティブリモデリングと近位側に小さな石灰化像を認める．

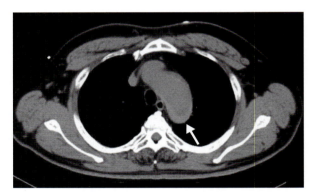

図7 血栓閉塞型の急性大動脈解離（63歳男性）の胸部単純CT像
血栓閉塞した偽腔（矢印）は高輝度になっている．

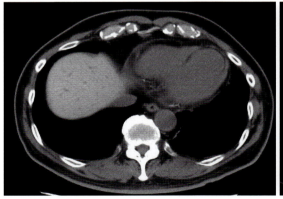 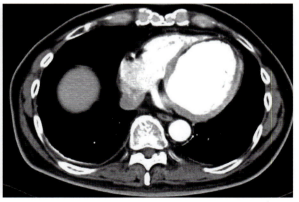

図6 腹部大動脈限局性解離にて入院した65歳男性の胸部単純および造影CT像
心電図所見では後壁梗塞の所見があるが，単純CTでは心室中隔から心尖部にかけて心内膜側を中心とする低吸収域があり，造影CTでは中隔では心内膜側は造影欠損，心尖部では全層性に血流欠損がある．内腔は拡大している．

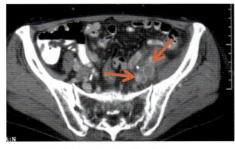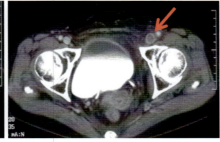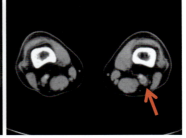

図8 深部静脈血栓症の造影CT
左腸骨静脈内の血栓（左），左大腿静脈内の血栓（中央），左膝窩静脈内の血栓（右）．血栓の周辺に造影剤による染まりをリング状に認める（矢印）．

輝度像として認められる（図7）．石灰化した内膜の内側への偏位も重要である．単純CTなしで造影CTを撮影すると，偽腔の高輝度像が観察できず見落とすこともある．造影早期相では，解離の範囲，エントリー/リエントリー部位，偽腔の血流と偽腔による真腔圧排，血管径，分岐血管の血流や臓器虚血の有無，大動脈周囲への血液の貯留，胸水貯留などを評価する．ulcer like projection がある症例では偽腔開存があり，囊状瘤に移行し破裂するリスクがある．なお，造影CTの際には大血管だけでなく，必ず心筋染影を評価することである．合併する心筋虚血や心筋梗塞を診断することができる．

4）急性肺血栓塞栓症（APTE）

APTEは静脈系で形成された血栓が遊離して，急激に肺動脈を閉塞することによって生ずる疾患であり，確定診断は造影CTによってなされる．急性心筋梗塞よりも死亡率の高い病態であり，病歴，D-ダイマー，心電図，胸部単純X線写真，心エコーなどからAPTEが疑われたら，直ちに造影CT検査を行う．

造影CT検査の目的は，肺動脈内の塞栓子の証明と，残存する深部静脈血栓症の検索である．そのため，胸部の動脈相の撮像（2 mm スライス）により肺動脈内血栓を診断し，その後，静脈相で胸部から下肢（少なくとも膝窩）までを撮影（1 cm スライス）し，下肢静脈血栓を診断する（図8）．

追加：トリプルルールアウト

胸痛を主訴とする疾患には生命に関わる疾患が多く，上述の急性冠症候群，急性大動脈解離，急性肺血栓塞栓症は胸痛3大疾患とも呼ばれており，この3疾患を一連のCT検査で評価する診断法としてトリプルルールアウトが提唱された．単純撮影に続いて，通常の冠動脈CT撮影により冠動脈狭窄について評価した後，直後に胸部から腹部にかけて撮影して，大動脈解離および肺動脈血栓の有無を確認する．肺動脈血栓があれば引き続いて塞栓源の検索のために下腿まで撮像する．造影剤と被曝量が増加するが，致命的な疾患でもある上記の3疾患が疑われるも否定できない場合は有用な検査となる．日本循環器学会のガイドラインでも胸痛患者におけるトリプルルールアウトはⅡbレベルで推奨であるが，必要になることは比較的少ない[1]．

心臓MRI

心臓MRIは，撮影範囲で死角がなく，被曝がないこと，再現性の点から，心大血管の解剖学的評価において最も優れている．ただし，救急の現場において最も問題となるのは，最近の機種では短くなってはいるが撮像時間がかかること，限られた施設しか心大血管MRIが撮影されていないことである．

胸痛を訴えて救急外来を受診した患者を帰宅させて良いかどうかの判断が困難なことがあるが，心筋パーフュージョンMRIと遅延造影MRIを組み合わせた造影MRI検査は比較的全身状態が安定した急性胸痛の患者で有用とされている．緊急検査としてMRIを迅速かつ安全に使用できる物的・人的環境を整備できれば，シネMRIによる壁運動の評価，安静時心筋パーフュージョンMRIによる心筋血流，遅延造影MRIによる梗塞の有無の評価，T2強調画

像による心筋浮腫の評価を組み合わせることが可能であり，極めて有用性のある検査となる．MRIでも冠動脈の描出（MRCA）ができるが，MRCAの不安定狭心症/非ST上昇型急性心筋梗塞診断における有効性を示した報告はない．

　ガドリニウム遅延造影（late gadolinium enhancement；LGE）が心筋線維化に一致して認められるので，LGEの分布様式が虚血性または非虚血性心筋症の鑑別，心筋バイアビリティーの評価に有用である．急性期に必要になることはないが病状が安定した時期に基礎疾患の診断，重症度評価，予後予測の目的で行われる．虚血性心疾患では冠動脈支配領域に一致して内膜側からLGEを認め，全層性ないし中層を超えるLGEを認める領域ではバイアビリティーは期待できない．非虚血性では特有のLGEを認める．心筋症では肥大部位や右室の心室中隔接合部を中心に中層に認め，心サルコイドーシスでは心室中隔基部や左室側壁に心外膜側または全層性に，心アミロイドーシスでは心内膜下に左室全周性に認めることが多い．T1マッピングは造影剤なしで同様の評価ができるので，最近，注目されている．T2強調画像では浮腫に一致した信号を得るので，急性心筋梗塞，急性心筋炎，活動期の心サルコイドーシスを評価することができる．

心臓核医学検査

　心臓核医学検査は核種の手配が必要であり，撮像に時間がかかることから循環器救急で行うことはまずないが，少し状態が安定してから基礎疾患の診断，予後予測として用いられる．虚血性心疾患では心筋虚血と心筋バイアビリティーの評価を目的に血流製剤（テクネチウム標識製剤ないし塩化タリウム）を用いて行う．SPECTにより左室容積や左室駆出率などの心機能の評価ができる．

　原因不明の心不全検索に^{99m}Tc-ピロリン酸（pyrophosphate；PYP）シンチグラフィと^{123}I-beta-methyl iodopentadecanoic acid（BMIPP）シンチグラフィが有用である．

　^{99m}Tc-PYPシンチグラフィは従来，心筋梗塞シンチグラフィとして用いられていたが，最近では，主に心アミロイドーシスの診断に用いられるようになり，特にトランスサイレチン沈着による心アミロイドーシスの診断のスクリーニングに有用である．トランスサイレチン心アミロイドーシスであれば有効な薬剤があり，PYPシンチグラフィによる診断が重要となる[2]．

　^{123}I-BMIPPシンチグラフィは心筋脂肪酸代謝の評価に用いられ，梗塞あるいは虚血障害（スタニング）領域の評価に用いられていたが，最近では原因不明の心不全の一つとして注目されている中性脂肪蓄積心筋血管症（TGCV）のスクリーニングに有用とされている．TGCVは中性脂肪が心筋と冠動脈に蓄積する結果，重症心不全，不整脈，冠動脈疾患を来す難病であり，BMIPPのwashoutが10%以下に低下することが診断の糸口になる[3]．

おわりに

　循環器救急疾患には致命率が高く，病態が急速に進行し，一瞬の遅れが致命的になる疾患も稀でない．病歴，身体診察，簡単な検査（心電図，緊急血液・尿検査）からリスク評価を行い，鑑別診断を挙げ，適切な画像診断を選択して診断・治療へと迅速に導かなければならない．胸部単純X線写真，心エコー図，CT，MRI，心筋シンチグラフィ，それぞれに長所・短所があるが，必要な検査の選択はもちろん，重要な所見を見落とさないようになるよう精通してほしい．

文献

1) 日本循環器学会：冠動脈病変の非侵襲的診断法に関するガイドライン．2009
2) 日本循環器学会：急性・慢性心不全診療ガイドライン（2017年改訂版）．2018
3) 診断の手引き：中性脂肪蓄積心筋血管症　第4版（http://www.cnt-osaka.com/TGCV診断手引き-第4版.pdf）

特集 循環器救急の最前線―初期診療と循環管理を極める
初期診療に必須の検査と処置をマスターする

電気的除細動，ペーシング

村上博基／西山 慶

> **Point**
> - 電気的除細動とは心臓に電流を流し，頻拍性不整脈を洞調律に復帰させる処置である．
> - ペーシングは症候性徐脈に対して，電気的に心筋を刺激し心拍数を増加させる処置である．
> - ペーシングには経皮ペーシングと経静脈ペーシングがある．

電気的除細動

1 ▪ 定義

　心室細動，心室頻拍などの心室性不整脈や，心房細動，心房粗動，発作性上室性頻拍などの上室性不整脈に対し，これらを洞調律に復帰させることを目的として直流通電する方法をいう．経皮的に行う場合と，手術中に，心臓に直接電極を当てて行う方法がある．

2 ▪ 分類

　致死性不整脈に対して行うカウンターショックを電気的除細動（defibrillation）といい，頻拍性不整脈に対して行うそれをカーディオバージョン（cardioversion）というが，本質的には同一のものである．方法としては，心電図に同期させる方法と，同期させない方法とがあり，前者は，頻拍の原因となっている心筋内のリエントリーの停止を目的としているのに対し，後者は心筋組織全体を一気に脱分極させることにより不整脈を停止させる．

3 ▪ 実際の施行方法

　経皮的に行われる場合がほとんどであり，電極（パドル）を胸壁の中央やや右上（右鎖骨直下）と心尖部に当て通電する．除細動を行う場合，従来の単相性（monophasic）電流の機種を使用する場合には360 J（ジュール），最近の二相性（biphasic）電流の機種を使用する場合は120〜200 Jを用い，非同期で1回の通電を行うが，除細動できなければ繰り返し通電する．カーディオバージョンを行う場合，単相性でも二相性でも，通常100 Jを用い，心電図上の心室波形主棘（QRS）に同期させて通電する．無効の場合さらにJ数を増加させて繰り返す．心房粗動，発作性心室頻拍症では50 Jの低 JでCB有効のことが多いが多形性心室頻拍では，より高いJ数（200 J）を用いて行う．

4 ▪ トピック： JRC 蘇生ガイドライン 2015[1] から

1）除細動波形

　すべての新しい除細動器は，二相性波形を用いて除細動を行うように製造されている．しかしながら

むらかみ ひろもと・にしやま けい　国立病院機構京都医療センター救命救急センター（〒612-8555 京都府京都市伏見区深草向畑町 1-1）

二相性除細動器が単相性除細動器よりも多くの命を救うことができるのか，そして二相性除細動器はより低いエネルギー量で高い初回除細動成功率を得ることができるのか，除細動後の心筋障害を減らすことができるのか，についてRCTによって結論付けられているわけではない．

そのため，日本蘇生協議会（JRC）の「JRC蘇生ガイドライン2015」には，下記のように記載されている．

● 推奨と提案

心房性および心室性不整脈の治療において，単相性波形よりも二相性波形を推奨する．二相性除細動器が使用できない場合は，単相性除細動器を使用しても良い．

2) VFの再発を防ぐため，二度目以降の除細動はエネルギー量を漸増すべきか？

VFの再発は初回の除細動が成功した患者ではしばしば認められている．観察研究では467名の初回VF患者で二度目以降の除細動として360Jの除細動を用いた場合再発VFの停止率が減少することが示されている．

そのため，JRC蘇生ガイドライン2015には，下記のように記載されている．

● 推奨と提案

VFの再発予防のためには，漸増式エネルギー量のプロトコールを提案する．最初の除細動が成功せず，より高いエネルギー量で除細動を行う能力を除細動器が有する場合には，引き続いて実施される除細動でエネルギー量を上げることは合理的であることを提案する．

3) 電気的除細動が無効であった場合，もう一度除細動を行うべきか，胸骨圧迫を行うべきか（単回除細動と連続除細動）

いくつかのRCTで，単回除細動と連続除細動には有意なアウトカムの差は認められなかったが，除細動前後の胸骨圧迫の中断を最小限にする努力という点と，二相性除細動はより有効性が高いことが知られているので，単回の二相性除細動で除細動に成功しなかったとしても，さらなる胸骨圧迫を行うほうが有益である可能性から，電気的除細動が無効であった場合でも，もう一度除細動をそのまま行うことはせず，胸骨圧迫を行うことが推奨されている（単回除細動）．

そのため，JRC蘇生ガイドライン2015には，下記のように記載されている．

● 推奨と提案

除細動が必要な時には単回除細動を推奨する．

4) 高エネルギーショックに伴う心筋障害

動物実験では高エネルギーショックが心筋傷害を引き起こす可能性が示唆されている．しかしながら二相性切断指数（biphasic truncated exponential；BTE）波形を用いた臨床研究では，最高360Jのエネルギー量でも心筋マーカー，ECG所見，駆出率などで検出し得る傷害は認められていない．

そのため，JRC蘇生ガイドライン2015には，下記のように記載されている．

● 推奨と提案

VF/無脈性VTによる心停止に対してBTE波形で除細動を行う場合は，150〜200Jの機種ごとの推奨エネルギー量で始めるのが適当である．

その他の二相性波形を用いる場合の適正な初回エネルギー量についてのエビデンスは十分ではない．

単相性波形の除細動は一般に成功率が低いため，エビデンスは十分ではないが，初回およびそれに続くショックは可能な限り360Jで行う．

5) 粘着性除細動パッドとパドル（用手）の比較

1987年に報告された小規模で良質な対照比較研究によれば，粘着性除細動パッドの使用は，パドルと比較して自己心拍再開（ROSC）率および入院率を有意に改善した．ルーチンのモニタリング目的で使用する場合や除細動の現場では，パドルと比較してパッドが優れていたとする報告もある．パッドとパドルを比較した前向き研究では，適切な力（8kg）で圧着したパドルのほうがパッドよりも経胸壁インピーダンス（TTI）は低かった．AF患者に関するコホート研究では，前胸壁と背部（心臓を前後で挟むような位置）にパドルを当てた場合は，同じ部位にパッドを貼った場合と比較して単相性除細動器による洞調律化成功率が高かった．二相性除細動器による洞調律化成功率は，研究で試されたどのよ

うな方法（パッド vs. パドル，パドル/パッドを当てる位置の違いなど）を用いても概して高かった（＞95％）．粘着性除細動パッドを使用した研究のほとんどにおいて，同様の高い洞調律化成功率が得られている．

そのため，JRC 蘇生ガイドライン 2015 には，下記のように記載されている．

● 推奨と提案

二相性除細動器を使用した場合，VF に対する非同期除細動および AF に対する同期除細動のいずれにおいても，粘着性除細動パッドは安全かつ効果的であり，標準的なパドルの代替として使用してもよい．単相性除細動器を使用して AF に同期除細動を行う場合には，パドルを用いるほうが好ましい．

6) 植込み型ペースメーカーや ICD 患者に対する除細動

ペースメーカー本体付近に電極パッドを装着して体外式除細動を行ったところ，ペースメーカーあるいは植込み型除細動器（ICD）が誤作動した症例が報告されている．心房性不整脈に対する同期除細動に関する 1 件の小規模研究では，パッドをペースメーカー本体より少なくとも 8 cm 離すことで，ペースメーカーによるセンシングや心室捕捉に明らかな支障はなかった．1 件の観察研究によると単極ペーシングでプログラミングされたペースメーカーの電気刺激は，AED の ECG 解析と救助者の判断に混乱をきたし VF の同定が妨げられる可能性がある．

そのため，JRC 蘇生ガイドライン 2015 には，下記のように記載されている．

● 推奨と提案

前胸部に ICD やペースメーカーを植込まれている心停止患者に対しても，すみやかに除細動を実施するべきである．この場合，ICD やペースメーカー本体の膨らみ部分を避けて電極を当てることは合理的である．

7) 酸素供給装置の近くでの除細動

症例報告では，高流量酸素供給装置の近くでパドルを使用して除細動を行った際，電気スパークが引火した事例が報告されている（粘着性除細動パッドを使用した除細動が引火した事例の報告はない）．

人形を用いた 2 件の研究では，人工呼吸器具が気管チューブに接続されている場合，あるいは酸素供給源が患者の口から 1 m 以上離れている場合は，電極周辺の酸素濃度は上昇しないとされている．適切な換気のない狭い空間で酸素を投与すると，酸素濃度が高くなりやすく，排出により長い時間を要するという報告がある．

そのため，JRC 蘇生ガイドライン 2015 には，下記のように記載されている．

● 推奨と提案

除細動を行う場合は，事前に電気スパークの発生を防ぐための注意を払うべきである（パッドやパドルの装着不良や接触の防止など）．救助者は，胸部に向かって高流量の酸素が流れていないかなど，酸素濃度の上昇した環境で除細動が行われていないことを確認するべきである．

8) 二相性切断指数（BTE）波形

二相性切断指数波形の除細動器を用いた 1 件の RCT と他の 1 件の臨床試験によれば，エネルギー量と除細動成功率には正の関連があるが，この RCT における 150 J と 200 J の初回の除細動成功率はほぼ同等であった．

9) 二相性矩形（rectilinear biphasic）波形

二相性矩形波形を用い，ROSC をもって除細動の成功率と定義（これは他の研究における定義と異なる）した研究によると，23％ の症例で初回の除細動（120 J）により規則的なリズムが回復した．この研究では，ショック 5 秒後における VF の停止率は報告されていない．また院外心停止患者 94 名に対する二相性矩形波形を用いた除細動の観察研究では，初回ショック成功率は 87.8％ であった．異なる二相性波形については様々な規模，質の研究がなされ，それぞれが個別に発表されてきた．どの波形に関しても明確な推奨ができるだけのエビデンスは十分ではない．

10) 多相性波形と二相性波形

除細動において二相性波形よりも多相性波形の使用が好ましいとする臨床データはない．動物実験では多相性波形のほうが，より低いエネルギー量で除細動可能であり，ショック後の心筋傷害も少ないという報告がある．しかしこれらの結果の解釈は，VF

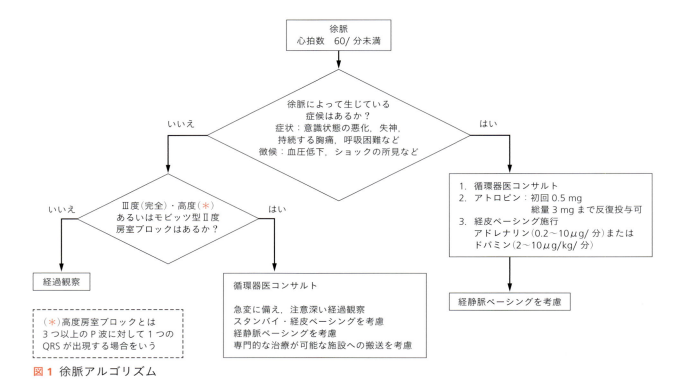

図1 徐脈アルゴリズム

の持続時間が非常に短く（およそ30秒），臨床研究ではない点で限界がある．また18種類の三相性波形の効果を検証した動物実験でも二相性波形と比較して有効性を示すことはできなかった．現時点では多相性波形を用いる除細動器は販売されていない．

ペーシング

1 ▪ 徐脈アルゴリズム

JRC 蘇生ガイドライン 2015 を**図1**に示す．経皮ペーシングやアトロピンなどは一時的あるいは緊急避難的な治療であり，徐脈が持続する場合は経静脈ペーシングが適応となる．

2 ▪ モード

3連の英字で示す．経皮ペーシング，経静脈ペーシングでは，VOO（センシングは行わず，心室に対し一方的にペーシングを行う），もしくはVVI（心室センシングを行い，心室センシングがあった場合はペーシング抑制を行う）が一般的である．

- ペーシング位置（A：心房，V：心室，D：心房＋心室）
- センシング位置（A：心房，V：心室，D：心房＋心室，O：センシングなし）
- モード（I：センシングによる抑制，T：センシングによるペーシング，D：センシングによる抑制＋ペーシング，O：センシングとは無関係）

3 ▪ 経皮的ペーシングの実際の使用法
（**図2・3**，フクダ電子株式会社提供）

1）ペーシングモード設定

除細動ノブを「ペーシング」にセットする．

2）パドルの交換

貼付け電極用の接続ケーブルが接続されていることを確認する．外部パドルが接続されている場合，緑のノブを時計回りにまわしケーブルをはずす．除細動接続ケーブルの緑色のノブを，カチッという音がして固定されるまで強く押し込む．

3）心電図電極の装着

3電極（5電極）を患者に装着する．体表面ペーシングモードは，原則（デマンド・モード）ECG電極を使用する．

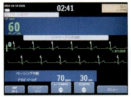
① ペーシングモード設定

② パドルの交換

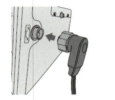

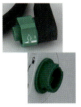
③ 心電図電極の装着

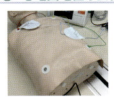

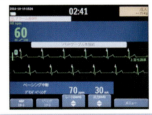
④ ECG波形の確認

⑤ 心電図電極/パッドの装着

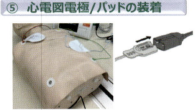

⑥ レートの設定

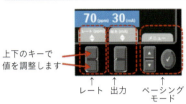

⑦ ペーシングスタート

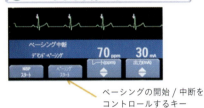

⑧ スタート確認

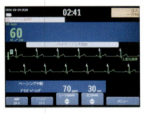

⑨ 出力調節

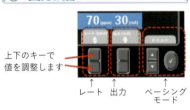

図2 経皮的ペーシングの手順（フクダ電子株式会社提供）

4）ECG 波形の確認

ECG 波形の QRS 波形の中央付近にマーカードット（「↓」）のマークが表示されていることを確認する．表示されない場合は，別の誘導を選択する．通常はⅡ誘導が多く用いられる．

5）心電図電極/パッドの装着

外部パドルが接続されている場合，パッド接続ケーブルをはずす．パッドのコネクタを接続ケーブルに接続し，パッドを患者に装着する．

6）レートの設定

【ペーシングレート】ソフトキーを押してペーシングレートを選択する．【ペーシングモード（デマンド/固定）】を選択する場合は，【メニューソフトキー】を押し，選択メニューから選択する．

7）ペーシングスタート

【ペーシングスタート】ソフトキーを押す．ペーシングが開始されると，ペーシングステータスブロックにペーシングと表示される．効果的な波形が検出されると QRS の前にペーシング・マーカーが

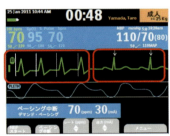

図3 ペーシング中ディスプレイ

表示されるので，必ず確認する．

8）スタート確認

「ペーシングスタート」のソフトキーを押し，ペーシングをスタートさせる．ステータスブロックに「ペーシング」と表示さることを確認する．ECG 波形の上に白のペーシング・マーカーまたは R 波矢印が表示されることを確認する．

9）出力調節

【出力ソフトキー】を押し，ペーシング強度を徐々に上げていく．効果的なペーシング波形が検出されるまで出力を上げていく．

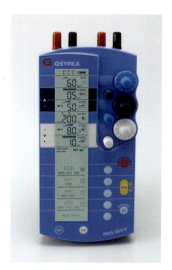

図4 体外式心臓ペースメーカー PACE 203H

10) ペーシング中ディスプレイ

効果的な波形が検出されるとQRSの前にペーシング・マーカーが表示される．自発QRSが検出されると，R波頂上付近に「↓」が表示される．

4 ■ 経静脈的ペーシングの実際の使用方法（図4, フクダ電子株式会社提供）

1) リード線の接続

- ペースメーカーの電源をOFFしてからコレット（接続端子）を反時計方向に回す．
- 中継ケーブルを接続し，心房と心室および陽極と陰極の接続が正しいことを確認する．
- コレットを時計方向に回してしっかりと締め付ける．
- ペースメーカーリード（電極）を中継ケーブルに接続する．

2) 電源のON

- ONキーを押す．
- 前回スタンバイモードで終了した時は前回の設定で起動する．
- Lock/unlockキーを押す．
- 電源投入時の設定プログラムで起動する．

3) Lock/unlockキーの状態

- ペースメーカーの設定が誤って変更されないように，ダイアルキーの「ロック」機能がある．
- Lock/unlockキーを押すごとにロック，ロックの解除が繰り返される．
- キー操作がされない状況で30秒経過すると，自動的にロックされる．

4) 電源のOFF

- Lock/unlockキーを押してロックを解除する．
- OFFキーを押す．
- 「OFF」または「Stand-by」ソフトキーを押して終了．
- OFFソフトキーを選択．
- 現在の設定を保存しないで電源をOFFにする．
- Stand-byソフトキーを選択．
- 現在の設定を保存して電源をOFFにする．
- 次回電源ON時には「Lock/unlockキー」を押さなくても動作を開始．

5) 動作モードの選択

①主要モードの選択：DDD，VVI，AAI，VDDの設定

- 下部ディスプレイ横のモード選択ソフトキーを押してモード（DDD，VVI，AAI，VDD）を選択する．
- 上部ディスプレイに選択したモードが表示される．
- 下部ディスプレイがOFFまたはロックされている場合はLock/unlockキーを押す．

②補助モードの選択：DOO，VOO，AOOの設定

- 下部ディスプレイ横のモード選択ソフトキーを押して変更．
- 上部ディスプレイに選択したモード（DDD，VVI，AAI，VDD）が表示される．
- モードを選択して感度を無限大とする．

6) 刺激パラメータの調節

①調節

- ダイアルを回して，刺激インパルス振幅，感度設定値（mV）およびA-V遅延時間（AVD）を調節する．パラメータを変更する場合は，黄色のLock/unlockキーを押してロックを解除する．
- 「基本レート」「パルス振幅」「A-V遅延時間」ダイアルを時計方向で「数値が大きく」なり，反時計方向で「数値が小さく」なる．
- 「感度」ダイアルは時計方向で感度値が上がり（感度が下がり），反時計方向で感度値が下がる（感度が上がる）．

② 自動機能を使う
- この機能を ON にすると PACE 203H は基本レートの設定値に基づいて AVD，心室後心房不応期（PVARP）および最大捕捉レート（MTR）を自動的に調節する．自動機能を起動するには，Main Menu のキーを押して，自動設定機能の ON/OFF を切り替える．

7）緊急ペーシング
- 「Lock/unlock キー」を押す．
- 「EMERGENCY」キーを押す．
- どのようなモードで動作しても「DOO」モードに切り替わる．
  DOO モード：80 ppm，刺激インパルス振幅 18 V，AVD 170 ms．

8）一時停止機能
- Pause キーを押し続ける．
- 心臓の活動を感知すると「EGM 振幅値」と「心房・心室のレート」，「AV インターバル」を表示する．
- Pause キーの有効時間は最長 10 秒．
- Pause 機能を続けるときは，いったんキーから手を離し，再度キーを押し続ける．

9）心房オーバードライブ・心室ラピッドペーシング
- Main Menu キーを押し，次に High-Rate キーを押して High-Rate Standby メニューを表示させる．PACE 203 H は設定されたモードのまま動作している．表示されたオーバードライブを変更する場合は，基本レートダイアルで調節する．
- 注意：ハイレート刺激の実行中には，心室性頻拍が現れる危険性がある．患者の心電図は必ずモニターし，除細動が使用できるように準備する．

10）PVARP/MTR/パルス接続時間/ARP の調節
- 心室後心房不応期（PVARP），最大捕捉レート（MTR）は基本レートの設定値に基づいて自動的あるいは手動で調節できる．
- Main Menu キー，Parameter/Options，PVARP & MTR の順に押すと PVARP メニュー画面が表示される．PVARP & MTR の調節は，Increase キーと Decrease キーを用いて行う．

11）パルス接続時間
- Main Menu キー，Parameter/Options，Pulse Duration の順に押すとパルス接続時間メニュー画面が表示される．
- キーを使用して，心房および心室の刺激インパルスの接続時間の調節を行う．

12）リードの未接続マーク
- 心電図リードの断線や電極からのリード線の抜けが起こると，警報とともにリード線未接続マークが点灯する．

13）ノイズとモードの切り替え
- 信号を解析し，273 ppm を超えると信号はノイズと判断する．ノイズを検出すると心房または心室のセンシング部分にノイズ記号が表示され，基本レートが 10 ppm 上昇し，モードが変更される．

5 ▪ トピック：JRC 蘇生ガイドライン 2015[1] から

経皮ペーシング

　観察研究では，院内で施行される経皮ペーシングは成功率が高く，生存退院率も院外で実施された場合よりも高いことが示されている．経皮ペーシングが院外で実施された場合の生存退院率は 15〜70％ である．徐脈の治療で薬物と経皮ペーシングを比較した研究は少ない．アトロピン不応性の徐脈患者において，ドパミンと経皮ペーシングを比較した予備調査では，両群間に生存退院率の差はなかった（70％ vs. 69％）．

文献

1) 一般社団法人日本蘇生協議会：「JRC 蘇生ガイドライン 2015」オンライン版．第二章　成人の二次救命処置，http://www.japanresuscitationcouncil.org/wp-content/uploads/2016/04/0e5445d84c8c2a31aaa17db0a9c67b76.pdf

特集 循環器救急の最前線―初期診療と循環管理を極める
初期診療に必須の検査と処置をマスターする

補助循環法 IABP

鶴岡 歩／有元秀樹

Point

- 拡張期にバルーンを inflation（拡張）することで（diastolic augmentation），冠動脈への血流，酸素供給量が増加する．
- 収縮期にバルーンを deflation（収縮）することで（systolic unloading），後負荷が軽減され心拍出量が 10〜20％ 程度増加する．
- inflation と deflation のタイミングがずれると上記の効果が得られず，逆に心負荷となってしまうことがある．
- V-A ECMO 使用患者において IABP を併用することで，ECMO 離脱成功率，28 日予後，院内死亡率の改善が期待される．

はじめに

　大動脈内バルーンパンピング法（intraaortic balloon pumping；IABP）は，容量 30〜40 ml のバルーンを胸部下行大動脈に留置し，心電図または動脈圧に同期させてバルーン内にヘリウムガスを充填し，inflation，deflation を繰り返すことで心機能を補助する圧補助循環法である．IABP による心拍出量増加効果は 10〜20％ 程度とそれほど多くはないが，拡張期に冠動脈血流を増加させ（diastolic augmentation），収縮期に左室より血液を汲み出し後負荷を軽減する（systolic unloading）ことによって心機能を補助することが可能である．本稿では，IABP の原理や適応，注意点について解説し，さらに Veno-Arterial ECMO（V-A ECMO）使用患者における IABP の位置付けについて概説する．

IABP の原理

　IABP は薬物治療抵抗性の重症心不全などに対して，経皮的に胸部下行大動脈内に挿入したバルーンを心臓の拍動に同期させて拡張，収縮させる機械的補助循環（圧補助）の一つである．そのため自己心拍出量が著しく低下している場合には IABP 単独での効果は期待できない．このような場合は流量補助効果のある機械的補助循環として V-A ECMO と併用する．V-A ECMO の心拍出量増加効果は 50〜70％ であり，心肺停止患者に対する体外循環式心肺蘇生（extracorporeal cardiopulmonary resuscitation：ECPR）としても用いられる．

IABP 手技の実際

　大腿動脈もしくは上腕動脈を穿刺し，IABP 挿入キットに付属しているシース（大腿動脈用 7 Fr，上腕動脈用 6 Fr）を挿入する．ヘパリン 3,000〜

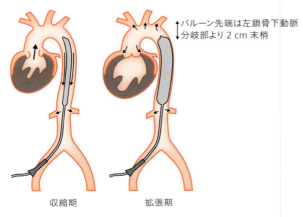

図1 IABP 留置部位

表1 IABP の適応

急性発症の重篤な心不全・心原性ショック（収縮期血圧≦90 mmHg，心係数≦2.0 L/min/m²）
薬物療法抵抗性の心不全
急性心筋炎
致死性不整脈
急性冠症候群
心筋梗塞に伴う機械的合併症（乳頭筋断裂に伴う急性 MR，心室中隔穿孔など）
PCI 合併症（冠動脈解離，急性冠動脈閉塞）
ハイリスク患者における PCI，CABG 時のバックアップ
人工心肺離脱困難時
V-A ECMO 併用時の後負荷軽減および拍動流の維持

MR：僧帽弁逆流，CABG：冠動脈バイパス術

表2 IABP の禁忌

大動脈弁閉鎖不全症（中等度以上）
大動脈解離・大動脈瘤（胸部および腹部）
高度の大動脈粥状硬化・石灰化症例
下肢閉塞性動脈硬化症
コントロール困難な感染症
コントロール困難な出血傾向

5,000 単位を静注し，透視下にガイドワイヤー先行でバルーンカテーテルを挿入する．バルーンサイズは体格によって異なり，身長 160 cm 未満では 30 ml，160 cm 以上では 40 ml とするのが一般的である．バルーンの先端は左鎖骨下動脈分岐部より 2 cm 末梢とし，バルーンの下端は腹腔動脈や腎動脈を閉塞しない位置とする（図1）．バルーンの位置が決まれば装置に接続し，心電図もしくは動脈圧と同期させて駆動を開始する．inflation，deflation のタイミングを決める際，アシスト比を 2：1 としバルーンの拡張するタイミングが大動脈弁閉鎖（dicrotic notch）と合うように調整する．透視下にバルーンの拡張に問題がないか，リークがないかを確認する．IABP 駆動中は抗凝固療法を行い，活性化凝固時間（ACT）150〜200 sec の範囲で管理する．

IABP の適応と禁忌

IABP の適応（表1）については，心原性ショック，重症心不全，急性心筋梗塞および心筋梗塞に伴う機械的合併症（乳頭筋断裂に伴う急性僧帽弁逆流や心室中隔穿孔など）や，低心機能例に対する心臓外科手術，心停止例に対する ECPR の一環として施行されることがある[1]．

IABP の禁忌（表2）としては，中等度以上の大動脈弁逆流，大動脈瘤・大動脈解離，下肢閉塞性動脈硬化症などが挙げられる．

合併症

近年バルーンの改良に伴い適合シース径の細小化が進み合併症は減少傾向にある．しかしなかには重篤な合併症を起こすこともあるため，早期発見・早期対応に努めることが重要である．合併症の詳細について以下に記す．

1・下肢虚血・壊死

最も頻度の高い合併症である．バルーンカテーテルによる下肢血流の途絶や血栓形成，動脈損傷などが原因となる．閉塞性動脈硬化症はリスク因子である．重篤な場合，下肢切断が必要となることがある．

2・血管損傷

バルーンカテーテル挿入時にシースやガイドワイヤー，バルーン先端などで動脈壁を損傷することがある．動脈硬化，動脈瘤，蛇行などがリスク因子となる．動脈解離や穿通・穿孔を来した場合，外科的治療を要することがある．

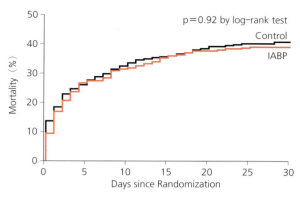

図2 心原性ショックを伴う急性心筋梗塞患者の30日死亡率：IABP使用による死亡率改善なし（文献[2]より引用）

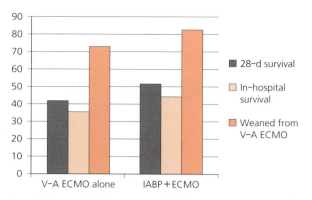

図3 ECMO単独群，IABP併用群におけるECMO離脱率と予後の比較（Nuding S, et al. J Thorac Dis 9: 961-964, 2017 より引用）

3 ▪ 出血・溶血・血小板減少

バルーンカテーテルによって血球が破壊され，血小板減少を来し出血が助長されることがある．穿刺部からの出血がコントロールできず，仮性動脈瘤を形成することもあり注意が必要である．

4 ▪ 塞栓

穿刺部やバルーンカテーテル先端に形成された血栓が遊離し，腸間膜動脈，腎動脈，脾動脈，上肢・下肢動脈などに塞栓症を来すことがある．

5 ▪ 神経障害

前脊髄動脈の虚血によって対麻痺などの重篤な合併症を来すことがある．その他，同一体位を続けることで腓骨神経麻痺を合併することがある．

6 ▪ 感染

バルーンカテーテルの感染が疑わしい場合は速やかに抜去すべきであり，必要時は再挿入を検討する．

7 ▪ バルーン破裂

動脈石灰化，蛇行などによりバルーンカテーテルに負担がかかると破裂することがある．ヘリウムガスが漏れることにより重症な空気塞栓を生じることがある．

IABPのエビデンス

心原性ショックに対するIABP使用について，これまで海外ではクラスⅠBもしくはⅠCとして推奨されてきたが，これはコホート研究のみで構成されたメタアナリシスによるものであった．2012年にランダム化比較試験であるIABP SHOCK Ⅱ試験[2]が発表され，これまでのクラスⅠ推奨を否定する結果となった．心原性ショックを伴う急性心筋梗塞患者を対象とし，IABPが至適内科治療に比し死亡率を低下させられるか検討したものであるが，IABPの使用は30日死亡率を改善せずルーチンでの使用は推奨されないとの結論に至った（図2）．追跡調査においても12カ月後の全死亡抑制効果はみられなかった[3]．しかし，内科的治療に反応しない重症心不全，特に僧帽弁逆流を伴う例や虚血性心疾患においては，前述の原理からは効果が期待できると考えられるため症例に応じて使用を検討すべきである[1]．

ECMO使用患者におけるIABPの位置付け

V-A ECMOを必要とする心原性ショック患者（院外心停止患者を除く）1,650人を対象とした研究[4]で，傾向スコアを用いてV-A ECMO単独群とV-A ECMO＋IABP併用群の2群に分けて解析したところ，ECMO離脱成功率（73.4% vs. 82.6%，$p<0.001$），28日生存率（41.8% vs. 51.6%，p＝

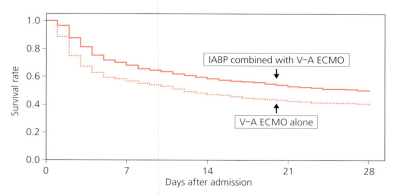

図4 V-A ECMO単独群とIABP併用群での生存曲線の比較（文献[4]より引用）

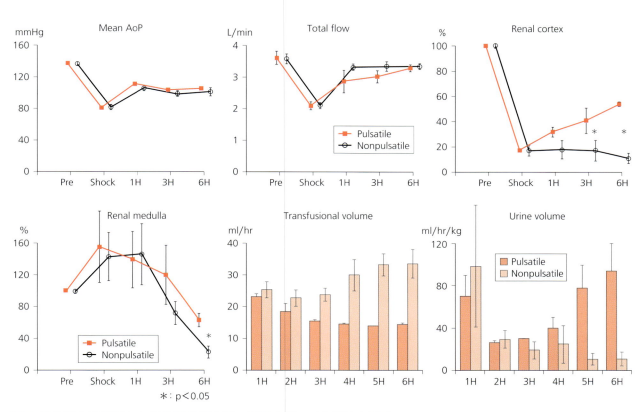

図5 定常流と拍動流における腎動脈血流・尿量の違い（文献[6]より引用）

0.001），院内生存率（35.5％ vs. 44.1％，p＝0.004）いずれもIABP併用群で有意に高い結果となった（図3，4）．ただし，この研究では院外心停止患者に対するECPRとしてのV-A ECMO導入例が除外されているため，こちらに関しては今後さらなる検討が必要である．IABP併用群で良い結果となった理由としては，V-A ECMOに伴う後負荷を軽減することができた可能性が示唆される．

また，各臓器灌流において定常流よりも拍動流のほうが，臓器保護効果が期待できるとの報告もある[5]．特に腎臓においては，平均大動脈圧に差がなくても腎皮質血流および尿量は拍動流のほうが定常流より回復が早いとのデータもあり（図5）[6]，ECMO関連腎障害の予防も含めてECMO導入患者ではIABP併用が望ましいと考える．

循環補助用心内留置型ポンプカテーテル（Impella®）の登場

海外では循環補助用心内留置型ポンプカテーテル（Impella®）として，左心補助用2.5，5.0，CP，右心補助用RPなどが市販されている．現在本邦で経皮的補助人工心臓として承認されているのは2.5と5.0のみであり，心原性ショックに対して使用できる．2.5は大腿動脈からシースによる挿入が可能であるが，5.0はカットダウンが必要である．いずれも大腿動脈から逆行性に上行大動脈に至り，大動脈弁を通過させて左室内に先端を留置する．小型の軸流ポンプが内蔵されており，左室内から脱血し上行大動脈へ送血することで左心バイパスを確立する．そのため肺うっ血の改善が期待できる．急性心筋梗塞による心原性ショックに対するImpella®とIABPをランダム化比較したISAR-SHOCK試験[7]，IMPRESS in Severe Shock試験[8]では，Impella®の生命予後改善効果を示すことができなかった．

文献

1) 日本循環器学会/日本心不全学会合同ガイドライン：急性・慢性心不全診療ガイドライン（2017年改訂版） http://www.j-circ.or.jp/guideline/pdf/JCS2017_tsutsui_h.pdf（2018年4月閲覧）
2) Thiele H, Zeymer U, Neumann FJ, et al : Intraaortic balloon support for myocardial infarction with cardiogenic shock. N Engl J Med 367 : 1287-1296, 2012
3) Thiele H, Zeymer U, Neumann FJ, et al : Intra-aortic balloon counterpulsation in acute myocardial infarction complicated by cardiogenic shock（IABP-SHOCK II）: final 12 month results of a randomized, open-label trial. Lancet 382 : 1638-1645, 2013
4) Aso S, Matsui H, Fushimi K, et al : The Effect of Intraaortic Balloon Pumping Under Venoarterial Extracorporeal Membrane Oxygenation on Mortality of Cardiogenic Patients : An Analysis Using a Nationwide Inpatient Database. Crit Care Med 44 : 1974-1979, 2016
5) Poswal P, Mehta Y, Juneja R, et al : Comparative study of pulsatile and nonpulsatile flow during cardio-pulmonary bypass. Ann Card Anaesth 7 : 44-50, 2004
6) Sezai A, Shiono M, Orime Y, et al : Renal circulation and cellular metabolism during left ventricular assisted circulation : comparison study of pulsatile and nonpulsatile assists. Artif Organs 21 : 830-835, 1997
7) Seyfarth M, Sibbing D, Bauer I, et al : A randomized clinical trial to evaluate the safety and efficacy of a percutaneous left ventricular assist device versus intra-aortic balloon pumping for treatment of cardiogenic shock caused by myocardial infarction. J Am Coll Cardiol 52 : 1584-1588, 2008
8) Ouweneel DM, Eriksen E, Sjauw KD, et al : Percutaneous Mechanical Circulatory Support Versus Intra-Aortic Balloon Pump in Cardiogenic Shock After Acute Myocardial Infarction. J Am Coll Cardiol 69 : 278-287, 2017

循環器ジャーナル

▶ 2018年1月号 [Vol.66 No.1 ISBN978-4-260-02948-3]

1部定価：本体4,000円+税
年間購読 好評受付中!
電子版もお選びいただけます

特集　循環器診療　薬のギモン—エキスパートに学ぶ薬物治療のテクニック

企画：坂田泰史（大阪大学大学院医学系研究科循環器内科学）

主要目次

■I. 心不全診療でのギモン
急性心不全の利尿薬は一律フロセミド20mg静脈投与ではいけないのか？／土肥　薫
急性心不全の強心薬は，ドパミン？ドブタミン？それともPDEIII阻害薬？いつ始めたほうがいいの？／佐藤直樹
HFrEFの心筋保護薬。ACE阻害薬からかβ遮断薬からか？いつ始めて何をどれだけの量，使ったらいいの？／木田圭亮，鈴木規雄
投与中の心筋保護薬。やめたらどうなるの？／奥村貴裕
糖尿病を合併した慢性心不全患者にDPP-4阻害薬とSGLT2阻害薬をどのように使用していくか？／朝倉正紀，西村晃一

■II. 高血圧診療でのギモン
収縮期血圧140mmHg。薬剤を追加して下げるべきか？／斎藤重幸
コントロール不良の早朝高血圧。薬剤選択，内服時間，どうしたらいいの？／本行一博，山本浩一，楽木宏実
拡張期血圧がなかなか下がらない人。どの薬剤を使ったらいいの？／湯淺敏典，大石　充
腎機能障害の高血圧。どこまでACE阻害薬・ARBは使えるのか？／長澤康行

■III. 虚血性心疾患・SHD診療でのギモン
PCI後の抗血小板薬は，やめるタイミングはいつ？／北原秀喜，小林欣夫
PCI後の非心臓手術時にヘパリンによる"bridging therapy"は必要か？／粟田政樹
狭心症の慢性期投与は，冠血管拡張薬？β遮断薬？／浅海泰栄
TAVI後の内服は何がどれだけ必要か？／津田真希，溝手　勇

■IV. 不整脈診療でのギモン
高齢者の抗凝固療法はどうしたらいいの？／井上耕一
AFに対する抗不整脈薬，抗コリン薬は，どういう人に使ったらいいの？アミオダロンはどういうときに使うの？／萩原かな子，岩崎雄樹，清水　渉
心不全の人のAF。β遮断薬はどう考えるの？／平井雅之，山本一博
VTでは薬剤の使い分けはあるの？／篠原徹二，髙橋尚彦

■V. 肺高血圧症診療でのギモン
upfront治療って実際にどうするの？／上田　仁，大郷　剛
重症でなく単剤でいいような症例では，薬剤の使い分けはあるの？／小川愛子
良くなったら薬をやめることはできるの？／波多野　将

医学書院

〒113-8719　東京都文京区本郷1-28-23　　[WEBサイト] http://www.igaku-shoin.co.jp
[販売部] TEL：03-3817-5650　　FAX：03-3815-7804　　E-mail：sd@igaku-shoin.co.jp

特集 循環器救急の最前線―初期診療と循環管理を極める
初期診療に必須の検査と処置をマスターする

補助循環法 ECMO

有元秀樹

Point

- PCPS と呼ばれる循環補助として現在は V-A ECMO と呼ばれるようになり，体外循環装置が様々に応用されている，
- ECPR は V-A ECMO を用いた心肺蘇生法であり，従来に比べ良好な成績が報告されている．
- ECMO は侵襲を伴う処置のため，発生しうる合併症を理解したうえで管理を行うことが重要である．

体外循環を使用した循環補助の位置付け

心肺機能が著しく低下した際に，薬物療法の効果がみられない場合には大動脈内バルーンパンピング（IABP）をはじめとする循環補助が用いられる．IABP のみでは心不全へ対処できない場合に，次の手段として体外循環装置を用いた心肺補助法として“いわゆる経皮的循環補助装置（percutaneous cardio pulmonary support ; PCPS）”が多くの施設で使用されている．本邦ではこの PCPS という用語が多く使用されているが，膜型人工肺（extra corporeal membranous oxygenation ; ECMO）を用いた循環器系へのサポートを行う Veno-Arterial ECMO（V-A ECMO）と呼ばれることが一般的である．一方，ARDS などの重症呼吸不全の場合には Veno-Venous ECMO（V-V ECMO）が選択されるが，疾患が異なり呼吸器系の管理が目的のため V-A ECMO と比べ治療戦略は大きく異なっている．この両者をまとめて extra corporeal life support（ECLS）と称し，可逆的な循環・呼吸不全状態に ECMO を用いて一定期間（数日～数カ月）補助し，臓器の回復や臓器移植へと導く機械的装置の使用を行う治療と定義される[1]（図 1）．また，心停止状態に対して心肺蘇生目的に V-A ECMO を用いて ECLS を行う処置を extracorporeal cardio pulmonary resuscitation（ECPR）と呼ぶ．

本稿では循環不全に対する ECLS として，V-A ECMO および ECPR についての現状を紹介する．

ECLS の適応

1・V-A ECMO

循環系の破綻が見込まれた場合に考慮されるが，

ECLS : Extra Corporeal Life Support
体外補助循環を用いて自己循環の回復と，可逆的な背景疾患の治療

Veno-Arterial ECMO（＝PCPS）	主に循環補助が目的
Veno-Venous ECMO	主に呼吸補助が目的

ECPR : Extracorporeal Cardio Pulmonary Resuscitation
心停止に対して行う ECLS

図 1 ECMO を用いた循環補助法の定義

ありもと ひでき　地方独立行政法人大阪市民病院機構大阪市立総合医療センター救命救急センター（〒534-0021 大阪府大阪市都島区都島本通 2-13-22）

一般的な適応は心筋梗塞などの虚血性心疾患，劇症型心筋炎，心筋症，開心術後の重症心不全（低心拍出量症候群）に多く使用される．肺塞栓，右室梗塞などの右心不全については脱血管を右房に挿入し前負荷を軽減することが可能であるため，良い適応である．また一時的な循環補助として経皮的冠動脈インターベンション（PCI）において，責任病変が多枝に及ぶ症例で急変が予想される場合に対して予防的に使用されることもある．救急現場においては薬剤性の心筋障害や重症敗血症におけるショック状態においてV-A ECMOの活用が試みられている．V-A ECMOの導入基準は様々紹介されるが，従来のカテコラミンやIABPを用いても心拍出量を維持できない場合や，致死的不整脈がコントロールできない場合，臓器血流を維持できない場合とされる．

2 · ECPR

心停止時に通常のCPRを行っても自己心拍が再開しない状況においてV-A ECMOを装着しECPRを開始する．JRC蘇生ガイドライン2015におけるECPRの見解として，①ECPRは実施可能な施設において当初の従来通りのCPRが奏功しない場合に，一定の基準を満たした症例に対する理にかなった救命治療であると提案する．②ECPRは相当量の医療資源を必要とする複雑な処置であるためすべての病院では施行困難であるが，通常のCPRが奏功しない症例において成功する可能性がある．③ECPRは冠動脈造影やPCIなど他の処置までの時間稼ぎとなるかもしれないとしている[2]．このように確固とした根拠がないためECPRの導入は施設により異なっているのが現状である．しかし院内心停止におけるECPRは，退院および1年後の予後は通常のCPRと比較して良好とされ[3]，また院外心停止においては本邦におけるSAVE-J研究により通常のCPRでの社会復帰率は2.6％であったのに対しECPRを行った場合の社会復帰率は11.2％と有効性が示された[4]．なおSAVE-J研究でのECPRの適応としては①年齢20〜75歳，②初回心電図が心室細動/無脈性心室頻拍，③標準的な二次救命処置を15分以上行っても反応しない症例とし，除外基準としては①病院到着までの時間が45分以上，②到着後15分間の標準的な二次救命処置で自己心拍再開した場合，③病院収容時の深部体温が30℃以下，④心停止前のADLが不良，⑤家族の同意が得られない例とされ（図4），この適応を参考に各施設で独自に導入しているのが現状である．

カニュレーション方法

カニュレーション部として一般的には大腿動静脈が選択されるが，経皮的に挿入されることが多い．加えて送血管・脱血管ともに通常挿入されるカテーテル類に比較して口径が大きいため侵襲が大きく，様々な合併症が起こりうる．カニュレーションを行う場所は，カテーテル室など透視下に行うことが理想である．近年は救急外来に透視およびCT撮影可能な検査装置を有するハイブリッドERを設置する施設もみられており，ERでも安全な挿入への試みが行われている．少なくとも超音波を活用して誤挿入を防ぐ対策を行う必要がある．

経皮的にカニュレーションを行う場合は超音波ガイド下に穿刺することが推奨される．その理由として日常カテーテルを行っている医師にとっては盲目的に挿入することも可能であるが，径の大きな送血管を挿入することで末梢の血流が途絶し，下肢の血流低下がみられることがある．これを防ぐためには，浅大腿動脈を避け，確実に総大腿動脈へカニュレーションすることが重要であるため，超音波の使用が必要となる．加えて大腿静脈を経由して大腿動脈を穿刺することによる動静脈瘻のリスクを回避することも重要である．X線透視下ではガイドワイヤーの位置の確認が容易であり，安全にダイレーター・送血管の挿入を行うことができる．しかしERやベッドサイドなどで緊急時の挿入が必要な場合では，超音波によりガイドワイヤーが確実に腹部大動脈まで到達したことを確認したうえで手技を進めるべきである[5]．ガイドワイヤー操作中に少しでも不確実と考えられた場合には，決してダイレーター挿入以上の操作は行ってはならない．

確実に挿入が行われ，ECMOを開始した後には

大腿動脈以遠の血流を評価する．色調の変化・冷感などの理学所見はもちろん，超音波装置などによる他覚的な評価を行い，下肢阻血のリスクが疑われれば送血管より末梢に5 Fr程度のシースを末梢側へ向けて挿入する．その後送血回路から耐圧チューブを用いてシースへ接続し，末梢側への送血を開始する．この手技により下肢阻血の合併症を回避することができるため，小柄な女性であれば15 Fr以上，通常の体格の成人においても17 Fr以上の送血管を選択した際にはルーチンに行うことが望まれる．

ECMOの開始

V-A ECMOにおいて平均血圧を60〜70 mmHg以上の循環維持を目標に60〜80 ml/kg/min程度のECMO流量を確保すべく開始する．開始初期に使用している回路での最大流量がどの程度確保できるか評価しておくことが望ましい．ただし，上記の血流確保のために遠心ポンプが4,000 rpm以上の設定が必要であれば，そのままでは溶血や気泡出現などの合併症を引き起こすため，適切な輸液を行うなどの対処が必要である．

ECPRも厳密には上記に従い開始するが，心停止下のため脳と冠動脈への血流を優先しているため，まず必要とされるECMO流量は3 L/min程度である．ポンプ開始時より胸骨圧迫を終了し，平均血圧が得られたところで除細動を試みることが多く，成功した場合は自己心拍再開とする．心停止が継続している場合はECPR下に冠動脈造影検査〜緊急PCIが施行され，治療中に心拍再開が得られることも多い．また，ECPRと同時に回路の熱交換器を用いて脳蘇生の目的に体温管理療法を行うことが可能であり，34℃程度の低体温療法選択時においても約10〜15分以内で目標温に到達することが可能である．ICU入室以後は体温管理療法を行いながら，V-A ECMOと同様の管理を行う．

ECMOの管理

1 ▪ 循環管理

循環管理のためのECMOとして，理論上は左室駆出量とECMO流量を合計した血液量が，動脈系へ供給されている．つまり自己心拍出量が2 L/分程度のときにECMO流量を3 L/分で運転を開始した場合は5 L/分の血流の供給が行われていることになる．しかし実際にはECMO流量は自己心拍に対して逆行性の血流であるため，その血流は後負荷として存在することになることを考慮しなければならない．この血流が合流する場所をmixing pointとされ，左室駆出量とECMO流量の割合により決定される．また自己肺機能が肺水腫などにより不良の場合はmixing point以前の動脈血中の酸素はECMOによる酸素化のサポートを受けていない状態となる．

左室駆出量が低下しmixing pointが心臓近くの場合にはECMO流量が大動脈弁近くに到達し血流が停滞することにより，抗凝固を行っている状況でも大動脈基部での血栓形成がみられることがある（図2）．さらに左室機能が低下しECMO流量による後負荷に耐えられない場合や心室細動の場合では大動脈弁が開放することにより左室内圧が上昇するためECMO lungと呼ばれる重症肺水腫がみられる場合がある．このような場合では左室内の血流を減らし（LV venting），左室の拡張を改善する必要がある．LV ventingの一般的な方法としては，systolic unloadingを期待してIABPを併用する方法や左室造影に使用するピッグテールカテーテルを左室内に挿入し脱血回路へ接続する方法，経皮的に心房中隔をバルーンで拡張する心房中隔裂開術を行い，左房からのventingを行う方法が行われている．そのためV-A ECMO管理中には定期的に超音波検査にて大動脈弁の開放の有無，左室容量をモニタリングする必要がある．また心機能が改善しmixing pointが遠位にシフトした場合に重度の肺水腫が残存している場合には，酸素が少ない自己肺からの血液が脳へ送られることになる．そのためV-A ECMO

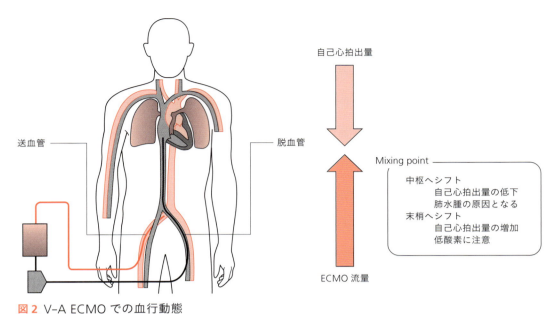

図2 V-A ECMOでの血行動態
mixing pointの場所により管理の方針を決定する．SpO₂や動脈ガスにより評価を行う．

吸入呼吸酸素濃度：FiO₂	<40%
最大気道内圧：PIP	<25 cmH₂O
呼気終末陽圧：PEEP	<10 cmH₂O
強制換気時：呼吸回数	10回/分
一回換気量：TV	6〜8 ml/kg

図3 ECMO管理中の呼吸器設定
V-A ECMOでは酸素化された血液が逆行性に送血されるため，心機能や設定により呼吸器設定が変化しうる．心機能が悪化している場合はECMOによる酸素化が主となり，V-V ECMOと同様に上記の設定のごとく肺保護に努める．

中にもかかわらず低酸素脳症が起こりうる．この状況を見逃さないためには，V-A ECMOにおいては動脈圧ラインおよび経皮的酸素飽和度は常に右手でモニタリングすることが必要である．対処としては人工呼吸器を駆使した呼吸管理が必要とされるが，管理困難である場合には心機能に応じてV-V ECMOへの変更か，送血管を右内頸静脈へ追加して酸素化血液を2カ所より送血するV-AV ECMOへの変更を考慮することで対処できる．なお，V-A ECMO時のIABPを併用することで，後負荷の軽減などの利点を得ることができるが，詳細については本誌IABPの項を参照頂きたい．

2 ■ 呼吸管理

V-V ECMOのみならずV-A ECMOにおいても，肺保護の観点から人工呼吸器の設定を調節する必要がある．特に脱血不良への対策のため輸液・輸血過多となる傾向が高く，過度なプラスバランスでの管理はwet lungとなりECLSの延長の原因となることを留意する．管理中は定期的な喀痰培養，吸引を行い，30度程度の頭部挙上により肺合併症を予防する．加えて毎日X線にて送血管/脱血管の位置の確認，肺炎・無気肺の出現，その他病変のモニタリングを行う．

V-A ECMOにおいては自己肺による酸素化の機能が維持されており，前述のごとくECMO流量の程度に応じて人工呼吸器に依存する割合が変動する．人工呼吸器での基本設定として，FiO₂を40%以下，最高気道内圧を25 cmH₂O以下など肺に圧負荷，高酸素状態を避ける方針とする（図3）．人工肺の設定として酸素化された送血部でのPO₂は通常300 mmHg以上を維持する．定期的にモニタリングを行い，PO₂が低下傾向である場合には人工肺機能の低下を念頭に置いて管理を行う．PCO₂の調節は吹き付ける酸素流量（sweep gas）で行う．管理開始時はガスとECMO流量の比（V/Q比）を1：1で開始し，PCO₂が適正な範囲になるよう調節する．

目標とする全身のSpO₂は95%以上とし，人工

呼吸器，人工肺の設定を行うが，酸素運搬能を維持する必要があるため Hb を高めに管理する場合も生じる．

酸素消費量（VO_2）＝心拍出量×動脈血酸素含量（CaO_2）

動脈血酸素含量（CaO_2）＝1.34×Hb（g/dl）×SaO_2＋0.0031×酸素分圧（PaO_2）

上記の式に準じて適宜輸血を行い，乳酸値が正常値内で管理を行う．

3 ▪ 抗凝固療法

体外循環においては回路や人工肺に血液が接触し，凝固機能が活性化し血栓形成がみられるため通常は抗凝固薬として未分画ヘパリンが使用される．V-A ECMO では送血管・脱血管を挿入する前に 50～100 単位/kg のヘパリンを静脈投与し，カニューレ内での血栓形成を予防することが必要である．その後は概ね 24 時間は活性化凝固時間（ACT）を 150～200 秒程度に調節し，その後は部分活性化トロンボプラスチン時間（APTT）で 1.5～2.5 倍程度に管理する．ACT もしくは APTT が目標に達しない場合は，血中 AT 値を測定する．未分画ヘパリンで抗凝固効果が得られない場合は低分子ヘパリンやアルガトロバンへの変更が必要となる．

ECPR においては心停止に対してカニュレーションを行っているが，原因が急性冠症候群など心原性と診断されている場合には，疾患のガイドラインに沿って，カニュレーション前に未分画ヘパリンを投与する．心室細動の原因としてくも膜下出血や急性大動脈解離の除外をできずに ECPR を行わなければならない場合も実臨床においては遭遇する．近年の ECMO 回路はヘパリンコーティングされており，短時間であれば抗凝固薬なしに使用も可能である．このような場合は ECPR 施行後に可能な限り除外診断を行った後にヘパリンを投与する．原疾患が心筋虚血による場合であれば，日本循環器学会の「ST 上昇型急性心筋梗塞の診療に関するガイドライン」などに準じて抗血小板薬やヘパリンを使用し ECMO としてもその恩恵を受けることになる．

ECMO の今後

ECPR についてはわが国からの evidence である SAVE-J 研究発表を皮切りにその有用性が示された．その後も機械式胸骨圧迫装置を併用して ECPR を導入し低体温療法を行った The CHEER trial が発表され，良好な結果が報告されている．また V-A ECMO においては臓器障害や患者背景の重症度より SAVE score が公表され，予後評価を行うなどの取り組みが行われており適切な V-A ECMO の導入についての新たな指標として注目されている[6]．

循環補助として IABP/ECMO は重要な位置付けであり，evidence の蓄積とともに今後も広く用いられることが予想される．

文献

1) Extracoproreal Life Support Organization（ELSO）General Guidelines for all ECLS Cases August, 2017. https://www.elso.org/Portals/0/ELSO%20Guidelines%20General%20All%20ECLS%20Version%201_4.pdf
2) 日本蘇生協議会監修：JRC 蘇生ガイドライン 2015．第 1 版，医学書院，東京，pp 79-80, 2016
3) Chen YS, Lin JW, Yu HY, et al：Cardiopulmonary resuscitation with assisted extracorporeal life-support versus conventional cardiopulmonary resuscitation in adults with in-hospital cardiac arrest：an observational study and propensity analysis. Lancet 372：554-561, 2008
4) Sakamoto T, Morimura N, Nagao K, et al：Extracorporeal cardiopulmonary resuscitation versus conventional cardiopulmonary resuscitation in adults with out-of-hospital cardiac arrest：a prospective observational study. Resuscitation 85：762-768, 2014
5) Ultrasound Guidance for Extra-corporeal Membrane Oxygenation Veno-Arterial ECMO. https://www.elso.org/Portals/0/Files/elso_Ultrasoundguidance_vaecmo_guidelines_May2015.pdf
6) Schmidt M, Burrell A, Roberts L, et al：Predicting survival after ECMO for refractory cardiogenic shock：the survival after veno-arterial-ECMO（SAVE）-score. Eur Heart J 36：2246-2256, 2015

特集 循環器救急の最前線—初期診療と循環管理を極める
循環管理を極める

循環作動薬の使い方

安部晴彦／上田恭敬

Point
- 病態を正しく把握することによって，血管収縮薬，強心薬，血管拡張薬を適切に使い分けることができる．
- 肺動脈カテーテルから得られる情報は，カテコラミンの用量調節に根拠を与えてくれる．
- カテコラミン抵抗性ショックを念頭に置く．

どのように病態を把握するか？

　循環器領域で循環作動薬を使う場面は，多くが末梢低灌流と低血圧（収縮期血圧 90 mmHg 未満あるいは平均動脈圧 65 mmHg 未満）を伴っている心原性ショックもしくは重症急性心不全である．この場合，速やかに補液，循環作動薬，機械的サポートの要否を判断することが求められる．また呼吸不全があれば，酸素吸入，陽圧換気，気管挿管の要否も迅速に判断されなければならない．心原性ショックもしくは重症急性心不全の原因として，急性冠症候群，肺血栓塞栓症，大動脈解離，不整脈，心筋炎などが存在することがあり，見逃さないように注意が必要である．初期対応のフローチャートは2016年欧州心不全ガイドラインもしくは2018年日本循環器学会の急性・慢性心不全ガイドラインに掲載されている[1]（図1）．さらに，肺炎や尿路感染由来の敗血症性ショック，消化器疾患に伴う出血性ショック，ショックの結果として急性腎不全や多臓器不全を伴っていることも多く，患者救命のためには内科救急診療にも精通している必要がある．

　当たり前だが，循環作動薬の使用そのものが良好な転帰をもたらすわけではないことは多く報告されている通りである．病歴，身体所見，検査所見，心エコー所見，肺動脈カテーテル（PAC）所見などから病態を正しく把握し，適切な治療に結び付けなければ良好な転帰は得られない．病態把握の詳細は他稿に委ね，本稿では集中治療室（ICU）で頻繁に遭遇する循環作動薬の使用法に関するいくつかの問題点について述べる（表1）．

カテコラミンは末梢静脈と中心静脈のいずれから投与すべきか？
肺動脈カテーテルを使うべきか？

　末梢静脈からのカテコラミン投与の安全性に関しては結論が出ていないが，末梢静脈投与や長期間投与による合併症の報告は多い．ICUで中心静脈ルートもしくは末梢ルートを必要とした患者を，中心静脈ルート群135例と末梢静脈ルート群128例に無作為に振り分け，28日間の合併症を比較した報告がある．主要な合併症（気胸，動脈穿刺，血腫，皮膚障害，感染，血栓症など）は中心静脈ルート群と比較して末梢ルート群で有意に多かった（p＜0.02）

あべ はるひこ・うえだ やすのり　国立病院機構大阪医療センター循環器内科（〒540-0006 大阪府大阪市中央区法円坂 2-1-14）

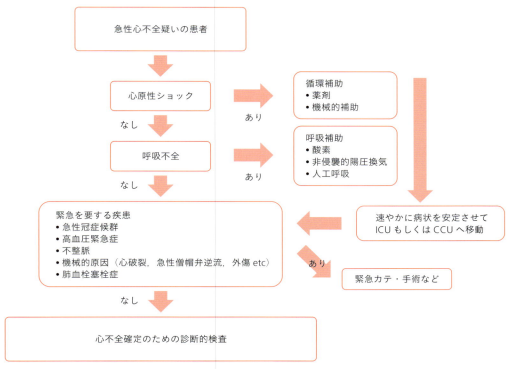

図1 急性心不全初期対応フローチャート（2016年ESC急性・慢性心不全ガイドラインより引用改変）

表1 本稿で扱う循環作動薬

血管収縮薬	強心薬	血管拡張薬
ドパミン（DOA）	ドブタミン（DOB）	硝酸薬（Isosorbide） ニトログリセリン（NTG）
ノルアドレナリン（NAD）	ミルリノン（Milrinone）	カルペリチド（hANP）

が，致死的な合併症はなかった．本研究で可能としたカテコラミンの末梢投与量は，アドレナリンあるいはノルアドレナリン2 mg/hr（体重50 kgで0.66γ），ドパミンあるいはドブタミン10γまでとかなりの高用量であった[2]．したがってカテコラミンを使用するときは中心静脈から投与したほうが良さそうである．

ATTENDレジストリ研究は本邦で実施された急性心不全疫学調査であり，入院時収縮期血圧が100 mmHg未満である患者は7.9％であり，院内死亡率は約20％と高い死亡率であった[3]．この数は少ないものの高い死亡率の患者群こそが，カテコラミン投与かつPAC留置を考慮すべき対象である．

PACをルーチンに使用して血行動態をモニタリングしながら集中治療管理をすることによって予後改善することができるか否かについては，ESCAPE試験が代表的である．ESCAPE試験では重症心不全患者（NYHA Ⅲ～Ⅳ）の心不全増悪にPACが有効か否かについて評価した．入院加療を受けたLVEF 20％程度の重症心不全患者を対象に，PACを留置して肺動脈楔入圧（PAWP）15 mmHg以下かつ右房圧8 mmHg以下を目標に管理した群とPAC非留置群で退院6ヵ月後までの平均生存期間，入院期間，死亡率に有意差を認めなかった[4]．

当然ながら，PACの挿入そのものによって予後が改善するわけではない．PACによって得られる血行動態に関する情報を適切に把握し，最適な治療に結び付ける看護師，医師の能力こそが，予後改善に結び付く可能性を与えてくれることを忘れるべきではない[5,6]．したがって，重症心不全患者において一

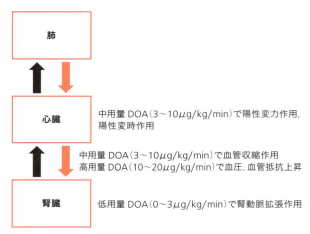

図2 ドパミンの用量による作用の違い

律にPAWP 15 mmHg以下かつ右房圧8 mmHgを目標に管理すべきなのか，そのことによって逆に低心拍出を招いていなかったのか，さらにPACを扱う医師の能力といったいくつかの点が，ESCAPE試験では検証されていないことを踏まえて結果を解釈するべきであろう．このことは，Swan-Ganzカテーテルの生みの親であるSwanも次のように述べている．PACは診断ツールであり，いかなる治療効果も有さない．もちろん肺動脈カテーテルを用いる患者は死亡率も高いであろう．重症患者にPACを用いるのは当然であるが，十分な指導を受けておらずかつ修練を積んでいない者，長期間のモニタリング，それらによってPACの合併症リスクは上昇する[7]．

ドパミンとノルアドレナリンをどう使い分けるか？

収縮期血圧あるいは臓器灌流が低下している病態に対して，腎血流増加も期待して低用量ドパミンを使用するか，陽性変時作用が比較的少ないノルアドレナリンを使用するかで使い分けることが多いと思われる．中用量以上のドパミンは陽性変時作用が前面に出てくるので循環器領域では使いにくい[8]（図2）．

輸液によっても低血圧が持続し，急性腎障害を合併している患者に対して血管収縮薬であるノルアドレナリンを投与することに関しては議論が多いが，ノルアドレナリン投与によって血圧を維持することは，安全で，腎血流を増加させる可能性があるとされている[9,10]．ショック症例（N＝1,679）に対して，ノルアドレナリン群とドパミン群に無作為に振り分けて臨床転帰を調べたDe Backerらの報告（SOAP-II試験）がある．両群で28日死亡率に有意差はなかった（$p=0.10$）が，不整脈はドパミン群で有意に多かった（24.1% vs. 12.4%，$p<0.001$）．不整脈を生じた309例のうち86.1%は心房細動で，65例は重篤な不整脈にて薬剤中止となった．内訳は52例がドパミン群，13例がノルアドレナリン群で，重篤な不整脈による薬剤中止はドパミン群で有意に多かった（$p<0.001$）．心原性ショックの症例ではノルアドレナリンと比較してドパミン使用群で有意に28日死亡率が高かった（$p=0.03$）が敗血症性ショックや循環血漿量低下によるショックでは有意差を認めなかった[11]．

ナトリウム利尿ペプチドと亜硝酸薬・ニトロ製剤の違いは？

急性心不全に対して血管拡張薬であるナトリウム利尿ペプチドと硝酸薬・ニトロ製剤のいずれを用いるべきかについて欧米では脳性ナトリウム利尿ペプチド（BNP）製剤であるnesiritideに関するエビデンスがほぼ確立したといってよいが，本邦で使用されている心房性ナトリウム利尿ペプチド（ANP）製剤であるカルペリチドに関してはエビデンスが十分とはいえない状況である．

VMAC試験は65歳以上の急性心不全患者（N＝489）を対象にnesiritide群，ニトログリセリン群，プラセボ群に無作為割付けした試験である．nesiritide群とプラセボ群またはニトログリセリン群を比較し，PAWP低下（$p<0.001$ vs. プラセボ群，$p=0.03$ vs. ニトログリセリン群），3時間後の呼吸困難改善（$p=0.03$ vs. プラセボ群，$p=NS$ vs. ニトログリセリン群）においてnesiritide群で有利な結果であった[12]．

ASCEND-HF試験は急性心不全患者（N＝7,141）

を対象に24時間以内にnesiritide群とプラセボ群に無作為割付けした試験であり，nesiritideの予後に対する有用性が否定された有名な試験である．nesiritide群とプラセボ群を比較し，30日以内の死亡，心不全再入院に有意差なく，6時間後および24時間後の呼吸困難は改善した（p＝0.03，p＝0.007）．またnesiritide群で低血圧が多かった（26.6％ vs. 15.3％，p＜0.001）が，ナトリウム利尿ペプチドの高用量ボーラス投与は低血圧を生じるので投与方法に関しては検討の余地があると思われる[13]．次にROSE試験であるが，腎機能低下（eGFR 15～60 ml/min/1.73 m^2）を伴う急性心不全患者（N＝360）を対象として，少量nesiritide（初期ボーラス投与なし，0.005γ）とプラセボ群，低用量ドパミン（2γ）とプラセボ群の比較を行ったが，nesiritide，低用量ドパミンのいずれも72時間の総尿量，72時間のシスタチンC変化率に有意な影響を及ぼさなかった[14]．ASCEND-HF試験と異なり，本試験ではnesiritideのボーラス投与なしであったが有意なアウトカムは得られなかった．

後半は，本邦で使用されるカルペリチドに関する数少ない臨床試験をみてみる．PROTECT試験は，急性心不全患者（N＝49，平均年齢67～68歳，LVEF 31％）を対象に低用量カルペリチド（0.01～0.05γ）72時間投与群と対照群に無作為に割り付けて予後を追跡した．18カ月後の死亡および再入院は，カルペリチド群で有意に低かった（11.5％ vs. 34.8％，p＝0.03）[15]．NU-HIT試験はオンポンプCABGを施行するCKD（eGFR＜60 ml/min/1.73 m^2）患者（N＝285）を対象とした試験である．カルペリチド群とプラセボ群を比較して，術後1年の非透析率はカルペリチド群で有意に高かった（p＝0.006），血清クレアチニンは術後から1年までカルペリチド群で有意に低かった（p＜0.01）[16]．Moriyamaらは48例の心臓外科手術患者を，カルペリチド群と非カルペリチド群とに割り付けて，カルペリチドの腎保護効果を調べた．カルペリチド群では，尿中アンギオテンシノーゲン，尿中NGAL，尿中L-FABPが有意に低値を示した[17]．以上のように，カルペリチドに関しては小規模ながらも予後改

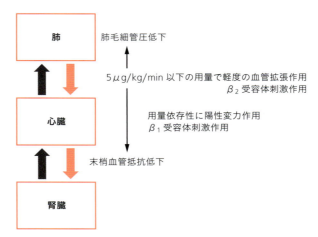

図3 ドブタミンの用量と作用

善，腎保護の可能性を示唆するエビデンスが散見される．

少し話は変わるが，急性心不全患者に低用量カルペリチド（0.0125γ）を用いてもうっ血の改善が十分でないときに低用量ドパミン（1～3γ）を追加すると，フロセミド追加群（静注10～30 mg）と比較して利尿が得られ，呼吸困難が改善し，血清クレアチニンが低下した（p＝0.001）という興味深い報告がある．ANPによる利尿効果はドパミン受容体を介しており，心不全に対する低用量ドパミン単独の腎血流増大効果だけでなく[18]，ANPによる利尿効果を増強させた可能性が考えられている．俗にDOPA＋hANP療法とも呼ばれるが，腎保護の観点から今後のエビデンスを期待したい[19,20]．

以上，nesiritide，カルペリチドのエビデンスを概観した．急性心不全に対するnesiritideの大規模臨床試験の結果が，カルペリチドにおいても同様であるか否かについては結論が出ていない．

ドブタミンとPDEⅢ阻害薬をどう使い分けるか？

ドブタミンはβ$_1$受容体と結合し強心作用を発揮するが，5γ以下の低用量では軽度の血管拡張作用も有する．低用量では陽性変時作用が軽度であるが，心筋酸素消費は増大する（図3）．したがって，ショックに際して使用する場合は，軽度の血管拡張

作用を，また虚血性心疾患に対して使用する場合は，心筋酸素消費の増大を念頭に置く必要がある．

PDEⅢ阻害薬としてはミルリノンが最もよく用いられ，強心作用，血管拡張作用があり，また拡張弛緩を改善する．β受容体を介さない作用機序から，慢性心不全症例でβ受容体がダウンレギュレーションしていたり，β受容体遮断薬が投与されていたりする状況で使われる[21]．しかしながら，血管拡張作用があることや腎排泄であることから，血圧が低い症例，腎不全症例では使えないなど，使用できる状況は限られる．

Cuffeらは，EF 40%未満の心不全増悪入院から48時間以内にミルリノン0.5γ 48時間持続静注群とプラセボ群を比較した二重盲検無作為割り付け試験（OPTIME-CHF試験，N＝949）を報告した．持続的な低血圧（10.7% vs. 3.2%，p＜0.001），新規心房不整脈（4.6% vs. 1.5%，p＝0.004）といずれもミルリノン群で発症が有意に多かった．死亡および再入院は35.0% vs. 35.3%（p＝0.92）と両群で有意差を認めなかった[22]．OPTIME-CHF試験で示された低血圧，不整脈を回避するために，ミルリノンを低用量で開始することが重要であり，日本循環器学会の急性・慢性心不全ガイドラインでは，ミルリノンの用法・用量として，0.05～0.25 μg/kgで開始し，0.05～0.75 μg/kgで持続投与としている．Watanabeらは，β遮断薬が導入されている慢性心不全の急性増悪に対して，ドブタミン単剤もしくはドブタミンとPDEⅢ阻害薬併用療法の急性期血行動態に対する有効性を評価した．平均LVEF 21%，NYHAⅣに対して初期にドブタミン単剤を投与した18例を対象とし，ドブタミン単剤で改善を認めない14症例（78%）はミルリノンもしくはオルプリノン併用療法を行って急性期血行動態を評価した．14例中10例（71%）でPAWPの有意な低下（＜16 mmHg）を認めた[23]．

カテコラミン抵抗性ショック

症例は，68歳の拡張型心筋症患者（EF 19%）．起坐呼吸，四肢浮腫，低血圧で来院し，陽圧換気，少量ドブタミン，ノルアドレナリン，利尿薬で心不全が改善してきたときに，発熱38.5℃，白血球9,600/μl，呼吸数26/分，心拍数102/分，血圧71/58 mmHgとショックおよび心不全再増悪の状態から，ほぼ無尿となった．もともと心不全安定期でも血圧84/54 mmHgと血圧低値であり，ショックの鑑別目的で，PAC検査を行ったところ，CO 5.7 L/min，PAWP 28 mmHg，RAP 13 mmHg，PVR 0.27 wood，SVR 6.13 woodにて両心不全と敗血症性ショック合併による体血管および肺血管抵抗低下と診断し，速やかに抗菌薬投与（メロペネム＋バンコマイシン），ステロイド投与，およびAN69ST膜による血液浄化を行ったところ，翌日にはショックから離脱することができ，尿量も得られた．本症例のような場合にPACによる血行動態モニタリングは治療に根拠を与えてくれる．またカテコラミン抵抗性ショックに際しては，相対的副腎不全に対するステロイド投与（これも色々議論があるが），敗血症によるサイトカインストームに対するAN69ST膜による血液浄化など，循環作動薬以外の手段も用いることによってショックから早期に離脱できる症例もICUではよく経験する．

おわりに

心疾患患者に対して高用量のカテコラミンを漫然と長期間に渡って投与しないようにする努力が必要であるが，身体所見，血液データ，心エコー検査，肺動脈カテーテル検査から病態を適切に把握し，循環作動薬を上手に用いることが最も大切である．

文献

1) Mebazaa A, Tolppanen H, Mueller C, et al : Acute heart failure and cardiogenic shock : a multidisciplinary practical guidance. Intensive Care Med 42 : 147-163, 2016
2) Ricard JD, Salomon L, Boyer A, et al : Central or peripheral catheters for initial venous access of ICU patients : a randomized controlled trial. Crti Care Med 41 : 2108-2115, 2013
3) Sato N, Kajimoto K, Keida T, et al : Clinical features and outcome in hospitalized heart failure in Japan (from the ATTEND Registry). Circ J 77 : 944-951, 2013
4) Binanay C, Califf RM, Hasselblad V, et al : Evaluation study of congestive heart failure and pulmonary artery catheterization effectiveness : the ESCAPE trial. JAMA 294 : 1625-1633, 2005

5) Johnston IG, Jane R, Fraser JF, et al : Survey of intensive care nurses' knowledge relating to the pulmonary artery catheter. Anaesth Intensive Care 32 : 564-568, 2004
6) Pulmonary artery catheter study group, Iberti TJ, Fischer EP, et al : A multicenter study of physician's knowledge of the pulmonary artery catheter. JAMA 264 : 2928-2932, 1990
7) Swan HJ : The pulmonary artery catheter in anesthesia practice. Anesthesiology 103 : 890-893, 2005
8) Overgaard CB, Dzavik V : Inotropes and vasopressors. : review of physiology and clinical use in cardiovascular disease. Circulation 118 : 1047-1056, 2008
9) Bellomo R, Wan L, May C, et al : Vasoactive drugs and acute kidney injury. Crit Care Med 36 : S179-186, 2008
10) Bellomo R, giantomasso DD : Noradrenaline and the kidney : friends or foes? Crit Care 5 : 294-298, 2001
11) De Backer D, Biston P, Devrient J, et al : Comparison of dopamine and norepinephrine in the treatment of shock. N Engl J Med 362 : 779-789, 2010
12) Publication Committee for the VMAC Investigators : Intravenous nesiritide vs nitroglycerin for trwatment of decompensated congestive heart failure : a randomized controlled trial. JAMA 287 : 1531-1540, 2002
13) O'Conner CM, Starling RC, Hernandez AF, et al : Effect of Nesiritide in Patients with Acute Decompensated Heart Failure. N Engl J Med 365 : 32-43, 2011
14) Chen HH, Anstrom KJ, Givertz MM, et al : Low-dose dopamine or low-dose nesiritide in acute heart failure with renal dysfunction : the ROSE acute heart failure randomized trial. JAMA 310 : 2533-2543, 2013
15) Hata N, Seino Y, Tsutamoto T, et al : Effects of carperitide on the long term prognosis of patients with acute decompensated chronic heart failure. -The PROTECT multicenter randomized controlled study- Circ J 72 : 1787-1793, 2008
16) Sezai A, Hata M, Niino T, et al : Results of low-dose human atrial natriuretic peptide infusion in nondialysis patients with chronic kidney disease undergoing coronary artery bypass grafting : the NU-HIT trial for CKD. J Am Coll Cardiol 58 : 897-903, 2011
17) Moriyama T, Hagihara S, Shiramoto T, et al : The protective effect of human atrial natriuretic peptide on renal damage during cardiac surgery. J Anesth 31 : 163-169, 2017
18) Elkayam U, Ng TM, Hatamizadeh P, et al : Renal vasodilatory action of dopamine in patients with heart failure : magnitude of effect and site of action. Circulation 117 : 200-205, 2008
19) Kamiya M, Sato N, Akiya M, et al : A case of marked diuresis by combined dopamine and atrial natriuretic peptide administration without renal injury in acute decompensated heart failure. Int Heart J 54 : 243-245, 2013
20) Kamiya M, Sato N, Nozaki A, et al : Renal effects of added low-dose dopamine in acute heart failure patients with diuretic resistance to natriuretic peptide. J Cardiovasc Pharmacol 65 : 282-288, 2015
21) Lowes BD, Tsvetkova T, Eichhorn EJ, et al : Milrinone versus dobutamine in heart failure subjects treated chronically with carvedilol. Int J Cardiol 81 : 141-149, 2001
22) Cuffe MS, Califf RM, Adams KF Jr, et al : Short-term intravenous milrinone for acute exacerbation of chronic heart failure : arandomized controlled trial. JAMA 287 : 1541-1547, 2002
23) Watanabe H, Kajimoto K, Hagiwara N, et al : Acute efficacy of combined PDE-III-inhibitor and low dose dobutamine therapy in patients with acute exacerbation of chronic heart failure receiving β blocker. J Cardiol Jpn Ed1 : 148-154, 2008

循環器ジャーナル

▶ 2017年10月号 [Vol.65 No.4 ISBN978-4-260-02945-2]

1部定価：本体4,000円＋税
年間購読 好評受付中！
電子版もお選びいただけます

特集 **ACSの診断と治療はどこまで進歩したのか**

企画：阿古潤哉（北里大学医学部循環器内科学）

主要目次

■ I. ACSの基礎知識
ACSの分類、universal definition、バイオマーカー／川島千佳、日比　潔、木村一雄
わが国におけるACSの疫学／石原正治
ACSの病理、ACS発症のメカニズム／大塚文之
■ II. ACSの診断
ACSの診断／高見浩仁、園田信成
ACSのCT、MRI診断／寺島正浩
ACSと鑑別すべき疾患／奥野泰史、青木二郎
■ III. ACSの治療
ACSの血管内イメージング所見／石松　高、光武良亮、上野高史
STEMIの治療／伊苅裕二
血栓吸引療法のコントロバーシー／日置紘文、興野寛幸、上妻　謙
door-to-balloon時間（D2BT）、onset-to-balloon時間（O2BT）の重要性／藤田英雄
NSTEMI, UAPの治療方針／齋藤佑一、小林欣夫
特殊な病態　冠動脈解離と冠攣縮／伊藤智範
冠動脈インターベンションの適切な適応
　appropriate use criteriaの視点から／猪原　拓、香坂　俊
■ IV. ACSの二次予防
抗血小板療法、DAPT／飯島雷輔
ACSの脂質低下療法　PCSK9を含めて／藤末昂一郎、辻田賢一
糖尿病治療／坂口一彦
β遮断薬／田巻庸道、中川義久
ACS患者におけるACE-I, ARB, MRA／神田大輔、大石　充
■ V. ACSの非薬物療法
リハビリテーション／長山雅俊
重症心不全を合併したACSに対する補助循環
　VAD, IABP, Impella／中本　敬、坂田泰史

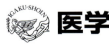
医学書院

〒113-8719　東京都文京区本郷1-28-23　　[WEBサイト] http://www.igaku-shoin.co.jp
[販売部] TEL：03-3817-5650　　FAX：03-3815-7804　　E-mail：sd@igaku-shoin.co.jp

特集　循環器救急の最前線―初期診療と循環管理を極める
循環管理を極める

循環動態モニタの活用

神津成紀／菊地 研

Point
- 循環管理には，酸素需給バランスと平均血圧が重要である．
- 循環動態モニタの特徴を理解し，総合的に評価して全身状態の改善に努めていく必要がある．

はじめに

　循環器救急医療では，身体診察で得られる情報に加えて定量的に評価するモニタが必須となる．現在有用と思われるモニタはいくつもあるが，残念ながら，単独で生命予後を改善させる循環動態モニタは見当たらない．様々な機器の特徴，注意点を理解し，導き出される数値を的確に判断して治療に結び付けていく必要がある．

酸素需給バランスと循環動態のモニタリング指標

　循環管理を考えるうえで重要なことは，いかにして組織へ必要な酸素を送るかであり，組織の酸素分圧が適切でなければ，臓器障害を来すことになる[1]．ところが，その組織の酸素分圧は直接測定することはできないため，間接的に全身の酸素需給バランスを評価する必要があり，酸素供給量（DO_2）

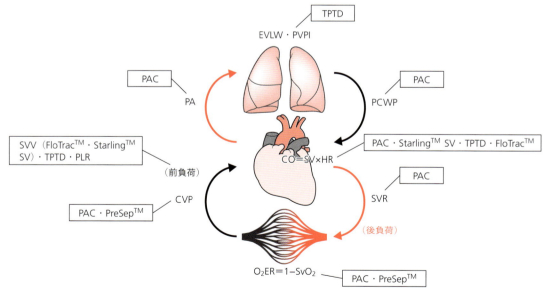

図1 循環動態のモニタリング指標とその測定機器との関係
図中の略語については本文を参照のこと．

こうづ せいき・きくち みがく　獨協医科大学救命救急センター（〒321-0293 栃木県下都賀郡壬生町大字北小林880）

と酸素摂取量（VO_2），そして酸素を送るための循環（灌流）を評価しなければならない．

DO_2 は心臓から全身への酸素輸送量のことで，$DO_2＝CO×(1.34×Hb×SaO_2＋0.003×PaO_2)×10$ で示され，主に心拍出量（CO），ヘモグロビン量（Hb），動脈血酸素飽和度（SaO_2）で規定されている．CO は 1 回拍出量（SV），心拍数（HR），前負荷，後負荷，心収縮力に依存し，全身に酸素を送るためには，これらの指標の正常化を目指す必要がある．他方，VO_2 は全身の毛細血管から組織への酸素輸送量のことで，$VO_2＝CO×1.34×Hb×(SaO_2－SvO_2)×10$ で表され，上記 DO_2 で示した指標以外に SvO_2（混合静脈血酸素飽和度）が必要となる．また，酸素摂取率（O_2ER）は酸素が組織に取り込まれる割合で，$O_2ER＝VO_2/DO_2＝(SaO_2－SvO_2)/SaO_2≒1－SvO_2$ となり，SvO_2 で規定されることになる．この循環動態のイメージとモニタとの関係を示す（図1）．

血圧（BP），動脈圧

血圧に関して，収縮期血圧（SBP）は左室後負荷の指標となり，出血リスクに相関し，拡張期血圧（DBP）は冠血流に影響する．平均血圧（MBP）は，循環評価の指標である CO，体血管抵抗（SVR），右房圧（RAP）に規定され，全身管理時の臓器血流の指標にされている[2]．Surviving Sepsis Campaign guidelines（SSCG）では MBP 65 mmHg 以上を目標に管理し[3]，頭蓋内（脳還流圧＝MBP－頭蓋内圧）や腹腔内（腹部還流圧＝MBP－腹腔内圧）の還流維持の目安にされ，経皮的心肺補助装置（PCPS）管理下でも MBP を目安に管理が行われている．

血圧測定方法には非観血的（間接）および観血的（直接）測定法があるが，非観血的測定法は循環不全患者の管理時には精度が低く，その際には観血的測定法が不可欠となる．その観血的測定法では，動脈にカニュレーションを行うことで連続的に動脈圧のモニタリングが可能となり，その数値以外にも圧波形から病態や診断の手掛かりになる情報が得られる（表1）．

表1 特徴的な動脈圧波形（文献[4]より引用改変）

特徴的な波形	考えられる病態
中心動脈圧＞末梢動脈圧	敗血症性ショック 麻酔薬などによる血管拡張
中心動脈圧＜末梢動脈圧	過度な血管収縮薬の使用 低体温 cold shock
遅脈	大動脈弁狭窄
速脈	大動脈弁閉鎖不全
収縮期圧の上昇	動脈硬化 大動脈弁閉鎖不全
収縮期圧の低下	大動脈弁狭窄 循環血液量減少
脈圧の拡大	大動脈弁閉鎖不全
二峰性脈	大動脈弁閉鎖不全 肥大型心筋症
奇脈	心タンポナーデ 収縮性心膜炎 呼吸困難
交互脈	重度の低左心機能

動脈圧波形は収縮期に左室から駆出された最初の山と，下降部分の途中で大動脈弁が閉じた 2 つ目の山（大動脈切痕）を認めたのち拡張期となり最も低い位置になる．心臓の近くで測定された波形では大動脈切痕が収縮期血圧に近づき，末梢で測定すると拡張末期圧に近づく．中心動脈圧に比べ末梢動脈圧が低い場合，敗血症性ショックや麻酔薬などによる血管拡張状態を示し，逆に末梢動脈圧が高い場合，過度な血管収縮薬の使用や低体温，cold shock などの病態で認められるため，動脈圧の異常の際は四肢冷感や毛細血管再充満時間など全身状態の評価に努める．

個々の波形から，大動脈弁狭窄では収縮期立ち上がりが遅く（遅脈），収縮期ピークが遅れ，大動脈弁閉鎖不全では収縮期立ち上がりが早く（速脈），拡張期圧は低値を示す．また，大動脈弁閉鎖不全では SV が増加し，収縮期圧と末梢動脈から生じる脈動より収縮期の山を 2 つ（ダブルピーク）認めることがある．

連続波形から，低左心機能では高い脈圧と低い脈圧を交互に繰り返す交互脈や，心タンポナーデや収縮性心膜炎で吸気時に血圧低下を来す奇脈を認め

る．また循環血液量減少時は，調節換気時には著明な動脈圧波形の変化を認め動的指標として用いられる．

この動脈圧モニタリングは，標準的な循環管理として行われているが，その合併症は無視できない．最も注意しなければいけないのは器具の誤用[4]であり，その他にも出血，感染，仮性動脈瘤，動静脈瘻，末梢神経障害などにも注意する．清潔操作を徹底し，動脈圧触知が困難な際は超音波ガイド下での穿刺も検討すべきである．

> ### 圧測定の注意点
>
> カニュレーションした動脈（大静脈や心内の場合も同様）からの圧力波形がセンサーに入力されると，圧力信号は回路内の軽微な影響が圧波形や血圧測定値に現れてしまうため，ある程度信号を減衰させて表示する．信号の減衰が過度になると，圧波形は立ち上がりが不明瞭で不自然に滑らかに表示され，平均血圧は正確に表示されるが脈圧は低く表示される．逆に減衰が不十分であると，オーバーシュートにより収縮期血圧が高く，拡張期血圧が低く表示される．このため，回路内気泡と凝血塊を除去することや，回路はなるべく短くし無駄な三方活栓をなくすなど，なるべくシンプルにするよう心がける．また，急速フラッシュテストを施行することで，表示されている血圧が正しく表示されて信頼できる値か否かを確認する．
>
> モニタリング開始前には圧トランスデューサを適切な位置に合わせ三方活栓を開放して大気圧とのゼロ調整を行う．その適切な位置は，成人では右房上縁に合わせるため胸骨のレベルより5 cm背側で行う．大気圧は多少の体位変換では変化が乏しいため，体位に応じてトランスデューサのゼロ調整を行う必要はないが，正確で経時的な圧をモニタリングするためにはトランスデューサの高さも調節する必要が出てくる．

中心静脈圧（CVP）

中心静脈カテーテル（CVC）挿入により得られるCVPは，これまで体液量の評価として用いられてきたが，最近の研究では循環血液量や輸液負荷の評価には不適切であることが報告されている[5]．しかし，急性肺動脈塞栓症，心タンポナーデなど急性右心不全の評価，左室補助人工心臓（LVAD）管理における前負荷の目安に用いられ，CVPの高値はICU在室期間を延長し，重症患者の死亡率を予測するなど[6]，循環管理においていまだ有用と思われる．

CVPに影響を及ぼす因子には，循環血液量，静脈拡張，静脈還流量，静脈血管抵抗，心機能があり，集中治療管理中は人工呼吸器による呼気終末持続陽圧（PEEP）や，生理的反応を遮断する循環作動薬や鎮静剤が投与されているため，CVP値の評価を難しくする．様々な要因で「調整」された圧であることを理解し，著しい異常値以外はその他の指標と合わせた評価が必要となる．

CVPの波形は3つの波（a波，c波，v波）と2つの谷（x谷，y谷）からなり，これらの波形の変化は主に右心系の病態を表すため，数値だけでなく波形にも注意が必要である（図2）．

CVC挿入時の注意点として，感染性合併症を来さないように，高度無菌遮断予防策（maximal sterile barrier precautions）を用いて厳格に行う．また，カテーテル先端が静脈壁に当たることで生じる穿孔，縦隔血腫，心タンポナーデなどの機械的合併症[7]を防ぐため，挿入後には先端位置を胸部X線で確認して調節する（図3）．

右房圧（RAP），肺動脈圧（PaP），肺動脈楔入圧（PCWP）

肺動脈カテーテル〔pulmonary artery catheter；PAC（Swan-Ganzカテーテル™）〕は心内圧，CO，SvO_2などの測定を行い，集中治療領域では循環管理モニタリングとして頻用されていたが，その後いくつかの研究で有用性が疑問視されるようになった[8〜10]．近年，使用頻度が減少傾向ではあるもの

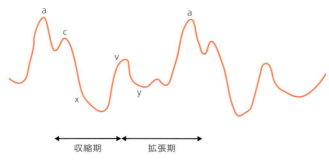

図2 中心静脈圧（CVP）波形

CVP波形は3つの波と2つの谷からなる．
a波：心房収縮に伴い発生（atriumのa）
c波：三尖弁の閉鎖に伴い発生（closeのc）
x谷：心房の拡張に伴い発生
v波：心室の収縮末期で心房充満期に生じる（venous returnのv）
y谷：心房から心室への血液の流入による発生

〈特徴的な波形〉
・a波消失，c波増高：心房細動
・巨大a波：房室解離，三尖弁狭窄
・y谷消失：心タンポナーデ

の，PACが示す様々な指標はほかでは得られぬものであり，使用上の問題点，数値が示す意味を理解し必要な患者を見極め有効利用することが重要である．

2つの内腔で測定されるRAP，PCWPの波形は，それぞれCVPで説明したのと同様に，a波，c波，x谷，v波，y谷を認める．カテーテル先端でのPCWPが左房の圧を反映させるには，適切な位置へ留置する必要がある．肺ゾーンモデルで肺動脈圧（PaP），肺毛細管圧（PvP），肺胞圧（PAP）の関係より3つのZoneに分けられる．PCWPが呼吸の影響を受けてしまうため，カテーテル先端はPaPとPvPがPAPより高値でなければならない．Zone 1ではPAPが最も高値であり循環血液量はほとんどなく，Zone 2ではPAPがPvPより高値でありPEEP使用時には不正確となる．Zone 3ではPAPの影響を受けず，PCWPは左房圧を反映する．X線で先端が左房より下（臥位時は背側）に位置することで確認するが，著明な呼吸性変動や正常な波形が得られない場合や，PCWPが肺動脈拡張期圧より高値の場合には，Zone 3以外で楔入している可能性がある．

PCWPの測定によりPvPおよび左室充満圧（左室拡張終期圧）を推定する．PvPは肺水腫に起因する肺毛細血管内の濾過圧を示し，平均PCWPが肺水腫の指標として用いられる．左室充満圧はa波の直後で拡張終期PCWPを測定することで左室前

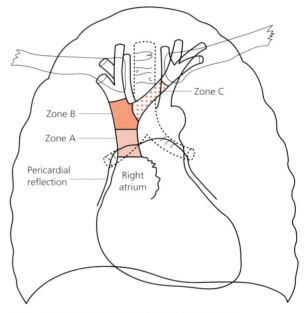

図3 中心静脈先端位置（文献7)より引用改変）

Zone A：上大静脈下部～右心房上部
Zone B：左右無名静脈の結合部位と上大静脈上部
Zone C：上大静脈より末梢の左無名静脈
〈適切なカテーテル位置〉
右内頸静脈から挿入：Zone B
左内頸静脈から挿入：Zone C

負荷を推定できる．心タンポナーデや陽圧換気などによる心臓周囲圧の上昇時や，心筋梗塞や心筋炎などの心筋コンプライアンス低下時は，輸液負荷による左室充満圧の上昇が，左室前負荷，心拍出量に反映されないことがある．また，僧房弁狭窄，僧房弁閉鎖不全では過大評価する可能性があり，一方，左室拡張障害，大動脈弁閉鎖不全では過小評価するこ

表2 SvO₂の異常値と考えられる病態

SvO₂	考えられる病態
>80%（異常高値）	組織酸素利用障害（敗血症，低体温など），心室中隔穿孔
<70%（低値）	酸素供給不足（低心拍出量，貧血，出血）
<50%（異常低値）	組織酸素化不足（危機的酸素化不足）

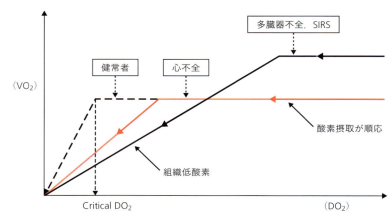

図4 酸素需給バランス（文献[13]より引用改変）

とに注意が必要である．

現在，PACは，血行動態が不安定でエコーなどでは評価が困難な心臓および肺血管疾患を対象に行われ，複雑な血行動態を把握するため，難治性心不全や心原性ショック，LVAD装着患者，肺高血圧症などでは合併症を十分に考慮して使用を検討する必要がある[11,12]．

混合静脈血酸素飽和度（SvO₂）

SvO₂は挿入したPACで近赤外線分光法を用いて得られる重要な指標である．酸素化されて左室から拍出された動脈血が，全身の組織で酸素が消費されて静脈血として上大静脈，下大静脈，冠静脈洞から右房へ戻ってくる．このSvO₂は全身の酸素需給バランスを反映し，SvO₂の低下（<70%）は循環不全に伴う酸素供給不足や組織酸素化不足を示し，著明な増加（>80%）は敗血症のような炎症などによる組織酸素利用障害であることを示す（表2）．

また，$SvO_2=SaO_2-VO_2/(CO×1.34×Hb)$で示され，4つの因子の変化を反映する．PACで連続測定されるSvO₂は2秒ごとに更新されるため，熱希釈法に比べてリアルタイムにCOの変化を把握することができる．SvO₂が正常範囲（60〜80%）であれば，lung rest中のPaO₂や，貧血に対する輸血，CO低値に対するカテコラミンの使用においても，SvO₂を客観的な指標として用いることができる[13]．

上記式でSaO₂を1と仮定すると，$SvO_2≒1-VO_2/DO_2$となり，VO₂とDO₂で規定され，その関係は図4で示される．急激にVO₂が低下する点（Critical DO₂）が組織低酸素となる限界点であり，この数値以上のDO₂で管理する必要がある[13]．ただし，敗血症，多臓器不全，全身性炎症反応症候群（SIRS）では，末梢での血流分布異常や細胞内酸素利用障害に伴ってVO₂は高値となり，組織低酸素があるにもかかわらずSvO₂が高値となる可能性がある．このような患者では乳酸値など他の指標も使用し総合的に判断する必要性と，ショックからの回復には高めのDO₂を意識した管理が必要となる．

●中心静脈血酸素飽和度（ScvO₂）

CVCには，その先端で近赤外線分光法によってScvO₂を簡便に連続測定できるものがある（PreSep Oximetry Catheter™：Edwards Lifesciences社）

表3 心拍出量の測定方法とその利点と限界（文献[16]より引用改変）

CO測定法	測定機器	間欠的/連続的	利点	限界	その他測定項目
熱希釈	Swan-Ganz カテーテル™	連続的	CO測定のスタンダード	不整脈，三尖弁逆流，感染，出血	PaP, PCWP, SvO$_2$
経肺熱希釈（TPTD）	PiCCO システム™	連続的	小児に可能，GEDVやEVLWなど豊富なパラメータ	動脈圧ラインとCVC必要 不整脈，急激な動脈緊張の変化，大動脈弁閉鎖不全，および機械的循環補助装置使用下では信頼性に欠ける	EVLW, GEDV, ITBV, SVV, PPV, ScvO$_2$
	VolumeView™	連続的	GEF測定可能		EVLW, PVPI, GEDV, ITBV, GEF, SVV, PPV, ScvO$_2$
	LiDCOplus システム™	連続的	動脈圧ラインと末梢静脈のみ	良好な動脈圧波形必要 正が筋弛緩薬，リチウム療法の影響受ける	ITBV, SVV, PPV
動脈圧波形解析	FloTrac/Vigileo™	連続的	外部較正なし	良好な動脈圧波形必要 急激な動脈緊張の変化	SVV, PPV, MAP
	ClearSight システム™	連続的	非侵襲的，取り扱いが簡便	重度の血管収縮，浮腫では測定困難 大動脈弁閉鎖不全，近位大動脈瘤で誤差の可能性あり	SVV, PPV, MAP
	PiCCO システム™ VolumeView™ LiDCOplus システム™			上記参照	
バイオリアクタンス	Starling™ SV NICOM™	連続的	非侵襲的	アーチファクトに影響受ける	SVV, TPR
生体インピーダンス	BioMED™	連続的	非侵襲的	アーチファクトに影響受ける 胸部体液量負荷 気管挿管必要	
部分的CO$_2$再呼吸	NICO™	連続的	比較的低侵襲	気管挿管患者のみ V/Qミスマッチでは不正確 CO$_2$>30 mmHgでのみ有効 短時間の再呼吸時間に耐えられない患者には使用できない	
経食道エコー		間欠的	解剖学的，機能的な心臓評価	操作者により誤差	EF, LVEDA, IVC/SVC

CO：心拍出量，EF：駆出率，EVLW：肺血管外水分量，GEDV：心臓拡張末期容量，GEF：全心駆出率，ITBV：胸腔内血管容量，LVEDA：左室拡張末期面積，MAP：平均動脈圧，PaP：肺動脈圧，PCWP：肺毛細血管楔入圧，PPV：脈圧変化，PVPI：肺血管透過性係数，ScvO$_2$：中心静脈血酸素飽和度，SV：一回拍出量，SvO$_2$：混合静脈血酸素飽和度，SVV：一回拍出量変化，TPR：全末梢血管抵抗，IVC：下大静脈，SVC：上大静脈

が，ScvO$_2$はSvO$_2$と絶対値は一致しないことが知られている[14]．上大静脈で測定されるScvO$_2$は脳の酸素消費量が多いことからSvO$_2$に比べ低値をとる一方で，麻酔中や鎮静下やショックの患者ではSvO$_2$と比べ高値となることが指摘されている[15]．このため，ScvO$_2$を用いる際は注意を要する．

心拍出量（CO）

COは様々な方法により測定され，その測定方法とその測定機器における利点や限界，またCO以外に得られる情報など，それらの特徴を理解する必要がある（表3）[16]．

1 ▪ 熱希釈法

PACを挿入して熱希釈法によりCOや右室駆出率（RVEF）の測定が可能であり，他の指標とあわせて体血管抵抗（SVR），右室拡張末期容量（RVEDV）などもモニタリングできる．Swan-Ganzカテーテル™では先端から14〜25 cmのところに

表4 経肺熱希釈法（TPTD）で求められる指標とその正常値

主なパラメーター	正常値	利用法
GEDI（全拡張終期容量係数）	650〜800 ml/mm²	4心室の合計容量．前負荷の指標
ELWI（肺血管外水分量係数）	0〜7 ml/kg	肺実質および肺胞内水分量．肺水腫の評価
PVPI（肺血管透過性係数）		心原性<3，非心原性>3
GEF（全心駆出率）	20%以上	全体的な心機能評価

あるサーマルフィラメントで発生させた熱の温度変化を先端付近で測定することで連続心拍出量（CCO）をモニタリングできる．CO値は1分ごとに更新されるが，CCOは3〜6分間の測定平均値が表示されるため，急激な反応に追随できない．弁膜症，シャントなど肺動脈血流，カテーテル位置，血液温に影響を与える状況ではCO値が変化するために注意を要する．

2 ▪ 経肺熱希釈法（transpulmonary thermodilution ; TPTD）

主に大腿動脈にサーミスタ付き専用カテーテルを留置し，中心静脈から冷水を注入し熱希釈法によりCOを計測する．PACによる熱希釈法と異なり，中心静脈から右心，肺血管，左心，動脈へと熱シグナルが伝わるため，経肺熱希釈法と呼ばれる．本原理を用いた装置は（PiCCO™：PULSION Medical Systems社/Volume Viewシステム™：Edwards Lifesciences社)，他の循環モニタリング機器と異なり，人工呼吸器などの影響を受けず，圧ではなく容量測定を行えるため，全拡張終期容量（GEDV），肺血管外水分量（EVLW），肺血管透過性係数（PVPI），全心駆出率（GEF）などをモニタリングできる（表4）．この心臓前負荷の推定が可能なことから，PACなどによるCVPやPCWPなどの圧データと比較して，COや心臓前負荷の指標として優れているとされている[17]．また，EVLWの測定により肺水腫の評価にも利用でき，循環不全の管理や急性呼吸窮迫症候群や肺水腫の管理，敗血症など様々な疾患での有効性が示唆されている[13,18,19]．

その半面，CO測定に定期的な較正が必要であり，全拡張終期容量係数（GEDI），肺血管外水分量係数（ELWI），GEFなど測定の際には，その都度冷水のボーラス投与（15 ml/回）が必要になる．

3 ▪ 動脈圧波形解析法

動脈圧カテーテルを専用の圧トランスデューサと本体モニタ（FloTrac™/Vigileo™：Edwards Lifesciences社）に接続することで，較正をすることなく動脈圧波形から20秒ごとにSVを算出してCOの連続測定を行うことができる．通常行う観血的動脈圧測定と同様の手技で過剰な侵襲を与えることなく，必要な情報を得ることができる．輸液反応性の動的指標であるSVの呼吸性変動（stroke volume variation ; SVV）も測定可能である．COは心臓外科手術患者においてPACと相関関係を示し，循環作動薬および輸液負荷による変化では経食道ドップラー法と比較して良好な結果を認めている[20]．

しかし，高CO患者，高用量カテコラミン投与時，敗血症性ショックなど血行動態が不安定な患者では，PACと比べCOの精度が不十分な可能性があり[21]，現時点でのソフトウェアでは循環動態の安定した患者のみで使用が限られている．

4 ▪ バイオリアクタンス法

バイオリアクタンス法を用いて4つの電極を胸郭に貼付することにより，CCOを測定することができる（Starling™ SV：Cheetah Medical社）．バイオリアクタンス法とは交流電流が胸郭を通過する際に，COに応じて発生する電流に対する電圧の遅れ（位相シフト）からCOを算出する方法である．大動脈の血流量と主に相関することから，血圧や血管作動薬，不整脈の影響を受けにくく，安定した測定値が得られるとされている．

汗，電気メス，重度の大動脈弁閉鎖不全などでは

正確な測定値が得られない可能性はあるが，心臓手術後の患者においてPACと比較して良好な相関関係を認め[22]，また集中治療患者を対象にした多施設研究で他の非侵襲的COモニタと比べてPACと良好な相関を認めている[23]．また，下肢挙上テスト（passive leg raising；PLR）によるSVの変化を測定することにより輸液反応性の評価を行うことができる[24]．

輸液反応性

過剰輸液により術後呼吸不全や腸管の機能不全などの合併症が多数報告されており，適切な循環血液量の評価が重要である．従来用いられてきたCVP，PCWPなどは静的指標とよばれ，ある一点における評価に過ぎず，循環血液量や輸液負荷の評価には不適切であることが知られている[5]．呼吸周期における循環の変動を表すSVV，SPV（systolic pressure variation），PPV（pulse pressure variation）などは動的指標とよばれ，鋭敏な輸液反応性の指標として急性期輸液管理に用いられている[25]．

しかし，SVV評価には呼吸周期に影響されないように，自発呼吸が完全に消失している調節呼吸下であることや，その1回換気量が8 ml/kg以上であること，また不整脈がないことなどの制約がある．

呼吸や不整脈の影響を受けずに輸液反応を予測する方法として輸液負荷試験とPLRがある．輸液負荷試験は，500 mlの輸液を30分程度で負荷することにより，循環動態の改善を認めるかどうかを調べる．しかし，反応性を示す患者は52％しか存在しないことも報告されている[26]．PLRは，下肢を挙上し一時的に容量負荷（300 ml程度）を行うことによりCOが増加するかどうかを評価する方法であり（表5）[28]，増加すれば輸液反応性ありと評価され，SSCGでも推奨されている[3]．

おわりに

技術の進歩に伴い様々なモニタが開発されている．今後は非侵襲的な機器が中心になるだろうが，患者の全身状態やその転帰を改善させるために，それら医療機器の特徴を理解し，適切に使用していく必要がある．

表5 下肢挙上テスト（PLR）施行方法と注意点（文献[28]より引用）

① 患者を45度の半坐位にする
② 血圧ではなく，リアルタイムでCOを測定する
③ 頭側を下げ，足側を45度挙上する（疼痛，刺激を減らすため，リクライニング機能を使う）
④ 1分以内にCOの変化を測定（10～15％増加すれば輸液反応性あり）
⑤ 頭側を上げ再度半坐位にする
⑥ COがベースラインに戻っていることを確認する

検査に当たり，不快感，疼痛刺激，覚醒などCOに影響しそうな因子を極力減らすことや，静脈還流に影響を与える可能性のある，腹腔内圧上昇や血管作動薬投与時などでは注意が必要である[27]．

文献

1) Loiacono LA, Shapiro DS : Detection of Hypoxia at the Cellular Level. Crit Care Clin 26 : 409-421, 2010
2) Augusto JF, Teboul JL, Radermacher P, et al : Interpretation of blood pressure signal : physiological bases, clinical relevance, and objectives during shock states. Intensive Care Med 37 : 411-419, 2011
3) Rhodes A, Evans LE, Alhazzani W, et al : Surviving Sepsis Campaign : International Guidelines for Management of Sepsis and Septic Shock : 2016. Intensive Care Med 43 : 304-377, 2017
4) Ronald D. Miller（著），武田純三（日本語版監修）：ミラー麻酔科学第6版．メディカル・サイエンス・インターナショナル，東京，pp 983-1058, 2007
5) Eskesen TG, Wetterslev M, Perner A : Systematic review including re-analyses of 1148 individual data sets of central venous pressure as a predictor of fluid responsiveness. Intensive Care Med 42 : 324-332, 2016
6) Wang X, Chen H, Liu D, et al : The correlation between CVP-derived parameters and the prognosis of critically ill patients. J Crit Care 40 : 257-264, 2017
7) Stonelake PA, Bodenham AR : The carina as a radiological landmark for central venous catheter tip position. Br J Anaesth 96 : 335-340, 2006
8) Harvey S, Harrison DA, Singer M, et al : Assessment of the clinical effectiveness of pulmonary artery catheters in management of patients in intensive care（PAC-Man）: a randomised controlled trial. Lancet 366 : 472-477, 2005
9) Binanay C, Califf RM, Hasselblad V, et al : Evaluation study of congestive heart failure and pulmonary artery catheterization effectiveness : the ESCAPE trial. JAMA 294 : 1625-1633, 2005
10) Shah MR, Hasselblad V, Stevenson LW, et al : Impact of the pulmonary artery catheter in critically ill patients : Metaanalysis of randomized clinical trials. JAMA 294 : 1664-1670, 2005
11) Cecconi M, De Backer D, Antonelli M, et al : Consensus on circulatory shock and hemodynamic monitoring. Task force of the European Society of Intensive Care Medicine. Intensive Care Med 40 : 1795-1815, 2014
12) Imamura T, Chung B, Nguyen A, et al : Decoupling Between Diastolic Pulmonary Artery Pressure and Pulmonary Capillary Wedge Pressure as

a Prognostic Factor After Continuous Flow Ventricular Assist Device Implantation. Circ Heart Fail 10 : e003882, 2017
13) Du Pont-Thibodeau G, Harrington K, Lacroix J : Anemia and red blood cell transfusion in critically ill cardiac patients. Ann Intensive Care 4 : 16, 2014
14) Chawla LS, Zia H, Gutierrez G, et al : Lack of Equivalence Between Central and Mixed Venous Oxygen Saturation. Chest 126 : 1891-1896, 2004
15) Reinhart K, Kuhn HJ, Hartog C, et al : Continuous central venous and pulmonary artery oxygen saturation monitoring in the critically ill. Intensive Care Med 30 : 1572-1578, 2004
16) Sangkum L, Liu GL, Yu L, et al : Minimally invasive or noninvasive cardiac output measurement : an update. J Anesth 30 : 461-480, 2016
17) Kapoor PM, Bhardwaj V, Sharma A, et al : Global end-diastolic volume an emerging preload marker vis-a-vis other markers-Have we reached our goal? Ann Card Anaesth 19 : 699-704, 2016
18) Assaad S, Shelley B, Perrino A : Transpulmonary Thermodilution : Its Role in Assessment of Lung Water and Pulmonary Edema. J Cardiothorac Vasc Anesth 31 : 1471-1480, 2017
19) Lu N, Zheng R, Lin H, et al : Clinical studies of surviving sepsis bundles according to PiCCO on septic shock patients. Zhonghua Wei Zhong Bing Ji Jiu Yi Xue 26 : 23-27, 2014
20) Meng L, Tran NP, Alexander BS, et al : The Impact of Phenylephrine, Ephedrine, and Increased Preload on Third-Generation Vigileo-FloTrac and Esophageal Doppler Cardiac Output Measurements. Anesth Analg 113 : 751-757, 2011
21) Eiferman DS, Davido HT, Howard JM, et al : Two Methods of Hemodynamic and Volume Status Assessment in Critically Ill Patients. J Intensive Care Med 31 : 113-117, 2016
22) Squara P, Denjean D, Estagnasie P, et al : Noninvasive cardiac output monitoring（NICOM）: a clinical validation. Intensive Care Med 33 : 1191-1194, 2007
23) Raval NY, Squara P, Cleman M, et al : Multicenter evaluation of noninvasive cardiac output measurement by bioreactance technique. J Clin Monit Comput 22 : 113-119, 2008
24) Marik PE, Levitov A, Young A : The Use of Bioreactance and Carotid Doppler to Determine Volume Responsiveness and Blood Flow Redistribution Following Passive Leg Raising in Hemodynamically Unstable Patients. Chest 143 : 364-370, 2013
25) Perel A, Pizov R, Cotev S : Respiratory variations in the arterial pressure during mechanical ventilation reflect volume status and fluid responsiveness. Intensive Care 40 : 798-807, 2014
26) Michard F, Teboul JL : Predicting fluid responsiveness in ICU patients : a critical analysis of the evidence. Chest 121 : 2000-2008, 2002
27) Monnet X, Marik P, Teboul JL : Passive leg raising for predicting fluid responsiveness : a systematic review and meta-analysis. Intensive Care Med 42 : 1935-1947, 2016
28) Mahjoub Y, Touzeau J, Airapetian N, et al : The passive leg-raising maneuver cannot accurately predict fluid responsiveness in patients with intra-abdominal hypertension. Crit Care Med 38 : 1824-1829, 2010

特集 循環器救急の最前線―初期診療と循環管理を極める
循環管理を極める

心停止後症候群に対する体温管理療法

黒田泰弘

> **Point**
> - 成人の心原性（推定を含む）心停止で，心拍再開後の循環動態が安定しているにもかかわらず昏睡状態の患者は，体温管理療法（32～36℃の間の一定の体温で，少なくとも24時間）の適応となる．
> - TTMは初期心電図波形がVF/VTの院外心停止に対して推奨されるが，電気ショック非適応の院外心停止や院内心停止に対しても行う．
> - TTM施行方法には血管内冷却法や体表冷却法があるが効果に差はない．冷却輸液も院内では併用してよい．
> - TTM施行時には適切に鎮静鎮痛などを行い，シバリングの予防と対策を行う．
> - TTM施行時には発生が予想される合併症の予防と対策を行う．
> - TTMの復温期，復温完了後の全身管理も重要である．TTM終了後も昏睡状態である場合，自己心拍再開から96時間は37.5℃程度に発熱をコントロールする．

まえがき

　心停止後症候群（post cardiac arrest syndrome；PCAS）に対する体温管理療法（targeted temperature management；TTM）は神経集中治療の一部である．PCASに対する神経集中治療は，TTMに加えて，呼吸管理，循環管理，てんかん発作の予防と治療，血糖管理などから構成される．また同時に神経学的所見などにより脳障害を評価し，TTMの適応や神経学的転帰不良を予測することが重要である．

PCAS

　PCASとは自己心拍再開（return of spontaneous circulation；ROSC）後の病態をまとめた概念で，4つの主要な構成要素（脳障害，心筋機能不全，全身虚血/再灌流に伴う反応，突然起こる継続する病状）に分けられる[1]．

1・脳障害

　脳虚血および再灌流障害により神経変性，脳浮腫が起こる．脳血流の自己調節能が障害され，通常では脳血流量増加を起こさない程度の血圧上昇であっても脳血流量が増加し頭蓋内圧が亢進する可能性がある一方，通常では脳血流量減少を起こさない程度の血圧低下であっても脳血流量が減少し虚血になることがある．

　症状は重症度により異なる．昏睡を含む意識レベ

ルの低下，痙攣，ミオクローヌス，精神障害，二次性パーキンソニズム，脳梗塞，脊髄梗塞などを呈する．重症例では，植物状態，脳死状態となる．

2 ▪ 心筋機能不全

心筋の虚血再灌流障害により心拍出量が減少する．心停止の原因の一つは急性冠症候群なのでそれによる心筋障害もある．

低血圧，不整脈，ショックを呈する．

3 ▪ 全身虚血/再灌流に伴う反応

全身炎症反応症候群（systemic inflammatory response ; SIRS），血管調節性の障害，凝固異常，副腎機能抑制，組織への酸素供給および利用障害，易感染性が起こる．

組織の低酸素状態・虚血の進行（血中乳酸値の増加），低血圧，ショック，発熱，高血糖を呈する．

4 ▪ 突然起こる継続する病状

原因として，心血管病変（急性冠症候群，急性心筋症），肺病変（COPD，喘息），脳血管障害，肺血栓塞栓症，中毒（薬物過量），感染症（sepsis，肺炎），循環血液量減少（出血，脱水）などが挙げられる．

それぞれの原因に由来する症状を呈する．

PCASの重症度

PCASとはROSCした状態（患者）すべてを意味するが，その重症度は症例ごとに異なる．基本となる全日本データでは，院外心停止で目撃があり，病院到着前に心拍再開した成人32,185人のうち，社会復帰率は初期の心電図波形により異なり，VF/VT例では約55％（さらにバイスタンダーCPR症例では約65％），nonVF/VT例では約15％（バイスタンダーCPR症例では約12％）である[2]．また30日後の神経学的転帰良好例14,264人の心停止の原因は約80％が心原性である[2]．心原性の心停止ということはカテーテルインターベンションなどにより治療可能であることを意味する．一方，ROSCまでの時間も重要な転帰に影響する因子である．ROSCまでの時間が長いほど転帰は不良となり，生存率が1％にまで低下するROSCまでの時間は，VF/VT例では48分なのに対し，nonVF/VT例では15分[3]との報告がある．また転帰良好例の99％は37分以内にROSCがあり，47分以上のROSC例で転帰良好例なし[4]との報告もある．これらを総合すると神経集中治療の適応となるPCASのROSC時間は，1時間程度と考えることができる．

心拍再開後の神経集中治療（図1）

神経集中治療とは，重要臓器機能の維持を前提に脳循環代謝を適切に維持して二次性脳障害を予防する全身管理である．

1 ▪ 呼吸管理

気道確保と人工呼吸を行う．

1) 酸素化の調節

ROSC後，低酸素症は回避する．一方，ROSC後の高酸素症は，低酸素症および正常酸素状態と比較して，院内死亡率の増加と関連している可能性がある．ROSC後早期においては酸素投与量を調節し高酸素症を避けることが推奨される．ただし，動脈血酸素飽和度またはPao$_2$が確実に測定されるようになるまでは吸入酸素濃度は（ROSC前と同様に）100％で維持する．

2) 換気調節

Paco$_2$が20〜80 mmHgの範囲で1 mmHgの増減に対して，脳血流量は2〜4％増減し，低炭酸ガス血症では脳血流量が減少する．低炭酸ガス血症は転帰不良と関連するが，高炭酸ガス血症と転帰の関連は報告により異なる．したがってROSC後では，Paco$_2$を生理的な正常範囲に維持する．TTM，特に低体温療法（therapeutic hypothermia ; TH）中では，代謝の減少から不意に低炭酸ガス血症になることがあるので，これを回避する．PCASでは通常著明な頭蓋内圧亢進は来さないので，過換気をルーチンに施行することは避ける．

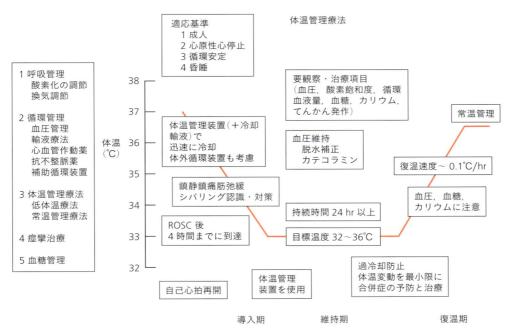

図1 心拍再開後の集中治療

2 ▪ 循環管理

1) 血圧管理

循環動態を早期から安定化させることを目標とする．急性冠症候群を疑う場合には心臓カテーテル検査を行い，必要ならばカテーテルインターベンションを施行する．心臓カテーテル検査は心電図上ST上昇型の急性冠症候群のみならずST非上昇型においても行うことが勧められる．

PCASにおいて目標平均血圧を示唆する質の高い研究はないが，参考とする目標平均血圧は65mmHgである．ただし，脳血流を考えた場合，脳灌流圧（平均動脈圧－頭蓋内圧）の概念が重要である．PCASでは頭蓋内圧は正常のことが多いが10mmHg程度と考え，したがって平均動脈圧を75mmHgと高めにして脳灌流圧を維持する．

上記方法で循環が維持できない場合には体外循環などの補助循環装置も使用される．また心拍再開前から体外循環を開始する方法が日本では普及している．

2) 輸液療法

包括的治療の一部として輸液療法（生理食塩液，酢酸リンゲル液など）を行う．TTM併用時には，寒冷利尿による循環血液量減少が起こりやすいので十分な輸液療法を行う．

3) 心血管作動薬

ROSC後に循環不全を呈する患者において，血管収縮薬や変力作用薬の画一的な使用を推奨する根拠はない．ただし，心機能正常の場合はノルアドレナリン，心機能低下時はドブタミン，と病態に即した対応をした研究がある．

4) 抗不整脈薬

不整脈は局所心筋の虚血および再灌流障害により生じる．経皮的冠動脈形成術などにより再灌流を早期に行うことは重要である．不整脈に対しては電解質異常の是正および抗不整脈薬の使用を考慮する．ただし，ROSC後，アミオダロン，リドカインをルーチンに予防的に継続投与することを支持もしくは否定する根拠はない．

3 ▪ 体温管理療法（表1）

1) 定義

TTMは一定の体温に一定期間維持する治療法で，低体温療法（TH）および常温管理療法（fever control；FC）の総称である．THの目標体温は32～34℃である．FCは発熱を防ぎ平熱に保つ方法で目

表1 TTMのプロトコル例

適応	・昏睡（GCS score≦8 and E＝1 and V＝1 or 2 and M≦5） ・心停止〜自己心拍再開＜60分 ・主治医判断
除外	・ADLが自立していない ・慢性疾患（担癌状態，COPD，心不全，肝硬変など）で，積極的治療の適応にならない ・コントロール不能な出血性病変の存在 ・難治性のショック ・DNARオーダーあり
冷却方法	・体温管理装置（血管内冷却あるいは体表ゲルパッド）
目標体温	・32〜36℃（初期心電図波形にかかわらず）
導入目標	・自己心拍再開から4時間以内に目標体温到達
維持期間	・48時間（少なくとも24時間）
復温速度	・0.1℃/時 ・自己心拍再開後96時間までは37.5℃

標体温は36℃付近である．

2）適応

TTMの適応は，成人の心原性（推定を含む）心停止で，心拍再開後の循環動態が安定しているにもかかわらず昏睡状態の患者である．この場合，循環の安定化に補助循環装置を使用していてもよい．

①意識レベル

TTMの適応は，ROSC後従命に意味のある反応がない場合で，昏睡状態〔Glasgow Coma Scale（GCS）≦8で，かつE＝1 and V＝1or2 and M≦5〕の患者，である[5]．ただし昏睡の定義は，GCS Score＜8[6]，GCS M≦5[7]，明確な定義がない[8]，と研究により異なる．ROSC後GCSは脳障害の程度を反映する可能性があり，今後TTM施行の適応を考えるうえでもROSC後遅滞なくGCSを評価することが勧められる．

②初期リズムおよび発生場所

a）初期心電図波形がVFまたは無脈性VTの院外心停止

TTMが推奨される．この根拠は2002年の2つのRCTである[7,8]．275人が登録されたRCT[7]および77人が登録された準RCT[8]において，TH（32〜34℃）は体温管理なしと比較し，6カ月後の神経学的転帰良好（RR1.4，95%CI 1.08〜1.81），生存退院（OR 2.65，95%CI 1.02〜6.88）に関連した．

生存率に関しては，THが施行された患者に有益性を認める報告[7]（180日後の死亡率に対するRR 0.74，95%CI 0.58〜0.95）と，認めない報告[8]（51% vs. 68%，院内死亡率：RR 0.76，95%CI，0.52〜1.10）がある．

b）初期心電図波形がPEA/ASYSの院外心停止

TTMを施行してよい．院外VF/VTに比してTTMの推奨度が低いのは，THと体温管理なしを比較したRCTが報告されていないからである．計1,034人を対象としたコホート研究[9〜11]をまとめると，神経学的転帰不良率に群間差はなかった（調整OR 0.90，95%CI 0.45〜1.82）．一方，後ろ向きレジストリの1,830人の検討では，TH群で神経学的転帰不良が増加していた（調整OR 1.44，95%CI 1.039〜2.006）[12]．したがってTHにより神経学的転帰が改善するとの報告はない．ただ452症例が登録された日本のTHのレジストリのサブ解析においては，PEA/ASYSの院外心停止であっても心停止からROSCまでの時間が短い場合にはVF/VTと同等の神経学的転帰良好率であったと報告[13]されている．

生存率への効果に関して，TH（32〜34℃）は6カ月後の生存率増加と関連していた（OR 0.56，95%CI 0.34〜0.93）との報告[10]がある．

c）院内心停止（初期心電図波形にかかわらず）

TTMを施行してよい．院外VF/VTに比してTTMの推奨度が低いのは，THと体温管理なしを比較したRCTの報告がないからである．8,316人を登録した後ろ向きコホート研究ではTTMと積極的体温管理を行わない場合で，生存退院（OR 0.9，95%CI 0.65〜1.23）および神経学的転帰良好での生存（OR 0.93，95%CI 0.65〜1.32）について，ともに有意差がなかった[14]．

③非心原性心停止

小規模のcase seriesあるいはcase reportのみである．ほかの禁忌事項がなければTTM適応外とはならない．

④CT検査

TTM前にCTをルーチンに施行することはTTM

開始を遅らせる可能性があり，心原性が推定される場合などでは勧められない．ただTTM施行前に遅滞なくCT検査を施行することにより，心停止の原因が同定され治療方針が変更される可能性がある（脳卒中，大動脈解離など）．ROSC後2時間以内の脳CTにおいて灰白質と白質のCT値の比率の顕著な減少（＜1.14）は，転帰不良と関連するとの報告がある[15]．頭蓋内出血はROSC後症例の5%にみられるとの報告がある．

⑤その他

年齢自体はTTMの禁忌にはならない．

⑥除外基準

神経学的に急速に完全に回復した症例はTTMの適応にはならない．また，コントロール不能な出血性病変の存在，難治性のショック，意味のある神経学的回復の障害となる背景疾患の存在（担癌状態，肝硬変，COPD，心不全などの慢性疾患をもち積極的治療の適応にならない），activity of daily life不良，他の理由によるICU治療適応外，DNARオーダーの存在，主治医が不適当と判断した例，ではTTMは禁忌である．敗血症性ショックに対してTTMは相対的に禁忌である．

3）方法

①病院前での冷却輸液

病院前で，ROSC直後に30 ml/kgの冷却輸液を急速投与しても神経学的転帰および死亡率は改善しないが，再心停止（RR 1.22，95%CI 1.01〜1.46），肺水腫（RR 1.34，95%CI 1.15〜1.57）のリスクが増加する[16]．したがって，病院前の冷却輸液はルーチンには行わない．

②低体温療法の導入・維持の方法

THの導入・維持について，全身冷却，局所冷却，体外循環を含め，施行方法・施行デバイスで特に優れたものはない．体温測定部位はcore temperature（膀胱，食道，肺動脈）を使用し，持続モニタリングする．患者体温のフィードバック機能をもつ体温管理装置を使用すると看護師の負担が軽減する．

血管内冷却法は，体表冷却法と比較して体温コントロールの精度が良好で[17]，高血糖が少なく，有害事象が少なかったが[18]，低マグネシウム血症の頻度は高かった[19]．ただ，血管内冷却法と体表冷却法（ゲルパッド）との間で目標体温到達までの時間に有意差はなく転帰にも差はない．水循環ゲル被覆パッドはTH導入と維持，もしくはTH維持のみで使用されている[17]．

さらに，経皮的心肺補助装置をROSC前に使用しさらにTHを導入することにより，神経学的転帰良好率の増加[20]が報告されている．

4）目標体温

2002年の報告[7,8]をもとに目標体温は32〜34℃が推奨されていた．Holzer[7]らは275人が登録された無作為化比較対照試験Randomized controlled trial（RCT）を行い，32〜34℃で24時間のTH群と体温非管理群（だいたい37.6℃）を比較し，6カ月後の神経学的転帰良好例の有意な増加（36% vs. 53%，リスク比 RR：1.4，95%CI 1.08〜1.81），および死亡率の有意な減少（55%，vs. 41%，RR 0.74，95%CI 0.58〜0.95）を報告した．また，Bernardらは77人が登録された準RCTにおいて33℃で12時間のTHと体温非管理群（だいたい37.3℃）を比較し，退院時の神経学的転帰良好例の有意な増加（26%，vs. 49%，OR：2.65，95%CI 1.02〜6.88）を報告した（院内死亡率には有意差はなかった）．

2013年にNielsenらの939人を対象とした33℃のTH群と36℃のFC群を比較検討したRCT（TTM Trial）が報告され[6]，目撃のない心静止を除くすべての初期心電図波形の院外心停止成人患者について有益性を示さなかった（研究終了時の死亡率：50%，vs. 48%．HR 1.06，95%CI 0.89〜1.28，死亡もしくは6か月後の神経学的転帰不良率：54% vs. 52%，RR 1.02，95%CI 0.88〜1.16）．一方，院外心停止のVF/VTもしくは心静止の36人を登録した小さな試行的RCT[21]は，32℃のTH群は34℃と比較して，少数例で統計学的検出力不足ではあるが，有益性を示せなかった（神経学的転帰良好な生存率44.4% vs. 11.1%，p=0.12）．

したがって，現状ではTTM施行時には，32〜36℃とより幅広い体温コントロール範囲内のあら

表2 ベッドサイドシバリング評価スケール（文献27, 28)より引用改変）

スコア	シバリング発生部位
0	咀嚼筋，頸部，胸壁を触診してもシバリングなし シバリングなし（心電図で）
1	シバリング示唆（心電図で）
2	頸部・胸郭
3	上肢全体＋頸部・胸郭
4	体幹，四肢全体

スコア0となるように管理する

かじめ決めた温度で一定に維持することが推奨されている．

注目すべきはCanadian Guideline[22]で，Nielsen dataは目標体温36℃が非劣勢であることを証明するほどの結果を示していないとして，現在でも32〜34℃を推奨している．

特定の心停止患者において，TH（32〜34℃）とFC（36℃）のどちらがより有益であるかは不明である．ROSC後の脳障害の重症度がわかれば，それに基づいた個々の症例の目標体温の設定につながる可能性はある．例えば救急外来（ROSC直後）でのGCS Motor scoreは神経学的転帰と関係するとの報告がある[23]．

36℃のTTMは，発熱状態を放置することとは異なる．Holzerら[7]およびBernardら[8]の報告はTHと体温管理なし群を比較してTHの有効性を報告している．これに対してNielsenの報告は，33℃管理と36℃管理を比較している．この3研究の神経学的転帰良好の率を改めて比較するとHolzerおよびBernardのTH群およびNielsenの36℃群はすべて50％程度であり，HolzerおよびBernardの体温非管理群のみ30％程度と低値になっている．つまり32〜36℃の間でいずれの温度にせよ，TTMを行うことは行わないことに比して効果がある．

5）維持期間

神経学的転帰について，2件の観察研究は，維持期間による転帰の差を認めていない．まず一方の研究（日本の院外心停止で低体温療法レジストリ）では，神経学的転帰良好群と不良群の間でTHの維持期間に差はなかった（25時間 vs. 26時間）[24]．も

う一方の研究[25]では，THの維持期間が24時間群と72時間群との間で死亡率や神経学的転帰不良率に差はみられなかった．2017年のKirkegaardらの報告[26]では24時間と48時間を比較し，48時間のほうが6カ月後生存率が高いが有意差はない．Kirkegaardらは，結果は統計学的検出力不足なので今後検討が必要としている．

過去の臨床研究試験におけるTTMの維持期間は，Holzerら[7]：24時間，Bernardら[8]：12時間，Nielsenら[6]：28時間，とばらついている．

TTMを施行する場合は，2つの大規模なRCT[6, 7]の施行期間から判断すると維持期間は少なくとも24時間とすることを提案する．

TTMの特定の維持期間を支持あるいは反対する直接的なエビデンスはなく，TTMの至適な維持期間はいまだ明らかではない．

6）復温速度

特定の復温速度を推奨する高いエビデンスの報告はない．海外報告では0.1〜0.3℃/時での検討が多いが，0.1℃/時が勧められる．

7）鎮痛，鎮静，筋弛緩，シバリング管理

TTMにおいては，体温調節に伴うシバリングを予防および防止することが非常に重要である．シバリングを抑えるための必要に応じて皮膚の保温counter warming，鎮痛薬，鎮静薬，筋弛緩薬を使用する．シバリングは，ベッドサイドシバリング評価スケール[27, 28]（表2）を1時間ごとに使用しながら，シバリングスコア0になるように抗シバリングプロトコルに沿って段階的に四肢の保温や十分な鎮痛鎮静を行う[27〜29]（図2）．

TTMでは起こりうる合併症を予測して対応することが必要である（図1）．心電図モニタリングで特にQTcインターバルにも注意を払う．血清カリウム値は低下するが補正は最小限とし，3.0 mEq/L維持を目標とする．TH中の投与カロリーは通常の75％程度とする．持続脳波モニタリングも痙攣の場合，筋弛緩薬投与の場合ではできる範囲で行う．

8）体温管理療法後の発熱のコントロール

TTMを施行していない場合，ROSC後の発熱は転帰不良と関連しているとの研究がある[30]．一方，

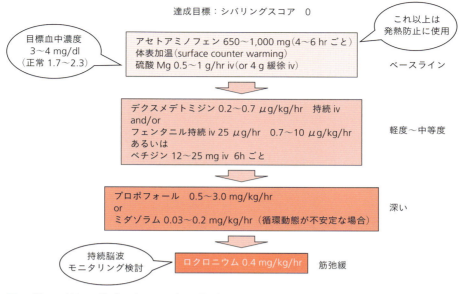

図2 抗シバリングプロトコル（文献[27～29]より引用改変）

TTMを施行された場合，TTM後の発熱は神経学的良好な生存，あるいは生存という転帰と関連していないとする観察研究[30]と，TTM後の発熱は転帰不良と関連しているとする研究[31,32]とがあり，結果が一定していない．

発熱が神経障害を増悪させるのか，重篤な神経障害自体が体温調節不全の原因なのかの区別はできないが，発熱は神経損傷を伴う多くの重症病態で転帰不良と関連している．体温上昇は，代謝の亢進により虚血再灌流障害と神経障害を増悪させる．発熱防止はICUで神経損傷に対して一般的に行われている対応であり，発熱防止に関連する有害事象のリスクは相対的に低い．

したがって，32～36℃のTTM終了後も昏睡状態が遷延している場合では発熱をコントロールする．ただROSC後の発熱防止あるいは発熱治療が転帰を改善するかどうかを検討した研究はなく，発熱コントロール期間や方法に関するデータもない．NielsenらのTTM Trial[6]では，ROSC後72時間までTTM（＜37.5℃）を施行している．表1にはROSC後96時間までの体温コントロールを示したが，これが血管内体温管理装置のカテーテルの使用期間が4日間であるためである．

4 ▪ てんかん発作の予防と治療

1）定義と診断

てんかん発作（seizure）は大脳の神経細胞の過剰な突発性発射に由来し，様々な身体症状，意識レベルの変化，運動障害，感覚障害を呈する病態である．てんかん発作は，痙攣性てんかん発作（convulsive seizure）と非痙攣性てんかん発作（non convulsive seizure；NCS）に分類される．痙攣（convulsion）は大脳運動領野～筋肉に至る経路の異常興奮によって骨格筋に生じる発作的な不随意の筋収縮である．NCSでは痙攣を伴わないので，診断には持続脳波モニタリング（24時間以上）が必要である．痙攣はROSC後3～44％の例でみられる．

てんかん重積状態（status epilepticus；SE）は「臨床的あるいは電気的てんかん活動が少なくとも5分以上続く場合，あるいはてんかん活動が回復なく反復し5分以上続く場合」と定義されている[33]．

ROSC後の昏睡状態の患者において，てんかん発作を診断するうえで標準化された定義は用いられていない（特にNCS）．持続脳波モニタリングは，筋弛緩薬を併用する場合や痙攣が起こった症例において使用する．ただ，ROSC後の昏睡状態の患者のて

んかん発作の治療の有用性についても，脳波モニタリング自体が普及・標準化していないこと，および転帰が改善するとのエビデンス不足のため結論が出ていない．

2）てんかん発作の予防

ROSC後の昏睡患者において，てんかん発作，特にSEは転帰不良と関連している．てんかん発作やSEは心停止による重症の脳損傷の結果であるとともに，これらが脳損傷をさらに増悪する可能性がある．

院外心停止のROSC例に対する抗てんかん薬の予防効果を評価したRCT[34]では，3カ月後に自立していた患者の割合は，プラセボ群25.3%（19/75），硫酸マグネシウム群34.7%（26/75），ジアゼパム群17.3%（13/75），およびジアゼパム＋硫酸マグネシウム群17.3%（13/75）であり（硫酸マグネシウムに関するRR 1.22，95%CI 0.81～1.83），患者背景調節後の神経学的転帰に群間差はみられなかった．また，ROSC後の昏睡状態の患者におけるてんかん発作予防のための，抗てんかん薬投与の時期，期間，投与量，薬物の選択に関するデータは不十分である．さらに抗てんかん薬には重大な副作用（血圧低下など）がある．

ROSC後の患者に対して，抗てんかん薬の予防投与は行わない．この理由は，痙攣の定義が報告により異なること，脳波モニタリングが普及していないこと，抗てんかん薬は低血圧などの副作用が報告されていること，などである．

3）てんかん発作の治療

ROSC後患者の痙攣は抗てんかん薬投与により治療する．発症しているてんかん発作は脳損傷を増悪させる可能性があり，再発するてんかん発作およびSEの治療は標準的な治療の一環である．痙攣性てんかん発作（全般性てんかん様放電など）以外のてんかん様活動の治療に関する基準は十分に定められていない．

抗てんかん薬治療の生存や神経学的転帰への効果に関する信頼度の高い研究はない．

5 ▪ 血糖管理

ROSC後患者に対しては，一般の重症患者に対する血糖管理と同様のプロトコルで対応する．ROSC後には高血糖が通常みられ，180 mg/dl以上の高血糖は治療する．低血糖は回避する．低血糖のリスクを増加させる厳格な血糖管理は行わない．血糖値を特定の範囲内や最小限の変動に維持することが神経学的転帰改善につながるかは不明である．

重症患者と同様にインスリン療法で対応する．

6 ▪ 感染対策

特にTHを行った場合は易感染性となる．誤嚥性肺炎など，明らかな感染症には抗菌薬を投与する．

7 ▪ 心停止の原因疾患の治療

原因別の治療を行う．

ROSC後昏睡例でTTM施行した場合の神経学的転帰不良の評価（図3）

ROSC直後で昏睡状態が持続する場合であっても，神経学的転帰不良としてはならない．

ROSC 72時間以降において，脳幹反射（対光反射，角膜反射）の両側消失あるいは体性感覚誘発電位の両側N20波の消失は，転帰不良と関連している可能性がある．

ROSC 2時間以内の脳CT所見で，皮髄境界が不明瞭な場合は転帰不良の可能性がある．

ROSC後72時間以前に，臨床所見のみで転帰不良を評価してはならない．また，単一の検査・所見だけでなく，多元的な検査（臨床所見，神経電気生理学検査，画像，マーカー）を，予後評価のため使用する．

1 ▪ 臨床診察

両側対光反射消失，もしくは両側の瞳孔および角膜反射消失を，転帰不良の指標としてROSCから少なくとも72時間以後において使用する．

GCS M1（痛み刺激に無反応）or M2（痛み刺激

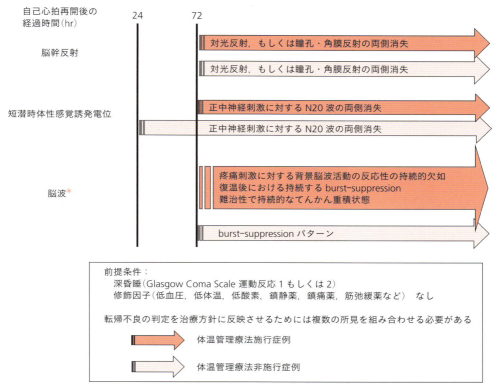

図3 転帰不良の指標
*脳波の推奨度は脳幹反射および短潜時体性感覚誘発電位の推奨度に比して低い．
これ以外の検査は，転帰不良の指標として偽陽性率がより高く，ここでは省略する．（日本救急医療財団心肺蘇生法委員会（監修）：改訂5版 救急蘇生法の指針2015 医療従事者用．へるす出版，p 106，2016 より引用）

に異常伸展運動反応）は，偽陽性率が高いため単独で転帰不良を評価しないようにする．ただ，感度は高いため，予後評価が必要な神経学的状態が悪い患者の同定，あるいは，転帰不良を評価するためにほかのより強い指標と組み合わせて使用できる．

ミオクローヌスは，ROSC後72時間は神経学的転帰不良の評価指標として使用しない．ミオクローヌス重積状態は，ROSC後72時間にみられた場合，ほかの検査所見と組み合わせてROSC後72時間の時点で神経学的転帰不良の評価指標として考慮する．

鎮静薬，鎮痛薬の残存効果が疑われる場合，臨床所見を継続して観察する．それにより予後評価の偽陽性を最小化できる．神経学的転帰不良を評価する最も早い時期は，ROSC後72時間であり，薬物の残留によって臨床症状が影響される場合は，観察時間をより長く延長する．

2 ▪ 神経電気生理学的検査

1) 短潜時体性感覚誘発電位（short latency somato-sensory evoked potential ; SSEP）（図4）

転帰不良の指標としてROSCから少なくとも72時間後に検査されたN20波の両側消失を使用する．

代表的研究では，両側のN20波が同定されないことで転帰不良とする判断の偽陽性率は，TTM中に比して復温後がより低値（1%）である[35]．

SSEPは末梢神経（例：上肢 正中神経）を皮膚の表面から電気刺激して記録される．伝導路は末梢神経大径有髄線維，脊髄後索，内側毛帯，視床，大脳皮質感覚野と推定されている．SSEPのなかでROSC後の脳機能評価に使われている波形はN20波である．N20波は刺激から20 msec後に出てくる陰性（negative : N）の波形で大脳皮質感覚野の機能を示す．麻酔薬などの影響を受けにくいことはROSC後の脳機能評価に適している．SSEP記録に

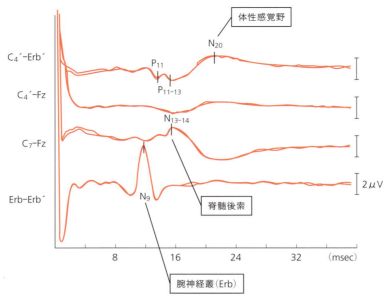

図4 短潜時体性感覚誘発電位（short latency somatosensory evoked potential；SSEP）
典型的な波形とその起源を示す．

は，しかるべき技術と経験が必要で，筋由来のアーチファクトや，ICU環境から，さらに使用薬物からの電気的影響を避けるために最大限の注意を払う．

2）脳波

転帰不良の指標として，ROSC後72時間またはそれ以降における外部（疼痛）刺激に対する背景脳波活動の反応性の持続的欠如，復温後における持続するburst-suppression，難治性で持続的なSE，を使用することを提案する．bispectral index（BIS）は，転帰不良の指標としての使用を避けるように推奨する．

代表的研究では，背景脳波活動の反応性欠如は，転帰不良とする判断の偽陽性率は，TTM中に比して復温後がより低値（0%）である[36]．復温後のburst-suppressionの存在は，転帰不良判断の評価として，偽陽性率0%（95%CI 0〜5%），感度18%（95%CI 8〜34%）であった[37]．脳波上てんかん重積状態になるパターンでの転帰不良の評価は，背景活動がburst-suppressionであれば偽陽性率0%，95%CI 0〜5%であるが，背景活動が持続的（デルタ/シータ/アルファ波）の場合は偽陽性率4%，95%CI 0〜12%であり[37]，背景活動により転帰が異なる可能性が示唆されている．

平坦・低振幅脳波は転帰不良の指標としての偽陽性率が高い．脳波に関しては各波形の定義も報告により異なること，および背景脳波活動の反応性を評価するための外部（疼痛）刺激の方法が標準化されていないことも課題である．

3 ▪ 神経特異エノラーゼ（neuron specific enolase；NSE）

転帰不良を評価するために，ROSC後48〜72時間のNSEが連続高値であり，さらに他の予測指標を組み合わせて使用する．ただし偽陽性率0%という予測を可能とする推奨できる閾値がないため，NSE単独で予後不良を特異的に評価することは不十分である．

NSEを評価する際は，溶血による偽陽性結果を避けるため，細心の注意を払い，可能であれば複数の連続した時点で（24〜72時間），サンプリングする．

4 ▪ 画像検査

転帰不良を評価するために，ROSC後2時間以内の灰白質と白質のCT値比の顕著な減少（偽陽性率0〜8%）[38]，またはROSC後2〜6日における脳

MRI上の広範囲な拡散制限領域の存在を他の予測指標と組み合わせたうえで指標として使用する．

イメージングに経験豊富な診療施設で行われた予後評価のための研究成果を使用する．高機能のCTスキャン所見は脳ヘルニアや脳死を同定できる場合があるが，たとえCT上で予後不良を示す早期画像所見があったとしても，臨床所見の評価に費やす十分な時間を制限するようなことがあってはならない．

まとめ

TTMはROSC後の神経集中治療の一部であり，呼吸循環動態を安定化させたうえで施行しなければならない．その場合適応と禁忌に注意することと，施行時にはシバリングを防止することが重要である．

文献

1) Nolan JP, Neumar RW, Adrie C, et al : Post-cardiac arrest syndrome : epidemiology, pathophysiology, treatment, and prognostication. A Scientific Statement from the International Liaison Committee on Resuscitation ; the American Heart Association Emergency Cardiovascular Care Committee ; the Council on Cardiovascular Surgery and Anesthesia ; the Council on Cardiopulmonary, Perioperative, and Critical Care ; the Council on Clinical Cardiology ; the Council on Stroke. Resuscitation 79 : 350-379, 2008
2) Nagao K, Nonogi H, Yonemoto N, et al : Duration of Prehospital Resuscitation Efforts After Out-of-Hospital Cardiac Arrest. Circulation 133 : 1386-1396, 2016
3) Grunau B, Reynolds JC, Scheuermeyer FX, et al : Comparing the prognosis of those with initial shockable and non-shockable rhythms with increasing durations of CPR : Informing minimum durations of resuscitation. Resuscitation 101 : 50-56, 2016
4) Reynolds JC, Grunau BE, Rittenberger JC, et al : Association Between Duration of Resuscitation and Favorable Outcome After Out-of-Hospital Cardiac Arrest : Implications for Prolonging or Terminating Resuscitation. Circulation 134 : 2084-2094, 2016
5) 日本蘇生協議会ガイドライン作成委員会：JRC蘇生ガイドライン2015 第2章 成人の二次救命処置. 医学書院, pp 1-180, 2016
6) Nielsen N, Wetterslev J, Cronberg T, et al : Targeted temperature management at 33 degrees C versus 36 degrees C after cardiac arrest. N Engl J Med 369 : 2197-2206, 2013
7) Holzer M, Sterz F : Mild therapeutic hypothermia to improve the neurologic outcome after cardiac arrest. N Engl J Med 346 : 549-556, 2002
8) Bernard SA, Gray TW, Buist MD, et al : Treatment of comatose survivors of out-of-hospital cardiac arrest with induced hypothermia. N Engl J Med 346 : 557-563, 2002
9) Dumas F, Grimaldi D, Zuber B, et al : Is hypothermia after cardiac arrest effective in both shockable and nonshockable patients? : insights from a large registry. Circulation 123 : 877-886, 2011
10) Testori C, Sterz F, Behringer W, et al : Mild therapeutic hypothermia is associated with favourable outcome in patients after cardiac arrest with non-shockable rhythms. Resuscitation 82 : 1162-1167, 2011
11) Vaahersalo J, Hiltunen P, Tiainen M, et al : Therapeutic hypothermia after out-of-hospital cardiac arrest in Finnish intensive care units : the FINNRESUSCI study. Intensive Care Med 39 : 826-837, 2013
12) Mader TJ, Nathanson BH, Soares WE, 3rd, et al : Comparative Effectiveness of Therapeutic Hypothermia After Out-of-Hospital Cardiac Arrest : Insight from a Large Data Registry. Ther Hypothermia Temp Manag 4 : 21-31, 2014
13) Soga T, Nagao K, Sawano H, et al : Neurological Benefit of Therapeutic Hypothermia Following Return of Spontaneous Circulation for Out-of-Hospital Non-Shockable Cardiac Arrest. Circ J 76 : 2579-2585, 2012
14) Nichol G, Huszti E, Kim F, et al : Does induction of hypothermia improve outcomes after in-hospital cardiac arrest? Resuscitation 84 : 620-625, 2013
15) Kim SH, Park KN, Youn CS, et al : Early brain computed tomography findings are associated with outcome in patients treated with therapeutic hypothermia after out-of-hospital cardiac arrest. Scand J Trauma Resusc Emerg Med 21 : 57, 2013
16) Kim F, Nichol G, Maynard C, et al : Effect of prehospital induction of mild hypothermia on survival and neurological status among adults with cardiac arrest : a randomized clinical trial. JAMA 311 : 45-52, 2014
17) Hoedemaekers CW, Ezzahti M, Gerritsen A, van der Hoeven JG : Comparison of cooling methods to induce and maintain normo-and hypothermia in intensive care unit patients : a prospective intervention study. Crit Care 11 : R91, 2007
18) Oh SH, Oh JS, Kim YM, et al : An observational study of surface versus endovascular cooling techniques in cardiac arrest patients : a propensity-matched analysis. Crit Care 19 : 85, 2015
19) Tømte Ø, Drægni T, Mangschau A, et al : A comparison of intravascular and surface cooling techniques in comatose cardiac arrest survivors. Crit Care Med 39 : 443-449, 2011
20) Sakamoto T, Morimura N, Nagao K, et al : Extracorporeal cardiopulmonary resuscitation versus conventional cardiopulmonary resuscitation in adults with out-of-hospital cardiac arrest : a prospective observational study. Resuscitation 85 : 762-768, 2014
21) Lopez-de-Sa E, Rey JR, Armada E, et al : Hypothermia in comatose survivors from out-of-hospital cardiac arrest : pilot trial comparing 2 levels of target temperature. Circulation 126 : 2826-2833, 2012
22) Howes D, Gray SH, Brooks SC, et al : Canadian Guidelines for the use of targeted temperature management (therapeutic hypothermia) after cardiac arrest : A joint statement from The Canadian Critical Care Society (CCCS), Canadian Neurocritical Care Society (CNCCS), and the Canadian Critical Care Trials Group (CCCTG). Resuscitation 98 : 48-63, 2015
23) Hifumi T, Kuroda Y, Kawakita K, et al : Effect of Admission Glasgow Coma Scale Motor Score on Neurological Outcome in Out-of-Hospital Cardiac Arrest Patients Receiving Therapeutic Hypothermia. Circ J 79 : 2201-2208, 2015
24) Yokoyama H, Nagao K, Hase M, et al : Impact of Therapeutic Hypothermia in the Treatment of Patients With Out-of-Hospital Cardiac Arrest From the J-PULSE-HYPO Study Registry. Circ J 75 : 1063-1070, 2011
25) Lee BK, Lee SJ, Jeung KW, et al : Outcome and adverse events with 72-hour cooling at 32 degrees C as compared to 24-hour cooling at 33 degrees C in comatose asphyxial arrest survivors. Am J Emerg Med 32 : 297-301, 2014
26) Kirkegaard H, Søreide E, de Haas I, et al : Targeted Temperature Management for 48 vs 24 Hours and Neurologic Outcome After Out-

27) Badjatia N, Strongilis E, Gordon E, et al : Metabolic impact of shivering during therapeutic temperature modulation : the Bedside Shivering Assessment Scale. Stroke 39 : 3242-3247, 2008
28) Brophy GM, Human T, Shutter L : Emergency Neurological Life Support : Pharmacotherapy. Neurocrit Care suppl 2 : S48-68, 2015
29) Choi HA, Ko SB, Presciutti M, et al : Prevention of shivering during therapeutic temperature modulation : the Columbia anti-shivering protocol. Neurocrit Care 14 : 389-394, 2011
30) Gebhardt K, Guyette FX, Doshi AA, et al : Prevalence and effect of fever on outcome following resuscitation from cardiac arrest. Resuscitation 84 : 1062-1067, 2013
31) Bro-Jeppesen J, Hassager C, Wanscher M, et al : Post-hypothermia fever is associated with increased mortality after out-of-hospital cardiac arrest. Resuscitation 84 : 1734-1740, 2013
32) Winters SA, Wolf KH, Kettinger SA, et al : Assessment of risk factors for post-rewarming "rebound hyperthermia" in cardiac arrest patients undergoing therapeutic hypothermia. Resuscitation 84 : 1245-1249, 2013
33) Brophy GM, Bell R, Claassen J, et al : Guidelines for the evaluation and management of status epilepticus. Neurocrit Care 17 : 3-23, 2012
34) Longstreth WT Jr., Fahrenbruch CE, Olsufka M, et al : Randomized clinical trial of magnesium, diazepam, or both after out-of-hospital cardiac arrest. Neurology 59 : 506-514, 2002
35) Bouwes A, Binnekade JM, Kuiper MA, et al : Prognosis of coma after therapeutic hypothermia : a prospective cohort study. Ann Neurol 71 : 206-212, 2012
36) Crepeau AZ, Rabinstein AA, Fugate JE, et al : Continuous EEG in therapeutic hypothermia after cardiac arrest : prognostic and clinical value. Neurology 80 : 339-344, 2013
37) Rundgren M, Westhall E, Cronberg T, et al : Continuous amplitude-integrated electroencephalogram predicts outcome in hypothermia-treated cardiac arrest patients. Crit Care Med 38 : 1838-1844, 2010
38) Lee BK, Jeung KW, Lee HY, et al : Combining brain computed tomography and serum neuron specific enolase improves the prognostic performance compared to either alone in comatose cardiac arrest survivors treated with therapeutic hypothermia. Resuscitation 84 : 1387-1392, 2013

コラム：体温管理療法の光と影　神経集中治療の重要性

体温管理療法のチャンピオンデータにおける体温変動幅と感染症合併率をまとめた．

体温管理療法は Holzer 2002[7] から始まった．神経学的転帰良好率が最高なのは 33℃ 48 時間の体温管理療法を行った Kirkegaard 2017[26] のデータである（ただし 33℃ 24 時間群との間で有意差はない）．一方，Nielsen 2013（TTM trial）[6] では神経学的転帰良好率が他に比べて低いことが目立つ．これには体温変動幅が大きく，感染症合併が多いことが関係しているかもしれない．Yokoyama 2011[24] は日本のレジストリデータであるが，感染症合併率は低い．

これらは，神経集中治療において，体温管理装置を単に使用するだけでなく，シバリングのコントロールや適切な鎮痛鎮静，合併症管理が極めて重要であることを改めて示している．

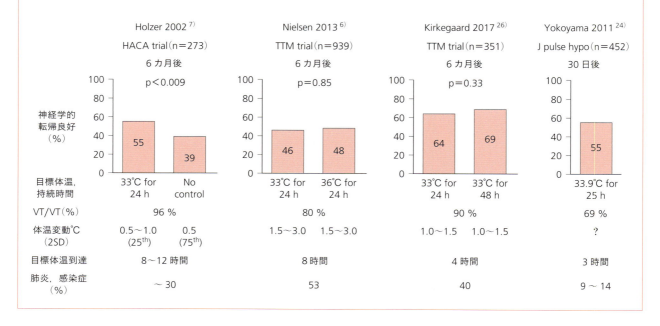

特集 循環器救急の最前線―初期診療と循環管理を極める
循環管理を極める

体液管理における血液浄化療法

吉本広平／土井研人

> **Point**
> - 心不全に対しては，機械的除水手段として体外限外濾過法と持続的血液濾過が用いられる．
> - 早期の限外濾過施行により短期・長期予後が改善する可能性があるが，結論は出ていない．
> - 限外濾過を行う際は，患者状態に応じ血管内脱水を避けるよう施行することが重要である．

はじめに

うっ血性心不全患者における急性血液浄化療法は，通常，体液管理を目的とした血液濾過（除水）と，腎代替療法としての透析の2つの観点から施行される．肺水腫の背景となる体液過剰に対してループ利尿薬を中心とした種々の薬剤療法に抵抗性の場合，機械的な除水手段として限外濾過の原理を用いた血液浄化療法（血液濾過）が選択される．またうっ血性心不全には急性/慢性腎不全が高頻度に合併し，かつ腎不全が心不全患者における独立した予後因子であることが指摘されており[1]，急性期では乏尿性腎不全の回復を待つ間，酸塩基平衡や電解質異常の是正を通じた全身状態の安定化を目的に腎代替療法（透析）としての血液浄化療法が施行される．

本稿は体液管理が主題であるため上記の観点のうち血液濾過（限外濾過による除水）を中心に，血液浄化療法の種類と適応，これまでのエビデンスおよび治療の実際についての解説を行う．

なお腹膜透析が在宅医療の場を中心として心不全患者の管理に有効であるとの報告もあるが，急性期には用いられにくい手法であり，エビデンスにも乏しいことから本稿では扱わないこととする．また心不全増悪にTNF-αやIL-6など免疫細胞から放出されるサイトカインが関与していることが知られており，敗血症領域を中心として吸着の原理をもつ透析膜を使用した血液浄化療法が炎症性サイトカインなどhumoral mediatorの除去に有用であるとの報告もあるが，心不全患者にhumoral mediatorの除去を目的に血液浄化療法を行うことは推奨されず，根拠となるエビデンスも乏しいことからこちらも本稿では扱わない．

心不全に用いられる血液浄化療法

心不全管理で用いられる血液浄化療法のモダリティを**表1**に示す．血液濾過には補充液を用いない体外限外濾過法（extracorporeal ultrafiltration method；ECUM）と，補充液を用いつつ持続的かつ緩徐に行う持続的血液濾過（continuous hemofiltration；CHF）が存在する．一般的に血行動態が

表1 心不全に用いられる血液浄化療法

血液濾過（hemofiltration ; HF）
1. 体外限外濾過法（extracorporeal ultrafiltration method ; ECUM）
   補充液を用いないもの，本邦では総称として ECUM と呼ばれる
   Isolated ultrafiltration ; UF
   　間欠的に行う限外濾過，本邦における ECUM に相当
   Slow continuous ultrafiltration ; SCUF
   　持続的に行う限外濾過，<u>本文中の主要な RCT で用いられている手法</u>
2. 持続的血液濾過（continuous hemofiltration ; CHF）
   補充液を用いるもの，緩徐な溶質除去も可能

血液濾過透析（hemodiafiltration ; HDF）
血液濾過に透析（拡散）の原理を加えたもの
持続的血液濾過透析（continuous hemodiafiltration ; CHDF）
持続的に行う血液濾過透析，<u>本邦で頻用されている手法</u>

血液透析（hemodialysis ; HD）
腎補助（溶質除去）を目的としたもの
持続的血液透析（continuous hemodialysis ; CHD）
持続的に行う血液透析

持続的血液浄化療法の種類と送返血ルートによる呼称の対応	
持続的血液濾過 continuous hemofiltration（CHF）	持続的静静脈血液濾過 continuous venovenous hemofiltration（CVVHF）
持続的血液透析 continuous hemodialysis（CHD）	持続的静静脈血液透析 continuous venovenous hemodialysis（CVVHD）
持続的血液濾過透析 continuous hemodiafiltration（CHDF）	持続的静静脈血液濾過透析 continuous venovenous hemodiafiltration（CVVHDF）

その他の血液浄化療法
腹膜透析（peritoneal dialysis ; PD）

安定している場合は一般の透析コンソールを用いて比較的短時間に除水が施行できる ECUM が選択され，血行動態が不安定な場合は専用のコンソールを用いた CHF が選択されることが多い．もっとも海外ではより小型でプライミングボリュームが少なく，かつ末梢静脈からも使用可能な ECUM のコンソールが開発されており，後述する複数の RCT においてもそれらの簡便な新規装置が使用されている．一方，CHF では ECUM と異なり緩徐な溶質除去も可能であるため，循環動態が不安定で急性腎障害（acute kidney injury ; AKI）の合併が多い重症心不全患者に対しては CHF が好まれることが多い．なお，CHF に拡散の原理を加えたモダリティを持続的血液濾過透析（continuous hemodiafiltration ; CHDF）と呼ぶが，本邦の持続的腎代替療法（continuous renal replacement therapy ; CRRT）の発展の歴史から，わが国では CHF を意図したものでも CHDF として利用されることが多い[2]．

本邦の心不全ガイドライン[3]上では ECUM，CHF，CHDF いずれも推奨度 class Ⅱb，エビデンスレベル B として記載されている．

なお語句の定義の問題として，ECUM は海外では UF（ultrafiltration）ないし持続的に行う場合は SCUF（slow continuous ultrafiltration）と呼称され，また CHF/CHDF は海外では送脱血路と濾過透析の有無からそれぞれ CVVHF（continuous venovenous hemofiltration）/CVVHDF（continuous venovenous hemodiafiltration）と呼称される点に留意する．

血液濾過（限外濾過）の可能性

血液濾過（限外濾過）を行う最大の利点は言うまでもなく，たとえ利尿薬に全く反応しない心不全患者においても機械的に体液調整を図れる点である．またナトリウム排泄の観点からもループ利尿薬が

hypotonicな利尿を促すのに対し，限外濾過で除水される体液は等張であり134〜138 mmol/Lのナトリウムが排泄されることから，限外濾過はナトリウム排泄の観点からはより有利である[4]．またループ利尿薬の使用により低カリウム血症など電解質異常の合併が懸念されるが，限外濾過では電解質の変化を伴わないため，電解質の管理の面からも限外濾過が有利である．またループ利尿薬は直接的・間接的にレニン-アンジオテンシン-アルドステロン系（Renin-Angiotensin-Aldosterone System；RAAS）の賦活化を促すことで，利尿薬の作用減弱や心筋リモデリングの助長が懸念されるが，限外濾過では除水量と同量の間質液が血管内に移動してくるため[5]，血管内脱水を来すような過剰な除水がなされなければ，RAASの活性化は起こりにくいと考えられている．さらに後述するように，既に利尿薬投与がなされている症例の場合，利尿薬増量の代わりに限外濾過を施行することで，減弱した利尿薬への反応性が回復する可能性も指摘されている[7]．

血液濾過（限外濾過）に関するこれまでの主要な RCT

このような既存の薬物療法にはない限外濾過の利点に着目し，これまで主にループ利尿薬と比較する形で，うっ血性心不全に対する血液濾過（限外濾過）の有用性を検討した複数のRCTが報告されてきた．2005年に報告されたRAPID-CHF trial[6]では，40名のうっ血性心不全患者を対象に，ループ利尿薬を中心とした標準治療群（n=20）と，標準治療に加えて限外濾過による除水を施行する群（n=20）にランダムに割り付け，割り付け後24時間の体液バランスが比較された．結果，限外濾過群は標準治療群と比較し，腎機能増悪や血行動態の悪化を招くことなく，よりマイナスの体液バランス（中央値4,650 ml vs. 2,838 ml，p=0.001）が達成され，心不全症状の改善率も限外濾過群が有意に良好であった．

RAPID-CHFでは標準治療に追加する形での限外濾過の有用性が示唆される結果であったが，2007年に報告されたUNLOAD trial[7]では前述したループ利尿薬の弊害（長期使用による利尿作用の減弱や電解質異常の併発）を鑑み，利尿薬の代替治療として入院早期に行う限外濾過の有効性が検討された．この研究では体液量過多所見のあるうっ血性心不全患者200名（うち7割が元々ループ利尿薬を内服）を入院24時間以内に限外濾過群（利尿薬を除いた標準治療に加えて限外濾過を施行，n=100）と標準治療群（利尿薬を含む標準治療を施行，n=100）に割り付け，primary endpointとして48時間後の体重減少量や呼吸苦症状の改善率，secondary endpointとして90日後までの再入院率などが比較された．結果，限外濾過群は標準治療群と比較し，呼吸苦症状の改善率は同等であったものの，48時間後の体重減少量は有意に高値であり（5.0±3.1 kg vs. 3.1±3.5 kg，p=0.001），合併症として懸念されるAKIの発症率には有意差を認めなかった．また興味深いことに，限外濾過群は90日後までの心不全増悪に伴う再入院率も有意に低値であった（16/89［18%］vs. 28/87［32%］，p=0.037）．入院早期に施行する限外濾過が短期間のアウトカムだけではなく，長期予後をも改善させる可能性が示唆されたが，その要因として著者らは限外濾過でより多くのナトリウム排泄が得られた可能性や，限外濾過群は退院時のループ利尿薬の減量が可能であったことから，一時的に利尿薬を中止したことによるループ利尿薬への反応性の回復が寄与したと考察している．

また2011年には単施設RCTであるULTRADISCO study[8]において，限外濾過による適切な除水がRASSの活性化を来すことなく循環動態を改善させる可能性が報告されている．この研究ではUNLOAD trialと同様，うっ血性心不全患者30名（元々全員がループ利尿薬を内服）を限外濾過群（利尿薬を除いた標準治療に加えて限外濾過を施行，n=15）と標準治療群（利尿薬を含む標準治療を施行，n=15）にランダムに割り付けたうえで，血行動態（心拍出量や全身血管抵抗値）と神経体液性因子（NT-proBNP，aldosterone）の推移が比較された．またこれまでの報告では治療強度が担当医の判

断によって調節されていたのに対し，この研究では事前に定められたプロトコルに従い，血圧や心拍数，尿量に応じて除水速度やフロセミドの投与量が調節された．結果，限外濾過群は利尿薬投与群と比較しより負の体液バランスを達成したにもかかわらず，心拍出量は有意に増大かつ全身血管抵抗は低下し，また治療中の血圧低下も認めなかった．一方，利尿薬投与群は逆に心拍出量は有意に低下し，治療中に血圧低下と心拍数増加を認めた．神経体液性因子に関しても，限外濾過群は NT-proBNP, aldosterone 値の有意な低下を認めたのに対し，利尿薬投与群は治療前後で有意な変化は認めなかった．これらの結果はループ利尿薬の投与が間質から水を引けないまま血管内脱水を来し RASS の亢進を招きうるのに対し，限外濾過では適切な濾過流量（除水速度）が維持されれば血管内脱水を来すことなく体液調整が図れ，結果として心筋浮腫の軽減などを通じて血行動態の改善を期待できるものと考察された．

前述した UNLOAD trial では 90 日後までのアウトカムが比較されたが，2014 年に報告された QUORE trial[9] では入院早期の限外濾過により，さらに 1 年後までの予後（心不全増悪による再入院率）まで改善する可能性が報告された．この研究では，UNLOAD trial と比較し，より重症度の高い（より高齢で左室駆出率が低く，ベースの腎機能が悪い）心不全患者を対象に，入院 24 時間以内に限外濾過群（n=27）と標準治療群（n=29）にランダムに割り付け予後が比較された．限外濾過による除水速度はヘマトクリット値の持続モニタリングを指標に血管内脱水を来さないよう治療者の裁量で調整された．また UNLOAD trial と異なり，限外濾過群においても元々の利尿薬投与は継続された．

結果，退院時までの体重減少量に有意差を認めないにもかかわらず（限外濾過群 7.5±5.5 vs. 標準治療群 7.9±9.0 kg, p=0.75），1 年後までの心不全増悪による再入院は限外濾過群が 3 名（11%）だったのに対し，標準治療群は 14 名（48%）と，限外濾過群の再入院率は著明に低値であった（HR 0.14, 95%CI 0.04〜0.08, log-rank test, p=0.002）．著者らは体重減少量が同等にもかかわらず予後に有意差を認めたことから，明確な機序は不明なものの限外濾過による神経体液性因子の調整が寄与したと考察している．

2016 年に報告された AVOID-HF trial[10] は，これまでで最も多い症例数（n=224）がエントリーされた多施設 RCT である（もっとも当初は n=810 のエントリーを計画されていたが，スポンサーにより途中で中止となった経緯がある）．本研究はこれまでの複数の RCT と同様に，うっ血性心不全患者に対して入院早期に限外濾過を施行する群（n=110）とループ利尿薬を中心とする薬剤治療群（n=114）とを比較した試験であるが，特徴的な点として除水速度が症例ごとのベースの腎機能や限外濾過施行中のバイタルサイン，尿量に応じて細かく調整されるプロトコルが採用されていることが挙げられる．また薬剤治療群におけるループ利尿薬を中心とした利尿薬の調整も尿量に応じたプロトコルが採用され，また両群ともプロトコルにおいて，十分な除水が得られない場合は循環作動薬の投与も推奨されている．

主要エンドポイントとして，退院後 90 日までの心不全増悪イベント（心不全増悪に伴う再入院ないし予期せぬ病院受診）が比較された．結果，限外濾過群のほうが心不全増悪イベント発生までの期間が長い傾向にあったものの，統計学的な有意差は示せなかった（log-rank test, p=0.106）．しかしながら退院後 30 日時点での再入院数は，限外濾過群が薬剤治療群と比較し有意に低値であり（限外濾過群 10 [9.5%] vs. 薬剤治療群 22 [20.4%], p=0.034），症例登録打ち切りに伴う検出力不足が示唆される結果であった．一方，重篤な合併症イベントは両群に有意差を認めなかったものの，治療に起因すると判断された非重篤な合併症も含むトータルの合併症イベントは，限外濾過群のほうが有意に多かった（16 [14.6%] vs. 6 [5.4%], p=0.034）．

これまで紹介してきた RCT はいずれもループ利尿薬に対する限外濾過の優位性を示唆する結果であったが，一方で限外濾過がかえって臓器障害を悪化させる可能性を示した RCT も存在する．2012 年に報告された CARRESS-HF trial[11] では，うっ血性

心不全に加えてAKI（0.3 mg/dl以上の血清クレアチニン値の上昇）を合併する188名を限外濾過群と薬剤治療群にランダムに割り付け，96時間後の血清クレアチニン値と体重変化量が比較された．この研究では除水速度は200 ml/hに固定され，中央値で40時間施行された．また薬剤治療群では尿量が3～5 L/dayに維持されるよう利尿薬が調整され，必要に応じて血管作動薬の使用も行われた．結果，割り付け96時間後において，体重減少量には両群に有意差を認めなかったものの，限外濾過群では薬剤治療群と比較し血清クレアチニン値が有意に上昇していた（＋0.23±0.70 vs. －0.04±0.53 mg/dl，p＝0.03）．また限外濾過群に重篤な合併症（心血管イベント，腎不全，出血性合併症，カテーテル関連合併症など）の頻度が優位に高かった（68［72％］vs. 54［57％］，p＝0.03）．このように限外濾過はかえって腎機能増悪と合併症の増加をもたらすことが懸念される結果であったが，この研究に対しては解釈を困難にする複数の問題点も指摘されている．例えば本研究ではintention to treat解析が用いられているが，限外濾過群（n＝94）のうち9％（n＝8）には実際には限外濾過は施行されず，利尿薬が投与されていた．またさらに限外濾過群の30％（n＝28）の症例には，評価ポイント（割り付け96時間後）より前に利尿薬投与が行われており，限外濾過群と薬剤治療群を単純に比較することは難しい．また除水速度が200 ml/hに固定された点も，症例によっては過剰な除水速度であり血管内脱水による腎機能増悪に繋がった可能性がある．

以上の報告をまとめると，これまで報告されたRCTから示唆される限外濾過の可能性は，①体液過剰のうっ血性心不全に対し，利尿薬と同等ないし同等以上の体重減少（除水量）を達成することが可能であり，心不全症状や血行動態を改善する（RAPID-HF，UNLOAD，ULTRADISCO），②早期の限外濾過により退院後の心不全増悪イベントが抑制される（UNLOAD，CUORE，AVOID-HF）という点である．上記の6編のRCTを含む計7編のRCTに対するメタ解析[12]においても，限外濾過は薬剤治療群と比較し統計学的に有意に，除水量ならびに体重減少量がより大きく，また生存率改善にはつながらないものの心不全増悪に伴う再入院率を減少させると報告されている．

また一方で限外濾過のデメリットとして，①既にAKIを合併しているうっ血性心不全患者に対する限外濾過はかえって腎予後を悪化させる可能性がある（CARRESS-HF），②限外濾過では合併症の頻度が増加するおそれがある（CARRESS-HF，AVOID-HF），といった点が挙げられる．なお，上述のメタアナリシスでは治療前後の腎機能に有意差は認めていない．

うっ血性心不全に対する血液浄化療法の実際

それではうっ血性心不全に対して血液浄化療法は実際どのような点に注意し施行すべきであろうか．心不全診療にかかわらず血液浄化療法は，「どのタイミングで」「どのような患者に」「どのように行うか」に関して不明な点が多いが，上記のRCTからは複数の重要なポイントが示唆されている．またうっ血性心不全には高率にAKIが合併し，かつAKIが心不全患者における独立した予後不良因子であることが示されていることから，AKIに対して腎代替療法として行うCH(D)Fについても大まかに理解しておかねばならない．

1・治療タイミングと施行対象について

入院早期の限外濾過の導入（UNLOAD，CUORE，AVOID-HF）が望ましい結果を示した一方で，AKIを合併した段階での限外濾過（CARRESS-HF）が有用性を示せなかったことは，より入院早期の限外濾過施行が有用である可能性が示唆された．これは本邦ガイドラインにおける現時点の推奨である「心不全における血液浄化療法は，いかなる薬物治療によっても除水が困難もしくは不可能な症例に対して行う」とは大きく異なるものである．それぞれの研究の対象となる患者の重症度やエントリー基準が異なるため現時点での結論付けは困難であるが，心不全における血液浄化療法が"rescue therapy"から

"first-line therapy"に変わりうる今後の重要な検討課題といえる[13]．しかし一方で，限外濾過を用いることで合併症の頻度が増加する可能性が示されたことは，安易に施行対象を広げる危険性も示唆される．また本邦においては，限外濾過の手段としてICU管理を要するCH(D)Fが用いられることが多いため，人的・物的コストなど医療コストの増大につながる可能性も懸念される．

また施行対象についてもこれまで検討されていない集団が存在することに注意が必要である．例えば上述のいずれのRCTにおいてもエントリー時点で循環作動薬を使用している患者は除外されており，当初より循環作動薬を要するような重症心不全患者に対する血液浄化療法の有効性については検討されていない．またこれまでのRCTでは主にHFrEF（左室駆出率が低下した心不全）が対象となっており，左室駆出率の保たれたいわゆるHFpEFに対する血液浄化療法の報告も乏しい．

以上より体液量調整の手段としてうっ血性心不全に対しECUMないしCH(D)Fを施行する場合，現状では利尿薬の増量を中心とした標準治療から開始し，反応に乏しい場合や臓器不全の徴候が認められる場合は，早めに血液浄化療法を考慮することが適当と考えられる．

一方，AKIに対して腎代替療法として行う血液浄化療法施行のタイミングも現時点では明確な結論が得られていない．AKIに対する早期の腎代替療法施行が予後改善につながるとの仮説のもと，心臓術後や敗血症などのAKIを対象にこれまで複数のRCTやそれらをまとめたメタ解析が存在するものの，それぞれ開始基準や治療内容（透析量や間欠or持続透析など）が異なっており，その結果は一定していない[14]．直近の報告として，2016年にICU入室を要するAKI患者を対象にRCT2論文（AKIKI[15]，ELAIN[16]）が報告された．両者とも代表的なAKI診断基準であるKDIGO（Kidney Disease Improving Global Outcomes）分類を用いており，ELAINでは早期開始群（KDIGO stage 2を満たして8時間以内）において90日死亡率が有意に低下したが，AKIKIでは死亡率に有意な差は認めなかった．しかしながらAKIKIの早期開始群（KDIGO stage 3を満たして6時間以内）はELAINの後期開始群に相当しており，直接の比較は困難である．なおその後ELAINでは，1年後の長期予後に関する複合アウトカム（1年以内の死亡・1年後の腎機能障害の残存・1年後の透析依存状態）でも，早期開始群に優位性を認めたと報告[17]されており，心不全患者に対する血液浄化療法と同様に，長期予後に対する影響も注目されている．

以上より急性期の心不全診療のなかでAKIに対し腎代替療法として行う場合，現状では腎代替療法の開始基準は明確でないことから，一般的には絶対適応に陥ることが早晩予想される時点で，全身管理の観点から導入に踏み切る例が多いと思われる．

2・濾過流量（除水速度）について

前述のULTRADISCO，CUORE，AVOID-HFといったRCTの結果からは，除水速度は画一的な除水速度よりも患者の状態に応じた除水速度の設定が望ましいことが示唆された．これは臨床の場でCH(D)Fの施行経験のある身であれば感覚的に理解できることであるが，理論的には除水量と同量の間質液が血管内に移動してくる程度の除水速度，すなわち血管内脱水を引き起こさない程度の除水速度が適当ということを意味する．最も除水速度に関するプロトコルが厳格であったAVOID-HFでは，除水速度は，ベースの心機能および腎機能や経過中の血圧・尿量に応じて細かく調整され，その平均除水速度は138±47 ml/hであり，平均施行時間は19±90 hであった．血管内容量の評価が困難な症例ではこのような臨床徴候や検査所見に加え，エコーを用いた密な心機能評価やSwan-Ganzカテーテル，あるいは体外式連続心拍出量測定用センサー（EV-1000クリニカルプラットフォーム®，PulsioFlex®循環動態モニタ）など低侵襲の新規モニタリングデバイスの利用が適当であろう．

おわりに

以上，血液濾過（限外濾過）を中心に血液浄化療

法の種類と適応，これまで報告された主なRCTのレビュー，および治療の実際についての解説を行った．高齢化の進行に伴いわが国でもますます心不全患者が増加しつつあるなか，各病態に対する適切な治療手段の確立は一層重要となっている．うっ血性心不全に対する血液浄化療法の有用性については依然不明な点も多いものの，ポジティブな結果を示すRCTが徐々に蓄積されている．今後さらなる病態理解と研究が進み，心不全診療における血液浄化療法の有用性が確立していくことが切に期待される．

文献

1) Damman K, Valente MA, Voors AA, et al : Renal impairment, worsening renal function, and outcome in patients with heart failure : an updated meta-analysis. Eur Heart J 35 : 455-469, 2014
2) Iwagami M, Yasunaga H, Noiri E, et al : Current state of continuous renal replacement therapy for acute kidney injury in Japanese intensive care units in 2011 : analysis of a national administrative database. Nephrol Dial Transplant 30 : 988-995, 2015
3) 急性・慢性心不全診療ガイドライン（2017年改訂版）
4) Ronco C, Ricci Z, Bellomo R, Bedogni F : Extracorporeal ultrafiltration for the treatment of overhydration and congestive heart failure. Cardiology 96 : 155-168, 2001
5) Marenzi G, Lauri G, Grazi M, et al : Circulatory response to fluid overload removal by extracorporeal ultrafiltration in refractory congestive heart failure. J Am Coll Cardiol 38 : 963-968, 2001
6) Bart BA, Boyle A, Bank AJ, et al : Ultrafiltration versus usual care for hospitalized patients with heart failure : the Relief for Acutely Fluid-Overloaded Patients With Decompensated Congestive Heart Failure（RAPID-CHF）trial. J Am Coll Cardiol 46 : 2043-2046, 2005
7) Costanzo MR, Guglin ME, Saltzberg MT, et al ; UNLOAD trial investigators : Ultrafiltration versus intravenous diuretics for patients hospitalized for acute decompensated heart failure. J Am Coll Cardiol 49 : 675-683, 2007
8) Giglioli C, Landi D, Cecchi E, et al : Effects of ULTRAfiltration vs. DIureticS on clinical, biohumoral and haemodynamic variables in patients with deCOmpensated heart failure : the ULTRADISCO study. Eur J Heart Fail 13 : 337-346, 2011
9) Marenzi G, Muratori M, Cosentino ER, et al : Continuous ultrafiltration for congestive heart failure : the CUORE trial. J Card Fail 20 : 9-17, 2014
10) Costanzo MR, Negoianu D, Jaski BE, et al : Aquapheresis versus intravenous diuretics and hospitalizations for heart failure. J Am Coll Cardiol HF 4 : 95-105, 2016
11) Bart BA, Goldsmith SR, Lee KL, et al ; Heart Failure Clinical Research Network : Ultrafiltration in decompensated heart failure with cardiorenal syndrome. N Engl J Med 367 : 2296-2304, 2012
12) Jain A, Agrawal N, Kazory A, et al : Defining the role of ultrafiltration therapy in acute heart failure : a systematic review and meta-analysis. Heart Fail Rev 21 : 611-619, 2016
13) Costanzo MR, Ronco C, Abraham WT, et al : Extracorporeal Ultrafiltration for Fluid Overload in Heart Failure : Current Status and Prospects for Further Research. J Am Coll Cardiol 69 : 2428-2445, 2017
14) AKI（急性腎障害）診療ガイドライン作成委員会編：AKI（急性腎障害）診療ガイドライン2016, CQ7-1；AKIに対して血液浄化療法を早期に開始すべきか？
15) Gaudry S, Hajage D, Schortgen F, et al : Initiation Strategies for Renal-Replacement Therapy in the Intensive Care Unit. N Engl J Med 375 : 122-133, 2016
16) Zarbock A, Kellum JA, Schmidt C, et al : Effect of Early vs Delayed Initiation of Renal Replacement Therapy on Mortality in Critically Ill Patients With Acute Kidney Injury : The ELAIN Randomized Clinical Trial. JAMA 315 : 2190-2199, 2016
17) Meersch M, Küllmar M, Schmidt C, et al : Long-Term Clinical Outcomes after Early Initiation of RRT in Critically Ill Patients with AKI. J Am Soc Nephrol 29 : 1011-1019, 2018

MEDICAL BOOK INFORMATION — 医学書院

内科レジデントの鉄則 第3版

編　聖路加国際病院内科チーフレジデント

●B5　頁344　2018年
定価：本体3,800円＋税
[ISBN978-4-260-03461-6]

臨床現場で最も大事なこと——蓄えた知識を最大限に生かし，緊急性・重要性を判断したうえで，いかに適切な行動をとれるかということ．本書は，まさにここに主眼を置いて構成．よく遭遇する教育的な症例をベースに，絶対知っておきたい知識を整理するとともに，どのようにワークアップし，動くべきかということが一貫して強調されている．今回の改訂では，基本から少しアドバンスな内容，最新の知見も記載．参考文献もさらに充実．

特集 循環器救急の最前線―初期診療と循環管理を極める
主な循環器救急疾患を診る

急性冠症候群

新沼廣幸

> **Point**
> - 急性冠症候群（ACS）は心電図変化から ST 上昇型 ACS（STE-ACS）と非 ST 上昇型 ACS（NSTE-ACS）に分類される．
> - NSTE-ACS 患者では高感度トロポニン値を用いた診断アルゴリズムが有用である．
> - STE-ACS 患者では緊急冠動脈造影の適応，NSTE-ACS ではリスク層別化により冠動脈造影の適応を判断し，再灌流までの時間短縮を図る．

はじめに

　急性心筋梗塞症は診断や治療方法の進歩に伴い，急性期治療成績は改善され，発症後 2 時間以内に再灌流が得られ大きな合併症もない場合，3 日パスで退院が可能となってきている．1990 年代には緊急冠動脈造影，冠形成術に成功した後にも 7 日間パスを導入することに苦慮した経験からは隔日の感がある．
　本稿では急性冠症候群（acute coronary syndrome；ACS）について，基本事項と最近の知見について述べる．

ACS の定義

　ACS は冠動脈粥腫破綻，血栓形成を基盤として心筋虚血を呈する臨床症候群である．胸痛とともに心電図上の ST 変化から，ST 上昇型 ACS（ST-elevation ACS；STE-ACS），ST 非上昇型 ACS（non-ST elevation ACS；NSTE-ACS）に分類される．前者は高感度トロポニンや心筋逸脱酵素といったバイオマーカー上昇を来し，多くの場合 ST 上昇型心筋梗塞（ST-elevation myocardial infarction；STEMI）を生じるため迅速な冠血流再開のための冠動脈形成術や血栓溶解療法を必要とする．後者はバイオマーカー上昇を伴う非 ST 上昇型心筋梗塞（non-ST elevation myocardial infarction；NSTEMI）とバイオマーカー上昇を伴わず心筋壊死も認められない不安定狭心症（unstable angina pectoris；UAP）を含み，冠動脈血流の変化に伴い臨床症状や心電図変化も多彩である．両者とも必要に応じて冠血行再建が必要となる[1〜3]．

ACS の診断

　ACS の診断は 20 分以上持続する胸痛に前述した心電図変化から大別され，臨床症状，心電図変化および心筋バイオマーカーにより診断される．心筋梗塞について，従来は心筋逸脱酵素 CK，CK-MB 活性が正常の 2 倍以上と定義されていたが，心筋障害に対する感度と特異度の高い心筋トロポニンと心筋梗塞の universal definition の導入により UAP と

にいぬま　ひろゆき　聖路加国際大学聖路加国際病院心血管センター循環器内科（〒 104-8560 東京都中央区明石町 9-1）

診断されていた症例の約半数が NSTEMI と診断されることがわかった[4]．高感度トロポニンによる心筋虚血の診断では心筋梗塞は持続する心筋虚血による心筋障害かつトロポニン値が正常人の 99% 値を超える変化を示すことが必須である．

universal definition による心筋梗塞の診断では，①心筋虚血徴候，②12 誘導心電図での STT 変化または左脚ブロック，③Q 波の発現，④心筋虚血を示す画像所見や左室壁運動低下，⑤冠動脈内の血栓と規定されている．さらに心筋梗塞は表1 に示すように 5 つの型に分類される[4]．

胸痛に心電図上 ST 上昇を伴う場合は STEMI と診断され，緊急冠動脈造影の適応である[5]．心電図上 ST 変化に乏しい場合は NSTE-ACS であり，ESC の ACS ガイドラインでは図1 に示すように高感度トロポニンを使用した診断の手順が推奨されている[3]．

NSTE-ACS の急性期画像診断において救急外来や心血管系集中治療室や胸痛ユニットなどで一番用いられるものは心エコー図検査である．習熟した医師が行う場合，左室壁や左室壁運動異常から心筋虚血または心筋壊死の診断が得られる．同時に，胸痛を来す心血管疾患として重要な急性大動脈解離や右心系拡大を伴う急性肺血栓塞栓症，大動脈弁狭窄症，肥大型心筋症の鑑別診断が可能である[6]．

近年，多検出器 CT 装置の普及に伴い，心臓 CT 検査による胸痛精査が有用と報告されている．特に救急外来を受診した胸痛患者において，胸痛リスクが中等度までの場合 CT 冠動脈造影により ACS は否定し得る．ただし，心臓 CT の特徴として冠動脈高度石灰化，冠動脈内ステント留置術後，冠動脈バイパス術（CABG）後では十分な評価ができない場合があり不適と考えられる[7]．

心臓 MRI は急性期に行われることは稀であるが，心筋壁運動，心筋血流障害，心筋壊死や心筋浮腫を鑑別することが可能である[8]．さらに，たこつぼ型心筋症，心筋炎などとの鑑別に有用である．

安静時心筋シンチグラムについては，心電図変化の乏しい症例で心筋血流欠損として心筋虚血の診断が可能である[9]．

冠動脈造影の適応は STEMI および表1 に示した

表1 心筋梗塞の分類（文献[4]より引用改変）

Type 1：	自然発症の心筋梗塞．冠動脈粥腫の破綻，潰瘍形成，冠動脈塞栓や解離に伴い冠動脈内の血流低下や途絶により心筋壊死を生じる．
Type 2：	心筋の酸素需要と供給の不均衡による．冠攣縮，冠動脈内皮機能障害，頻脈性不整脈，貧血，呼吸不全，低血圧，高血圧により生じる．
Type 3：	心臓突然死（バイオマーカー変動前）
Type 4a：	冠動脈形成術に伴う心筋梗塞
Type 4b：	ステント血栓症による心筋梗塞
Type 5：	冠動脈バイパス術による心筋梗塞

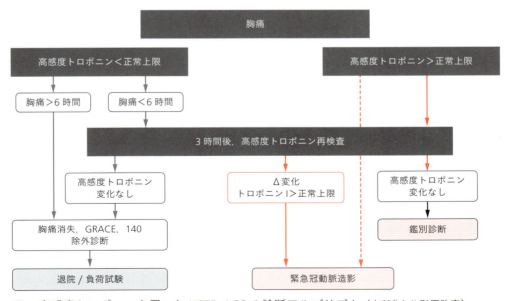

図1 高感度トロポニンを用いた NSTE-ACS の診断アルゴリズム（文献[4]より引用改変）

表2 NSTE-ACS リスク層別化（文献3)より引用改変）

Very high risk criteria
・血行動態が不安定，心原性ショック
・薬物療法下での反復または持続する胸痛
・致死的不整脈，心停止
・心筋梗塞に伴う機械的合併症
・急性心不全
・変動を繰り返すST-T変化，間歇的ST上昇

High-risk criteria
・心筋梗塞に矛盾しないトロポニンの上昇
・症候性もしくは無症候性のST変化またはT波変化
・GRACEスコア＞140

Intermediate-risk criteria
・糖尿病
・腎機能障害（eGFR＜60）
・心筋梗塞後早期の胸痛
・PCI後
・CABG後
・GRACEスコア　110〜140

Low-risk criteria
・上記のいずれも該当しない

表3 ACS 薬物療法

1) 抗血小板薬；PCI後には抗血小板薬2剤併用療法が必須．アスピリン，P2Y$_{12}$阻害薬（クロピドグレル，プラスグレル，チカグレロル）．プラスグレルは日本人向けの用量設定あり．
2) 抗凝固薬；ACS急性期には適応なし．心房細動や機械弁術後の症例ではワルファリンや直接経口抗凝固薬（direct oral anticoagulant：DOAC）が投与されており，出血リスクに注意が必要．
P2Y$_{12}$阻害薬との併用によるステント治療後投与は適応外．
3) 硝酸薬；冠拡張作用のため硝酸薬やニコランジル投与を行う．
24時間以上の持続投与では経口薬への変更を検討．
4) 酸素投与；ESC 2017ではSpO$_2$＜90％で投与とされた．
5) β遮断薬；酸素需要量低下，心筋リモデリング抑制，心室性不整脈抑制
6) ACE阻害薬/ARB；RAS系抑制により心筋リモデリング抑制，長期予後改善
7) 脂質低下薬；スタチン，エゼチミブ，EPAによる不安定化プラークの安定化，上記で不十分な場合はPCSK9阻害薬によるLDL低下を図る．

ように，有意に心筋障害が示唆された症例であり，冠動脈閉塞や亜閉塞または心筋虚血が冠血流予備量比（fractional flow reserve；FFR）や瞬時血流予備量比（instantaneous wave-free ratio；iFR）により証明された場合は経皮的冠動脈形成術（PCI）の適応となる．ST低下が遷延している場合は重症多枝病変でCABGの適応となる症例が含まれており注意が必要である[10]．

ACSの治療

STE-ACSにおいて，発症から再灌流までの時間を最短とすることが最優先である．再灌流までの目標時間は120分であり，救急外来搬入後のdoor-to-balloon time 90分以内が目標とされている．しかし，この120分は症状発現から救急隊への連絡，救急隊搬送時間，病院到着から再灌流までの時間に分けられるため，院外の時間を短縮する必要がある．ACSを疑う症例ではPCI可能な循環器専門施設に救急搬送されるべきである．PCIができない施設ではACSと診断された時点で直ちに専門施設に転送し，受け入れ施設では諸検査を待たずに冠動脈造影，治療を行う．救急車内での12誘導心電図伝送により診断時間の短縮が図られており，再灌流までの時間短縮に寄与すると考えられる[11]．

NSTE-ACSでは胸部症状や12誘導心電図による診断は困難であり，心筋トロポニンの上昇によりNSTEMIを診断する．高感度トロポニンを用いた0h/3hアルゴリズム（図1）を用い，これにより表2に示すようなNSTE-ACSのリスク層別化が必要である[3]．

表2に基づき，NSTE-ACSのリスク層別化から緊急冠動脈造影の適応を検討し，中等度以上のリスクを有する症例では冠血行再建を前提として冠動脈造影を行うべきである．一方，心筋トロポニン値が陽性であっても，心筋虚血の進行が認められず高齢かつ糖尿病性腎症で腎機能低下例では緊急冠動脈造影は回避すべきと考えられる．

冠動脈造影で冠動脈形成術の適応と判断された症例では抗血小板薬2剤併用療法（dual anti-platelet therapy；DAPT）が必須であり，冠動脈造影開始前に少なくともアスピリン投与が必要である．PCI開始前にはP2Y$_{12}$阻害薬が必要であり，本邦では日本人向けに用量設定がなされているプラスグレルが使用されていることが多い．最近では効果発現時間が短縮するプラスグレルも使用が可能となったが高齢者では出血合併症の注意が必要である[12]．

薬物治療としては前述したDAPTに加えて，表3

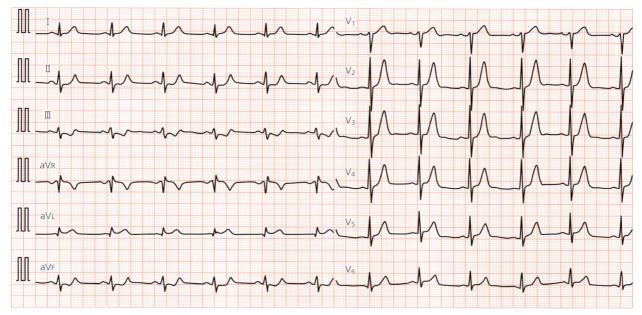

図2 症例1 初診時12誘導心電図，ST上昇（aVL），ST低下（Ⅲ，aVF）

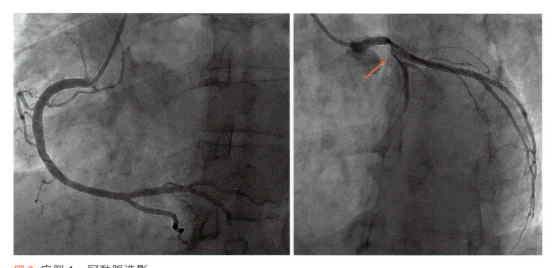

図3 症例1 冠動脈造影
左；右冠動脈，右；左冠動脈，前下行枝近位部に99％狭窄を認める（矢印）．

に示すように急性期に必要な抗血小板薬，硝酸薬や二次予防に有効であり発症早期からの投与が求められるACE（Angiotensin converting enzyme）阻害薬やARB（Angiotensin II receptor blocker），β遮断薬，スタチンなどが投与される．また，最近では新規脂質低下薬であるPCSK9阻害薬により，心血管事故の抑制が得られたとの報告もあり，今後の臨床研究の結果が期待される[13,14]．

症例

症例1・48歳男性

脂質異常症のためスタチンを内服していた．胸痛のため救急外来を受診．初診医は心電図，心エコー図，血液生化学検査，胸腹部造影CT検査を施行．血清トロポニン値0.046 ng/ml（0.014 ng/ml＞）であった．心電図ではaVLでST上昇，Ⅲ，aVFでST

低下を認めたが症状が軽快し一時帰宅した（**図2**）．自宅で胸痛が再燃し，再度救急外来を受診しSTEMIと診断し緊急冠動脈造影を施行した．左冠動脈前下行枝に99%狭窄を認め，冠動脈内ステント留置術を施行（**図3**）．最大CK/CK-MB 2,602/289 IU/Lであった．初診時に心筋トロポニン値が軽度でも胸痛と心電図変化に注意すべきでああり，少なくとも0h/3hアルゴリズムで診断されていれば再灌流までの時間が短縮されたと考えられる．慢性期の心臓MRIでは心全部前壁に梗塞が認められ（**図4**），左室駆出率は44%と低下していた．

症例2・42歳男性

喫煙者，30本/日．高血圧症，BMI 32．LDL 188 mg/dlと高値であった．X年11月にSTEMIを発症し，冠動脈内ステント留置．X−6年6月と6年後のX年12月の心臓CTでは冠動脈内プラークの進展が認められた（**図5，6**）．若年者でもACSの1次予防のため早期の介入が必要であることが示唆された．

まとめ

高感度心筋トロポニンによるACSの診断はSTE-ACSのみならずNSTE-ACSの診断において，0h/3hアルゴリズムによりリスク層別化でより適切な診断と治療選択が得られる．ACS症例の治療成績の改善には，PCIのデバイスと手技の進歩のみならず，診断法の改善や病院搬送時の12誘導心電図伝送システムなどによる再灌流時間の短縮が寄与すると考えられる．

今後，冠危険因子を有する患者への1次予防も視点に入れたACSに対する医療システムの構築が必要である．

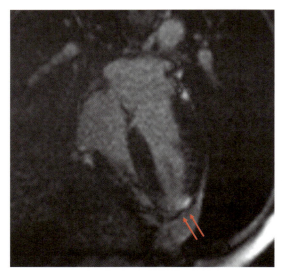

図4 症例1　心臓MRI，T2強調画像
四腔像，心尖部および中隔にhigh intensity area，梗塞部位を認める．

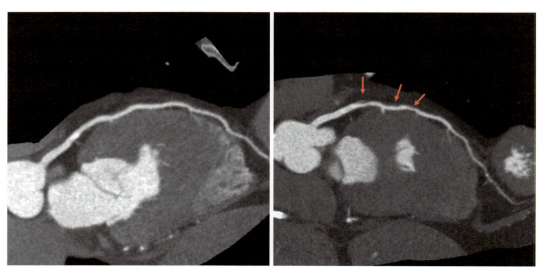

図5 症例2　心臓CT，MPR（multiplanar reformation）画像　左冠動脈前下行枝
左；X−6年6月，有意な冠動脈プラークなし．右；X年12月，中位部に多発性非石灰化プラークを認める（矢印）．

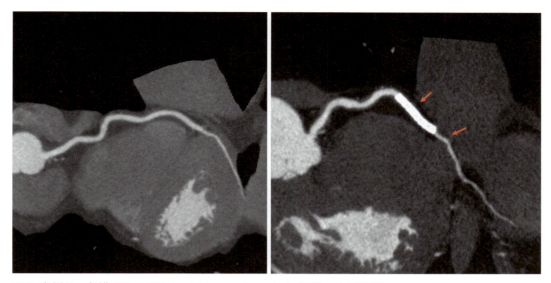

図6 症例2　心臓CT，MPR（multiplanar reformation）画像　右冠動脈
左；X−6年6月，有意な冠動脈プラークなし．右；X年12月，近位部に拡張性病変，中位部にステント留置，遠位部に多発性非石灰化プラークを認める（矢印）．

文献

1) 循環器病の診断と治療に関するガイドライン（2012年度合同研究班報告）．ST上昇型急性心筋梗塞症に関するガイドライン（2013年改訂版）．http://www.j-circ.or.jp/guideline/pdf/jcs2013_kimura_h.pdf

2) 循環器病の診断と治療に関するガイドライン（2011年度合同研究班報告）．非ST上昇型急性心筋梗塞症に関するガイドライン（2012年改訂版）．http://www.j-circ.or.jp/guideline/pdf/jcs2012_kimura_h.pdf

3) Roffi M, Patrono C, Collet JP, et al：2015 ESC Guidelines for the management of acute coronary syndromes in patients presenting without persistent ST-segment elevation：Task Force for the Management of Acute Coronary Syndromes in Patients Presenting without Persistent ST-Segment Elevation of the European Society of Cardiology (ESC). Eur Heart J 37：267-315, 2016

4) Thygesen K, Alpert JS, Jaffe AS, et al：Third universal definition of myocardial infarction. Eur Heart J 33：2551-2567, 2012

5) Ibanez B, James S, Agewall S, et al：2017 ESC Guidelines for the management of acute myocardial infarction in patients presenting with ST-segment elevation：The Task Force for the management of acute myocardial infarction in patients presenting with ST-segment elevation of the European Society of Cardiology (ESC). Eur Heart J 39：119-177, 2018

6) Lancellotti P, Price S, Edvardsen T, et al：The use of echocardiography in acute cardiovascular care：recommendations of the European Association of Cardiovascular Imaging and the Acute Cardiovascular Care Association. Eur Heart J Acute Cardiovasc Care 4：3-5, 2015

7) Dedic A, Lubbers MM, Schaap J, et al：Coronary CT Angiography for Suspected ACS in the Era of High-Sensitivity Troponins：Randomized Multicenter Study. J Am Coll Cardiol 67：16-26, 2016

8) Kwong RY, Schussheim AE, Rekhraj S, et al：Detecting acute coronary syndrome in the emergency department with cardiac magnetic resonance imaging. Circulation 107：531-537, 2003

9) Udelson JE, Beshansky JR, Ballin DS, et al：Myocardial perfusion imaging for evaluation and triage of patients with suspected acute cardiac ischemia：a randomized controlled trial. JAMA 288：2693-2700, 2002

10) Levine GN, Bates ER, Blankenship JC, et al：2015 ACC/AHA/SCAI Focused Update on Primary Percutaneous Coronary Intervention for Patients With ST-Elevation Myocardial Infarction：An Update of the 2011 ACCF/AHA/SCAI Guideline for Percutaneous Coronary Intervention and the 2013 ACCF/AHA Guideline for the Management of ST-Elevation Myocardial Infarction. J Am Coll Cardiol 67：1235-1250, 2016

11) Sejersten M, Sillesen M, Hansen PR, et al：Effect on treatment delay of prehospital teletransmission of 12-lead electrocardiogram to a cardiologist for immediate triage and direct referral of patients with ST-segment elevation acute myocardial infarction to primary percutaneous coronary intervention. Am J Cardiol 101：941-946, 2008

12) Tomaselli GF, Mahaffey KW, Cuker A, et al：2017 ACC Expert Consensus Decision Pathway on Management of Bleeding in Patients on Oral Anticoagulants：A Report of the American College of Cardiology Task Force on Expert Consensus Decision Pathways. J Am Coll Cardiol 70：3042-3067, 2017

13) Bohula EA, Giugliano RP, Leiter LA, et al：Inflammatory and Cholesterol Risk in the FOURIER Trial. Circulation 138：131-140, 2018

14) Sabatine MS, De Ferrari GM, Giugliano RP, et al：Clinical Benefit of Evolocumab by Severity and Extent of Coronary Artery Disease：An Analysis from FOURIER. Circulation, 2018〔Epub ahead of print〕

特集　循環器救急の最前線—初期診療と循環管理を極める
主な循環器救急疾患を診る

急性大動脈解離

内室智也／髙梨秀一郎

Point

- 初診から診断へ：患者背景，臨床症状，身体所見から急性大動脈解離を疑い，心エコー，CT検査にて診断を確定する．
- 診断から治療方針決定へ：Stanford A型，臓器虚血や切迫破裂を来しているStanford B型は緊急手術が必要であり，迅速に外科チームにコンサルトをする．
- 初期治療：血圧100～120 mmHg・心拍数60回/分を目標とした循環管理と鎮痛，安静の初期治療を開始し，低血圧・ショック症例では緊急手術を急ぐ．

はじめに

　急性大動脈解離（acute aortic dissection；AAD）は致死的疾患であり，大動脈解離の型によっては緊急外科治療が必要である．突然死の剖検例の報告では，大動脈解離の病院着前死亡は61%に及び，93%が24時間以内に死亡していたとされる[1,2]．正確な診断と初期診療が患者の救命の可否を決する疾患の一つだが，緊急診断治療が困難な疾患でもある．東京都CCUネットワークの報告では2015年に収容した急性大動脈解離1,557例の院内死亡率は13.0%であり，真性大動脈瘤破裂の28.4%に次ぐ高さであった[3]．他の急性心血管疾患（急性心筋梗塞5.2%，急性心不全6.6%，肺塞栓3.1%）に比べると極めて高く，緊急手術の時期を逸すると致死的であることが容易に理解される．特に破裂，心タンポナーデ，急性大動脈弁逆流，左冠動脈主幹部や頸動脈，上腸間膜動脈の灌流異常を合併している場合は手術時機を逸すると，救命は極めて困難となる．本稿ではAADの診断と初期治療について解説する．

病態

　大動脈解離とは「大動脈壁が中膜のレベルで二層に剥離し，動脈走行に沿ってある長さをもち二腔になった状態」で大動脈壁内に血流もしくは血腫が存在する動的な病態である[1,4,5]．大動脈解離は本来の動脈内腔（真腔）と新たに生じた壁内腔（偽腔）からなり，両者は剥離したフラップ（内膜と中膜の一部からなる隔壁）により隔てられる．フラップは通常1～数個の裂孔（tear）をもち，それにより真腔と偽腔が交通するが，裂孔が不明で真腔と偽腔の交通がみられない例もあり，前者を偽腔開存型大動脈解離，後者を偽腔閉塞型大動脈解離と呼ぶ（図1a, b）[1,4,5]．閉塞した偽腔内に局所的な内腔突出部が造影されるulcer-like projection（ULP）はtearが移行したものと考えられ，これを認めるものをULP型解離と呼ぶ（図1c）[1]．裂孔のなかで，真腔から偽腔へ血液が流入する主な裂孔をentry，真腔へ再

うちむろ　ともや・たかなし　しゅういちろう　　公益財団法人日本心臓血圧研究振興会附属榊原記念病院心臓血管外科（〒183-0003 東京都府中市朝日町3-16-1）

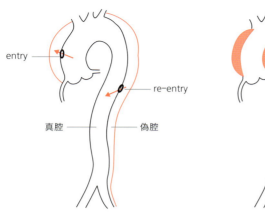
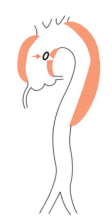

図1 偽腔開存型大動脈解離と偽腔閉塞型大動脈解離
a. 偽腔開存型：真腔，偽腔とも造影剤が入る．
b. 偽腔閉塞型：真腔のみ造影剤が入り，偽腔が血栓閉塞している．
c. ULP型：偽腔が血栓閉塞し，tearのある部分に限局して造影剤が入る．

流入する裂孔をre-entryと呼ぶ（図1a）．そして解離の存在部位による分類がStanford分類でentryの位置と解離の進展範囲を考慮した分類がDeBakey分類である（図2）．治療方針は解離の部位，発症時期，合併症の有無により異なるが，必ずしも典型的な胸背部痛の症状で発症するとは限らず，突然のショックや意識消失を呈する症例もある．いかに迅速に診断し，適切な治療を開始するかが救命の可否を決する．

診断

1 ▪ 臨床症状

突然の胸背部痛が最も典型的な症状であり，胸痛はStanford A型の80%（B型の63～70%），背部痛はStanford B型の64～70%（A型の40～43%）でそれぞれ認める[5,6]．また，急性の腹痛で発症する患者も4.6～8.0%認め，診断が遅れ，死亡率が高いとされる[4,6]．無痛性の症例も6.3%程度存在し，失神や心不全，脳梗塞を合併することが多く，死亡率が高い[1,4,6]．失神はA型の15～19%，B型の5%未満で起き，心タンポナーデ，頸部分枝の閉塞，脳梗塞といった重篤な合併症を来していることが多い[5,6]．発症時の高血圧はA型の36%，B型の70%で認め，脈拍の欠損をA型の30%，B型の15～20%で認める[5,6]．また，A型の40～75%で大動脈弁逆流による拡張期心雑音を聴取し[1,4,5,6]，低血圧・ショックを25%，急性心不全を6%で合併する[6]．解離による分枝血管の灌流異常（malperfusion）による虚血に関しては，脳梗塞・昏睡を8～12%，心筋虚血，急性心筋梗塞を7～15%，上肢もしくは下肢虚血を10%，腸管虚血を3.7～5%，対麻痺を1～2%にそれぞれ合併すると報告される[1,4～7]．以上の症状からAADを疑う．

2 ▪ 初期診断

胸・背・腹部の痛み，年齢，体型，四肢の脈触知や血圧差，心雑音や肺呼吸音によりAADの可能性を判断する．40歳以下の場合は，Marfan症候群を疑う体型（高身長，長い手足，クモ状指趾，漏斗胸）や家族歴，大動脈二尖弁や大動脈手術既往の有無について注意する[1,4,5]．

初期検査としては採血，心電図，胸部X線，経胸壁心エコー検査を行うが，AADを強く疑う場合には可及的速やかに外科医に連絡し，CT検査を手配する．

採血検査ではAADにおいて発症早期にD-dimerが高値となり，500 ng/mlを超える基準で診断すると97%の感度，47～56%の特異度と報告され

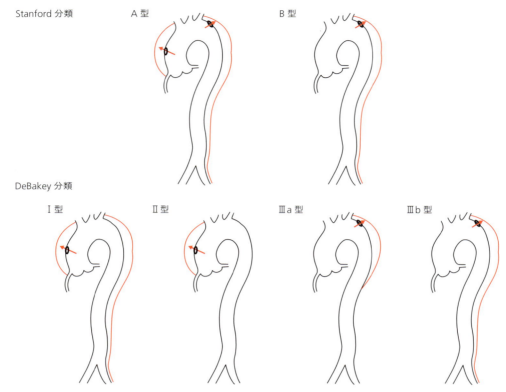

図2 Stanford 分類と DeBakey 分類
Stanford A 型：上行大動脈に解離が及ぶ．entry の位置は問わない．
Stanford B 型：上行大動脈に解離が及ばない．
DeBakey Ⅰ型：上行大動脈に entry があり，腹部大動脈まで解離が及んでいる．
DeBakey Ⅱ型：上行大動脈に entry があり，上行大動脈のみ解離している．
DeBakey Ⅲa 型：下行大動脈に entry があり，腹部大動脈まで解離が及んでいない．
DeBakey Ⅲb 型：下行大動脈に entry があり，腹部大動脈まで解離が及んでいる．

る[8]．無痛性やリスク要因の少ない AAD の鑑別診断で有用である．

　心電図では全体の 30％ で高血圧，冠動脈の灌流異常，併存冠疾患による異常所見を認め，A 型においては非特異的 ST-T 変化を 42％，虚血性変化を 15％，急性心筋梗塞所見を 5％ に認めると報告されている[1,4,5,7]．

　胸部 X 線は上縦隔の拡大，大動脈壁外縁と内膜石灰化の距離の開大，心拡大，肺うっ血，胸水貯留などの所見を認めることがあるが，AAD の 20％ 以上で縦隔や大動脈陰影に異常を認めないとされる[1,4,5,7]．

　経胸壁心エコーはベッドサイドで行えるため有用で，壁運動異常，心囊液，大動脈弁逆流，上行大動脈拡大，解離内膜，頸動脈と腹部大動脈の解離内膜から AAD 診断が可能である．AAD の経胸壁心エコーによる感度は 59～83％，特異度 63～83％，経食道心エコーでは診断の感度はさらに高く 97～98％，特異度 66～98％ である[1]．実際には経食道心エコーは手術時全身麻酔導入後の entry 部位診断，大動脈弁逆流，冠動脈への解離進行などの評価に使用され，有用である[9]．ショック合併患者ではAAD 診断に至った検査としてエコー（経食道含む）が 85％ と CT 検査（34％）を大きく上回っていた[10]．

　以上の初期検査で AAD を疑う場合，CT 検査を行うが，患者移動の際の急変リスクを考慮し，血圧コントロールと鎮痛薬の投与下に厳重に観察しながら行う．腎障害がある場合にも，造影 CT は AAD において治療方針を左右する最重要な検査であり，可能な限り造影 CT を行うべきと考える．近年，AAD，肺塞栓，急性冠症候群の鑑別を心電図同期 CT で行う "Triple-rule out" と呼ぶ画像診断の有用性が報告され[11]，2014ESC ガイドラインでも言及されている[5]が，血行動態の不安定な AAD を疑う場

合においては通常の造影CTで十分である．また，意識障害を伴い，脳梗塞合併を疑う場合，頭部CTも併せて施行する．

MRI検査はentryとre-entryの局在診断，頸部分枝・冠動脈起始部の解離進展の診断において正確である利点があり，2010ACC/AHA，2014ESCガイドラインではAAD画像診断の一つとして推奨されている[4,5]．しかし，検査時間が長く，患者のモニタリングや装備に制約があることから，本邦のガイドラインでは推奨されていない[1]．慢性期の評価に適している画像診断である．

3・初期診察から診断への進め方

2010ACC/AHA，2014ESCガイドラインでは胸・背・腹部の痛み，失神，循環虚脱の症状を呈する患者を診察するときには，まずAADを疑う3領域のリスク評価を推奨している[4,5]．以下①〜③にその項目を挙げる．

①患者背景：遺伝的素因，家族歴，病歴，②痛みの特徴：突然の発症，極めて強い，バリっと切り裂くような鋭い痛み，③身体所見：動脈拍動の消失，上肢血圧の左右差（20 mmHg以上），神経学的所見，大動脈弁逆流の拡張期心雑音，低血圧．

当該する症状・項目を有する領域数がAADの疑い度を示唆する．2領域以上あればAAD高度リスク群であり，D-dimer測定は不要で心エコー，CTによる画像診断と外科チームコンサルトを行う．0〜1領域の場合は軽度〜中等度リスク群であり，心電図，胸部X線，採血検査（D-dimer），経胸壁心エコーを行い，AADを疑う所見があればCTにて確定診断を行う．以上の初期診察から各種検査へのステップは，AADのみならず，胸部大動脈瘤や腹部大動脈瘤の切迫破裂や破裂を含めた急性大動脈症の診断に有用である．

4・CTによる大動脈解離の画像診断

CTによる解離の存在部位診断と真腔と偽腔の形態診断が治療方針決定のために重要である．病態の項で記載したように解離存在部位によるStanford分類（図2），entryの位置と解離進展範囲によるDeBakey分類（図2），偽腔開存型と偽腔閉鎖型，ULP型（図1）に分類される．治療方針はStanford分類に基づき，大きく分かれる．

Stanford A型では，心タンポナーデ，急性心筋梗塞，大動脈弁逆流から致死的合併症を起こす危険性が高く，緊急手術が推奨される[1,4,5,9]．Stanford B型では真腔狭窄による臓器虚血を合併していれば外科手術やステントグラフトなどの血管内治療，合併がなければ内科治療が推奨される[1,4,5,9]．Stanford分類に基づいた治療方針は治療の項にて後述する．Stanford A型，臓器虚血や切迫破裂を来しているStanford B型では緊急手術可能な外科チームに速やかに連絡する．

治療

1・大動脈解離診断後の初期治療

急性大動脈解離の確定診断が得られたら，初期治療は大動脈壁へのストレスのコントロールによる偽腔増大の抑制である．同時に手術や血管内治療の適応を決定する．

2・血圧と心拍数のコントロール

急性期管理で最も重要なことは血圧・心拍数のコントロール，鎮痛と安静である．橈骨動脈で連続的血圧モニタリングを行い，血圧100〜120 mmHg，心拍数60/分未満を目標に降圧と心拍数のコントロールを行う[1,4,5]．β遮断薬，カルシウム拮抗薬（ニカルジピン，ジルチアゼム），硝酸薬（ニトログリセリン）の持続静注を使用する．血圧コントロール困難な場合，ニトロプルシドも有用である[4]．喘息，閉塞性肺疾患，うっ血性心不全などβ遮断薬の使用が禁忌の場合は，カルシウム拮抗薬（ベラパミル，ジルチアゼム）により心拍数をコントロールする．ただし，有意な大動脈弁逆流を合併する患者でのβ遮断薬，ベラパミル，ジルチアゼムの使用は反射性頻脈に有害に作用する危険があり，注意が必要とされる[4]．

また，β遮断薬の先行投与がない状況での血管拡

張薬の使用は反射性頻脈と心拍出量増加を起こし，大動脈壁へのストレス増加と偽腔増大につながる危険性があるとして2010 ACC/AHAガイドラインではClass Ⅲとしている[4]．

静注降圧薬や手術による初期治療が安定したら，経口薬による長期降圧治療に移行する．アンジオテンシン変換酵素（ACE）阻害薬，アンジオテンシン受容体拮抗薬（ARB）は大動脈拡大や慢性期の解離関連事象を抑制する可能性が報告されている[4]．

3 ▪ 疼痛コントロール

適切な疼痛コントロールはAADにおいて交感神経作用による心拍数と血圧の上昇を軽減するためにも必須である．降圧で痛みが軽減する例もあるが，塩酸モルヒネやフェンタニル，デクスメデトミジンによる除痛を適切に行う[1,4]ことで，血圧・心拍数コントロールもしやすくなる．

4 ▪ 低血圧・ショック

低血圧・ショックを来す原因としては心タンポナーデ，急性心筋梗塞，大動脈弁逆流が挙げられ，いずれも緊急外科治療を急ぐべき病態である．

IRAD（International Registry of Acute Aortic Dissection；急性大動脈解離国際登録）の報告では血圧80 mmHg未満のショックをA型AAD患者の15％に認め，手術の有無にかかわらず病院死亡率は30％で，ショック合併のない患者（23.9％）より有意に高かった[10]．術前ショックは手術後の病院死亡率にも影響し，ショック群25％で非ショック群19％であった[10]．これは脳合併症，心筋梗塞，腸管虚血といった致命的合併症がよりショック群に多かった影響と考えられる．しかし，5年生存率はショック群と非ショック群に差はなく，手術加療を乗り切れば良好な遠隔生命予後が期待できると理解できる[9,10]．ショックを合併したA型AADに対しては内科治療単独では病院死亡率89％であり，緊急外科治療は必須である．よって，手術を前提とした補液負荷がまず第一に行われる．血管収縮薬や強心剤は血圧維持を目的として，やむなく使用されることはあるが，心拍出量の増加，大動脈壁へのストレス増大から偽腔増大・破裂を引き起こす危険性があり，注意が必要である．ドイツの多施設研究報告ではA型AADの手術後早期死亡に術前ショックに対するカテコラミン使用が関連する傾向が報告されている[12]．

心タンポナーデは低血圧・ショックの主要因の一つだが，心囊穿刺は血圧上昇による破裂・再出血とそれによる死亡率を高め，2001ESCガイドラインではClass Ⅲとされていた．しかし，少量（5～10 ml）のドレナージで手術まで最低限の血圧を維持する"controlled pericardiocentesis"の有用性が近年報告され[13,14]，2010ACC/AHAガイドラインでは手術までの循環維持を目的とした心囊穿刺を認めている[4]．心タンポナーデであっても意識が保たれていれば極力，補液負荷により対応し，心タンポナーデによる意識障害を来した状況，手術室入室の目途が立たない状況，他施設への転院が必要な状況などにおいて心囊穿刺を手術までの生命維持手段として考える．

急性心筋梗塞は約7～15％に合併[1,4~6,15]し，冠動脈への解離進展の多くは右冠動脈に合併するが，左主幹部に及ぶ場合は致命的となりやすい．左主幹部へのPCI先行が有用とする報告[15]もあるが，PCIの難易度，亜急性ステント血栓塞栓リスク，抗凝固療法による出血リスクなどの問題もある．施設の特性，手術室入室の目途が立たないなどの状況によって選択肢の一つとなる手段であるが，PCI先行してもステント閉塞リスクを考慮して冠動脈バイパス追加が望ましい．

大動脈弁逆流はAADの40～75％で認め[1,4~6]，重度の逆流を急性に来す場合，急性心不全を合併し，反射性頻脈を呈している．β遮断薬，ベラパミル，ジルチアゼムの使用は控え[4]，緊急手術を急ぐ．

5 ▪ 脳虚血

AADにおいて脳梗塞・昏睡を8～12％で合併し[1,4~6]，昏睡を来した症例，頭部CTで新鮮梗塞巣が出現した症例では手術を行っても術後脳浮腫増悪や梗塞後出血による死亡率が高く，手術非適応の判

断を下さなくてはならない．しかし，意識障害があっても頭部CTで所見が現れていない場合，速やかに緊急手術を行い，救命と意識回復が得られる症例もあり，手術適応の判断は個々の症例で必要となる．昏睡状態の脳虚血合併症例において発症後約5時間以内の緊急手術と術後24時間の低体温療法により病院死亡率13%，意識回復79%の良好な結果を得た報告[7]もあり，脳虚血合併AADを手術で救命するためには発症後短時間での脳再灌流が必要である．

6 ▪ 腸管虚血

急性の腹痛で発症するAAD患者群の高い死亡率[4,6]は腸管虚血合併の影響と考えられる．上腸間膜動脈（SMA）の閉塞が起きても腹腔動脈が側副血行路として機能すれば，血行再建を行わず腸管虚血が回避できることも多いが，SMAと腹腔動脈が同時に閉塞した場合，発症後4時間で腸管壊死に陥る．CTで解離によるSMA閉塞を認め，腹痛を伴う場合は試験開腹を行い，腸管の色調や蠕動運動から進行性の虚血と判断される場合，大動脈の人工血管置換術に先行してSMAへカテーテルによる動脈血を灌流させ，腸管虚血を解除させる方法[16]が報告されている．しかし，確立された方法ではなく，実際には緊急手術による真腔灌流増加によるSMA灌流改善を期待し，術後に評価と治療を行うことのほうが多い．

Stanford分類に基づいた治療方針

1 ▪ Stanford A型大動脈解離

可及的速やかにentry切除を目的とした人工血管置換術を行うことが原則である．上行大動脈にentryが存在すれば上行大動脈置換，弓部にentryが存在すれば上行・全弓部置換を行う．バルサルバ洞にentryが存在し，重度大動脈弁閉鎖不全を伴うような場合は人工弁と人工血管による基部置換術を行うが，若年者で大動脈弁尖が正常か変性がごく軽度であれば自己弁温存手術を考慮する[1,4,5,9,17]．

本邦のA型AADに対する手術成績は早期死亡率5.4～10.6%[1,9,17-19]と欧米の成績（17～18%）[4-6,12,20]に比べ，良好である．なお，偽腔閉塞型A型AADでは本邦と欧米で病態の理解に違いがあり[1,4,5]，いまだに統一されず，注意が必要である．欧米ではCTと術中所見で内膜のtearを同定できない偽腔閉塞型AADを大動脈壁中膜の微小血管（vasa vasorum）の出血による血腫と認識し，Intramural hematoma（IMH）という疾患名で分類してきた[1,4,5]．本邦では，IMHという病態は存在せず，CTで描出しきれない微細な内膜のtearに由来する偽腔閉塞型AADとして認識してきた[1]．ただし，現在の欧米のガイドラインではIMHはULPとしてtearが同定できる症例も含めた偽腔閉塞型AADを示し，発生機序については解離か中膜の出血か未解決としている[4,5]．治療戦略は本邦，欧米ともほぼ同じで，一定の条件を満たす偽腔閉塞型AADに対しての内科治療が妥当としている．本邦のガイドラインでは，中等度以上の大動脈弁逆流や心タンポナーデの合併がなく，上行大動脈にULPを認めず，上行大動脈径50mm未満かつ血栓化偽腔11mm未満の症例に対する内科治療はClass Ⅱaで推奨される[1]．ただし，厳重な降圧治療と画像診断が前提で解離進行に対しての遅滞ない緊急・準緊急手術への移行が必要である．2014ESCガイドラインでは高齢，併存疾患などで高リスクの偽腔閉鎖型A型AADにおいて上行大動脈50mm未満，偽腔11mm未満で内科治療と画像検査フォローが妥当とする[5]．2010ACC/AHAガイドラインでは上行大動脈径，偽腔の厚さによる内科治療適応は定めず，上行大動脈径40～48mm以上，偽腔10～11mm以上が内科治療選択後の有害事象リスクとなる文献を挙げている[4]．

図3に通常の偽腔開存型Stanford A型AADで外科治療を行った症例（Case 1）のCT所見，図4にULP型AADで外科治療を必要とした症例（Case 2）のCT所見，図5に偽腔閉塞型Stanford A型AADで内科治療を行った症例（Case 3）のCT所見をそれぞれ示す．図4の症例では上行大動脈径50mm未満で偽腔11mm未満だが，小さいULPと心タ

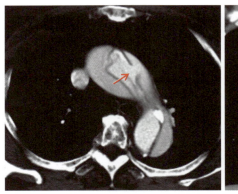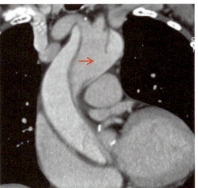

図3 Case 1．79歳男性
上行遠位～近位弓部に大きなentry（矢印）を有する偽腔開存型Stanford A型解離．上行・半弓部置換術を施行した．

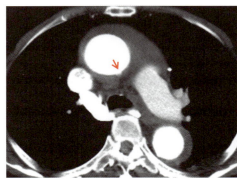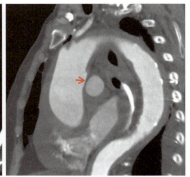

図4 Case 2．78歳女性
小さいULP（矢印）を有する偽腔閉塞型Stanford A型解離．上行大動脈径48 mm，偽腔9 mm．心タンポナーデ合併．上行置換術を施行した．

ンポナーデを合併しており，循環動態は不安定であった．図5の症例ではULP，心囊液をCTで認めず，上行大動脈径35 mm，偽腔6.5 mmで内科治療を選択し，治療開始5日後には既に偽腔退縮を認めた．

偽腔閉塞型A型AADで上行大動脈径40～50 mm，偽腔10 mm未満でもULPや心囊液貯留を認め，外科治療が望ましい症例もあり，内科治療選択の決定には慎重な診断とその後の厳重なフォローが必要である．

2 ▪ Stanford B型大動脈解離

B型AADはA型AADよりも自然予後が良いため，一般的には内科治療が初期治療となる[1,4～6,9]．しかし，破裂，切迫破裂，持続性疼痛，急速拡大，腹部臓器や下肢のmalperfusionなど合併症を来した症例はcomplicated typeとして定義され，予後不良のため，外科治療や血管内治療（ステントグラフト内挿術：TEVARによるentry閉鎖，真腔狭窄により虚血に陥った分枝血管へのステント留置，カテーテル的内膜開窓術）が推奨される．破裂に対しては出血の制御も必要であることから人工血管置換術が最も適しているが，malperfusion，切迫破裂，持続性疼痛，急速拡大に対しては中枢側entry閉鎖を目的としたTEVARが第一選択となり，外科手術・内科治療に比べて良好な治療成績が報告されている[1,4～6,18]．TEVARでも改善がない場合は追加の外科治療か血管内治療を考慮する．図6の症例（Case 4）ではStanford B型，DeBakey Ⅲb型AADに真腔狭小化による腹部臓器・下肢虚血を合

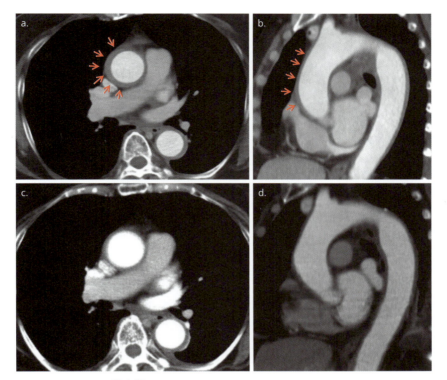

図5 Case 3. 73歳女性
ULPを認めない偽腔閉塞型Stanford A型解離．内科治療施行．
a, b：入院時CT．上行大動脈径35 mm，偽腔6.5 mm．矢印は血栓閉塞した偽腔．
c, d：内科治療開始5病日CT．偽腔は既に退縮している．上行35 mm，偽腔1.5 mm．

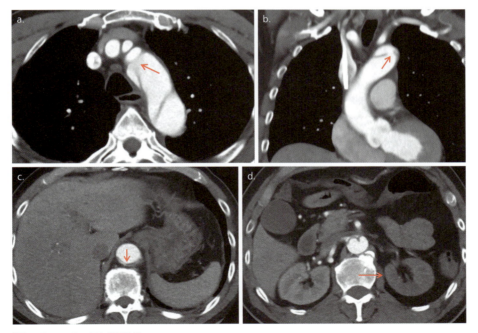

図6 Case 4. 71歳男性
遠位弓部にEntryを有する偽腔開存型Stanford B型解離．
a, b：遠位弓部にentry（矢印）を有する偽腔開存型Stanford B型大動脈解離．
c：胸腹部移行部辺りより真腔狭窄（矢印）．
d：左腎造影不良（矢印）．本症例ではこれより末梢での下肢虚血も合併．

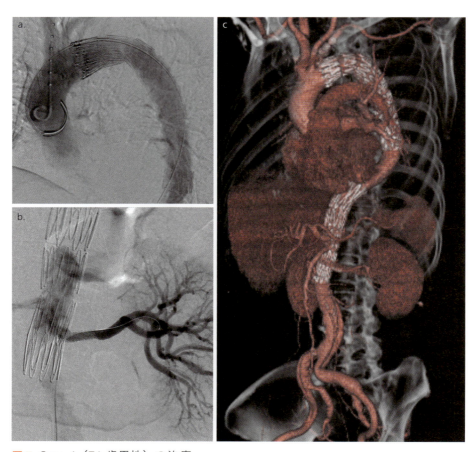

図7 Case 4（71歳男性）の治療
a：ステントグラフト（Zenith TX2®）による遠位弓部 entry 閉鎖．b：ステントグラフト（Zenith dissection®）追加留置による真腔拡張と左腎動脈ステント留置．c：術後 3D-CT 画像．左腎動脈，下肢とも良好に造影．

併し，準緊急で TEVAR による遠位弓部の entry 閉鎖に加えて胸腹部大動脈の真腔拡大と左腎動脈ステント留置を行った（図7）．治療直後から尿量の著明な上昇と下肢色調改善を認め，臓器虚血の改善が得られた．

上記の合併症を伴わない acute uncomplicated type に対しては早期の外科治療成績が不良であることを考慮して内科治療が推奨される[1,4〜6]．慢性期の大動脈拡大が生命予後を悪化させる原因で慢性期の大動脈有害事象の危険因子として大動脈径 40 mm 以上，偽腔径 22 mm 以上，偽腔の部分血栓化が指摘され，uncomplicated type に対しても TEVAR の早期治療介入が検討されているが，現時点で有効性は確立されていない[1]．

まとめ

AAD の病態と分類，初期治療，治療方針につき概説した．迅速な診断，適切な初期治療，手術適応判断が救命の鍵を握る．解離による合併症は急激に併発し，致命的となることも多く，緊急手術可能なチームへの速やかな連携が必要である．

文献

1) 高本眞一，石丸新，上田裕一，他：大動脈瘤・大動脈解離診療ガイドライン（2011 年改訂版）．循環器病の診断と治療に関するガイドライン（2010 年度合同研究班報告）．
2) 村井達哉：大動脈解離と突然死：東京都監察医務院における 1,320 剖検例の統計的研究．日法医誌 42：564-577, 1988
3) 高山守正，下川智樹：急性大動脈スーパーネットワーク平成 27 年の実績報告．ICU と CCU 41：S9-14, 2017
4) Hiratzka LF, Bakris GL, Beckman JA, et al：2010 ACCF/AHA/AATS/ACR/ASA/SCA/SCAI/SIR/STS/SVM guidelines for the diagnosis and management of patients with Thoracic Aortic Disease：a

report of the American College of Cardiology Foundation/American Heart Association Task Force on Practice Guidelines, American Association for Thoracic Surgery, American College of Radiology, American Stroke Association, Society of Cardiovascular Anesthesiologists, Society for Cardiovascular Angiography and Interventions, Society of Interventional Radiology, Society of Thoracic Surgeons, and Society for Vascular Medicine. Circulation 121 : e266-369, 2010

5) Erbel R, Aboyans V, Boileau C, et al : 2014 ESC Guidelines on the diagnosis and treatment of aortic diseases : Document covering acute and chronic aortic diseases of the thoracic and abdominal aorta of the adult. The Task Force for the Diagnosis and Treatment of Aortic Diseases of the European Society of Cardiology (ESC). Eur Heart J 35 : 2873-2926, 2014

6) Evangelista A, Isselbacher EM, Bossone E, et al : Insights From the International Registry of Acute Aortic Dissection : A 20-Year Experience of Collaborative Clinical Research. Circulation 137 : 1846-1860, 2018

7) Tsukube T, Haraguchi T, Okada Y, et al : Long-term outcomes after immediate aortic repair for acute type A aortic dissection complicated by coma. J Thorac Cardiovasc Surg 148 : 1013-1019, 2014

8) Suzuki T, Bossone E, Sawaki D, et al : Biomarkers of aortic diseases. Am Heart J 165 : 15-25, 2013

9) Fukui T : Management of acute aortic dissection and thoracic aortic rupture. J Intensive Care 6 : 15, 2018

10) Bossone E, Pyeritz RE, Braverman AC, et al : Shock complicating type A acute aortic dissection : Clinical correlates, management, and outcomes. Am Heart J 176 : 93-99, 2016

11) White CS, Kuo D, Kelemen M, et al : Chest Pain Evaluation in the Emergency Department : Can MDCT Provide a Comprehensive Evaluation? AJR Am J Roentgenol 185 : 533-540, 2005

12) Conzelmann LO, Weigang E, Mehlhorn U, et al : Mortality in patients with acute aortic dissection type A : analysis or pre-and intraoperative risk factors from the German Registry for Acute Aortic Dissection Type A (GERAADA). Eur J Cardiothorac Surg 49 : e44-52, 2016

13) Hayashi T, Tsukube T, Yamashita Y, et al : Impact of controlled pericardial drainage on critical cardiac tamponade with acute type A aortic dissection. Circulation 126 (11 Suppl 1) : S97-S101, 2012

14) Cruz I, Stuart B, Caldeira D, et al : Controlled pericariocentesis in patients with cardiac tamponade complicating aortic dissection : experience of a centre without cardiothoracic surgery. Eur Heart J Acute Cardiovasc Care 4 : 124-128, 2014

15) Imoto K, Uchida K, Karube N, et al : Risk analysis and improvement of strategies in patients who have acute type A aortic dissection with coronary artery dissection. Eur J Cardiothorac Surg 44 : 419-424, 2013

16) Okada Y, Okimoto M, Katsumata M, et al : Temporary perfusion for mesenteric ischemia with acute type A aortic dissection. Ann Thorac Surg 83 : 293-294, 2007

17) Okita Y : Current surgical results of acute type A aortic dissection in Japan. Ann Cardiothorac Surg 5 : 368-376, 2016

18) Committee for Scientific Affairs. Ther Japanese Associaiton for Thoracic Surgery, Masuda M, Okumura M, et al : Thoracic and cardiovascular surgery in Japan during 2014 : Annual report by The Japanese Association for Thoracic Surgery. Gen Thorac Cardiovasc Surg 64 : 665-697, 2016

19) Nishida H, Tabata M, Toshihiro F, et al : A systematic approach to improve the outcomes of type A aortic dissection. J Thorac Cardiovasc Surg 154 : 89-96, 2017

20) Lee TC, Kon Z, Cheema FH, et al : Contemporary management and outcomes of acute type A aortic dissection : An analysis of the STS adult cardiac surgery database. J Card Surg 33 : 7-18, 2018

循環器ジャーナル

▶ 2017年4月号 [Vol.65 No.2　ISBN978-4-260-02943-8]

1部定価：本体4,000円＋税
年間購読 好評受付中！
電子版もお選びいただけます

特集　心電図診断スキルアップ

企画：池田隆徳（東邦大学大学院医学研究科循環器内科学）

主要目次

■I. 心電図検査の基本と活用法
　─活用するうえでのノウハウを知る─
心電図の原理
　─正しい心電図を記録するために／池田隆徳
標準12誘導心電図
　─きれいに記録することが正確な診断に至る近道である
　／後藤貢士、加藤律史
■II. 心電図の読み方と見逃してはならない所見
　─正常と異常とを見極める─
P波・PQ間隔・QRS波
　─波形の成り立ちと読解／小川正浩

ST部分・T波・QT間隔
　─心室筋の再分極過程を俯瞰する／丹野　郁
■III. 不整脈の心電図の読み方のポイントと治療方針
洞（機能）不全症候群
　─不整脈診断の基本：P波を探せ！／横式尚司
房室ブロック
　─P波とQRS波の対応を常に意識しよう
　／鈴木靖司、加藤　勲
■IV. 知っておくべき疾患・症候群の心電図の読み方のポイント
WPW症候群
　─根治可能な頻拍を生ずる心電図異常／武田寛人
QT延長症候群
　─QT時間だけでは決められない／大野聖子

医学書院
〒113-8719　東京都文京区本郷1-28-23　　[WEBサイト] http://www.igaku-shoin.co.jp
[販売部] TEL：03-3817-5650　　FAX：03-3815-7804　　E-mail：sd@igaku-shoin.co.jp

特集 循環器救急の最前線—初期診療と循環管理を極める
主な循環器救急疾患を診る

急性肺血栓塞栓症

山本 剛

Point
- 肺血栓塞栓症の初期治療方針は早期の予後リスクに基づいて決定する．
- ショック患者は高リスクと認識して，血栓溶解療法を行う．
- 血行動態が安定した非高リスク例には，抗凝固療法を行う．

はじめに

　急性肺血栓塞栓症（pulmonary thromboembolism；PTE）は古くより心筋梗塞，大動脈解離とともに3大血管病とされ，重症例では急性の右心不全からショックに陥る．ショック例（広範型）の死亡率は16〜25％と高く，心肺蘇生を要した循環虚脱例では52〜65％にも上る[1〜3]．PTEの90％は下肢の深部静脈血栓症に起因する．本稿ではPTEの病態生理，診断，治療を中心に概説する．

病態生理

　広範型PTEの血行動態からみた病態生理を図1に示した．急激に血栓が肺動脈へ塞栓することにより肺動脈圧は上昇，右室後負荷は増大し，急性肺性心（右心不全）を来す[3]．肺動脈圧の上昇は血栓による機械的な閉塞だけでなく，肺動脈収縮を誘発する低酸素，神経体液性因子（セロトニン，トロンボキサンA_2，トロンビン，エンドセリン）や神経原性の血管収縮なども関与する．右室後負荷の増大に伴

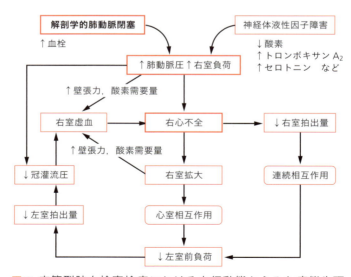

図1 広範型肺血栓塞栓症における血行動態からみた病態生理

やまもと たけし　日本医科大学付属病院心臓血管集中治療科（〒113-8603 東京都文京区千駄木1-1-5）

い右室は拡張，拡張期圧が上昇し右心不全を来す．右室拡張は脳性（B型）ナトリウム利尿ペプチド（brain natriuretic peptide；BNP）の上昇をもたらす．右室拍出量が低下すれば，左室への連続相互作用により左室拍出量も減少するが，拡張した右室は左室を圧排し，心室中隔は扁平化する．これにより左室の伸展性が低下し，左室の充満不全から左室拍出量ならびに体血圧が低下する（心室相互作用）．体血圧の低下や右室拡張末期圧の上昇は右室の冠灌流圧を低下させ，また，右室の後負荷増大は酸素需要量の増加を来すため，心筋トロポニンの上昇を伴う右室の虚血や微小梗塞が生じる．

PTEに伴う低酸素血症は，主として換気・血流比不均等分布に基づくが，肺内シャント，肺拡散障害も部分的に関与している．塞栓により完全閉塞した肺動脈の灌流領域は機能的に死腔となり，塞栓により不完全閉塞した肺動脈の灌流領域では換気・血流比が高くなる．死腔や高換気・血流比領域が出現すると，その領域は換気の無駄遣いとなり，本来そこを灌流していた分の血流の一部は，塞栓のない健常部位へシフトし，シフト先の領域の換気・血流比が低下し低酸素血症が惹起される[4]．一方で，胸水貯留，無気肺，肺梗塞の併発から肺内局所の換気が障害される機序も推定されている．

前述の低酸素血症を生じる機序は$PaCO_2$を上昇させる方向に働くが，実際に$PaCO_2$上昇に対する寄与は小さく，むしろ過換気による血栓塞栓された部分以外からのCO_2排泄により$PaCO_2$は低下する．PaO_2低下による末梢化学受容体の刺激，急激な肺血管閉塞に伴う肺内局所の機械的刺激，病変局所で血小板などから放出されたトロンボキサンA_2などのケミカルメディエータによる肺内侵害受容器刺激などの情報が脳幹部呼吸神経回路網へ伝達され呼吸出力が増強するものと考えられている[4]．過換気によりPaO_2が正常範囲に保たれている場合もあるが，この場合でも$AaDO_2$は開大しており，酸素化は障害されている．

肺梗塞は病理学的に出血性梗塞である．肺細動脈レベルで血流が途絶えると，気管支動脈血流が肺毛細血管へ流入するが，末梢肺動脈での閉塞では，狭い範囲に高圧の側副血流が流入するため，毛細血管圧が上昇し，肺実質への出血が起こりやすいとされている．

重症度とリスク層別

PTEにおける早期の予後予測は，重症度と患者の併存疾患や臨床状況を加味して判断される．重症度分類として，アメリカ心臓協会のステートメント[5]では①massive：持続性低血圧（15分以上継続する収縮期血圧＜90 mmHg，あるいは心血管作動薬が必要），②submassive：収縮期血圧は保たれているが（≧90 mmHg），右室機能不全あるいは心筋壊死が認められる，③low-risk：右室機能不全，心筋壊死ともに認めない，の3群に分類している．右室機能不全は，心エコーによる右室拡大か右室壁運動異常，CTによる右室拡大，BNP（＞90 pg/ml）あるいはN-terminal pro-BNP上昇（＞500 pg/ml），右脚ブロック，前壁中隔領域のST偏位あるいはT波陰転のいずれかの所見とし，心筋壊死はトロポニンT上昇（＞0.1 ng/ml）あるいはトロポニンI上昇（＞0.4 ng/ml）と定義している．

最近は重症度分類ではなく，急性期予後に影響を与える要因を併せ，ショック，肺塞栓症重症度スコア（pulmonary embolism severity index；PESI），画像的右室機能不全（心エコーあるいはCT）および心臓バイオマーカ陽性（心筋トロポニンあるいはBNP）の有無を用いたリスク分類が行われる[6,7]．

診断[8]

1 ▪ 臨床症状・所見

PTEの主要な症状は呼吸困難，胸痛である．失神やショック，心停止を来すこともある．呼吸困難は最も高頻度に認められ，他の原因では説明できない突然の呼吸困難で，特に悪性腫瘍，長期臥床，手術後，長時間フライト後など静脈血栓塞栓症の危険因子を合併する場合には本症を鑑別診断に挙げる．徐々に進行する呼吸困難の場合には亜急性やacute on chronic の病態が推定される．胸痛の性状として，胸膜痛を呈する場合と，胸骨後部痛を呈する場合があり，前者は末梢肺動脈の閉塞による肺梗塞に起因するもの，後者は中枢肺動脈閉塞による右室の虚血によるものと考えられている．失神は重要な症候で，中枢肺動脈の一過性閉塞に伴って起きる．原因となる下肢深部静脈血栓症に伴う下肢の疼痛や腫脹，把握痛は，約半数に認められるのみであり留意が必要である．理学所見では，頻呼吸，頻脈，Ⅱp音の亢進が認められ，右心不全を来すと頸静脈怒張を来す．

2 ▪ 検査所見

一般血液検査，動脈血ガス分析において特異的な所見はないが，D ダイマーは静脈血栓塞栓症に対する陰性的中率が非常に高く，正常範囲であれば PTE の可能性は極めて低い．動脈血ガス分析では，低酸素血症，低炭酸ガス血症，呼吸性アルカローシスがみられる．心電図，胸部 X 線では右室負荷を反映した所見が得られるが，いずれも特異的ではない．また，軽症例では右室負荷所見は認められない．心電図では，右側胸部誘導（V_1〜V_3）の陰性 T 波，SⅠQⅢTⅢ（Ⅰ誘導に S 波，Ⅲ誘導に Q 波，陰性 T 波），右脚ブロック，非特異的 ST-T 異常などが認められる．胸部 X 線では局所の透過性亢進（Westermark 徴候），横隔膜の上の末梢の楔形陰影（Hampton's hump），右下行肺動脈の拡大（Palla 徴候）がみられる．心臓バイオマーカでは，心筋トロポニンが右室の微小梗塞，BNP が右室の伸展を反映して上昇する．同様に心エコーにおける，右室拡大，McConnell 徴候（心尖部の壁運動は保たれるが右室自由壁運動が低下），心室中隔の扁平化，三尖弁逆流速度の増加などの右心負荷所見もリスク層別に有用である．下肢静脈エコーでは，塞栓源である深部静脈血栓を検出する．下腿静脈の検索は難しいが，大腿静脈の鼠径レベルと膝窩静脈の膝窩レベルは比較的容易に観察できる．

3 ▪ 確定診断

確定診断は造影胸部 CT が基本である．近位部肺動脈から亜区域枝レベルまで血栓が検出できるほか，右室拡大や肺梗塞の有無なども評価できる．血行動態が安定した例では，腹部から下肢への撮像を加えることで深部静脈血栓症の同時評価も可能である．PTE 以外の肺病変，大動脈病変の鑑別診断にも有用である．

肺血流シンチグラフィは，ガンマ放射性核種で標識されたアルブミン微粒子の凝集体を静注し，肺毛細血管床に分布させ，血流の欠損や減少を検出する方法である．感度が高いため，血流欠損がなければほぼ否定できる．確定診断に用いることは少ないが，造影剤が使用できない患者には有用である．肺換気シンチグラフィの施行頻度はさらに少ないが，肺血流シンチグラフィの特異度を高める．

肺動脈造影は，近年診断的検査として行われることはほとんどなく，カテーテル治療が予定されている患者に限定されている．経食道心エコーは，肺動脈分岐部，右主肺動脈，左主肺動脈の血栓を検出でき，血行動態が不安定で CT 検査室まで移動できない場合に有用である．

リスク層別化と診断・治療アプローチ[6, 7]

早期予後リスクに基づいた管理方針を図 2 に示した．PTE が疑われ，ショックあるいは血圧低下を呈した患者群は高リスクと認識し，高リスク例の診断アルゴリズム（図 3）を用いて迅速に診断する．一方，血行動態が安定している非高リスク患者では図 4 のアルゴリズムを用いて確定診断を行う．臨床的可能性と D ダイマー検査による診断アプローチが推奨されている．改訂ジュネーブスコア[8]（表 1）などの臨床的可能性から PTE の可能性が高い患者では，D ダイマー検査は行わず造影 CT を実施する．PTE が低〜中等度疑われる患者では，D ダイマー検査を行って異常値であれば造影 CT を行う．

非高リスク患者の予後は比較的良好であり，確定診断後に治療方針や入院期間を決めるためにリスク層別化をさらに行う．中リスクと低リスクの判別にオリジナル版 PESI[9] あるいは簡易版 simplified PESI（sPESI）スコア[10] を用いる（表 2）．PESI スコアは，

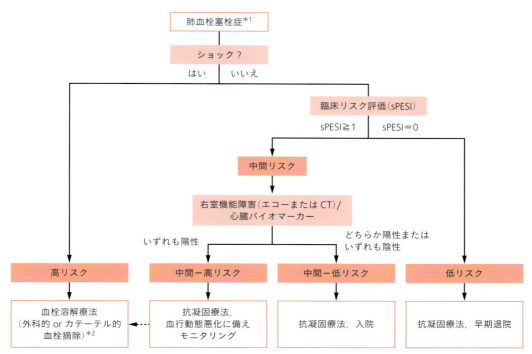

図2 早期の予後リスクに基づいた管理方針

*1：高度な出血のリスクがある場合など，抗凝固療法が禁忌な場合には下大静脈フィルター留置を考慮する．
*2：施設の状況や患者の状態により，治療法を選択する．
sPESI：simplified Pulmonary Embolism Severity Index，簡易版肺塞栓症重症度スコア

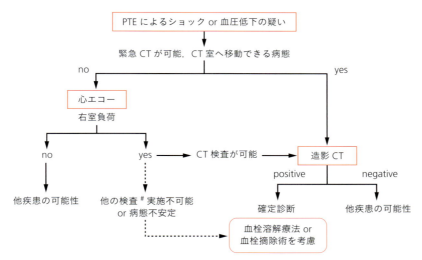

図3 高リスク例の診断アルゴリズム
PTE：pulmonary thromboembolism

現在最も予後予測に適したリスク層別スコアであり11項目から構成される．特に低リスク患者の同定に有用とされている．最近は簡易化されたsPESIスコアが登場し，sPESI＝0ポイントが低リスク患者と判断される．PTEの約3割はPESI ClassⅠないしはⅡ，あるいはsPESI＝0ポイントの非常に予後良好な低リスク群とされる．一方でPESI class Ⅲ～Ⅴでは30日死亡率が最大24.5%[6]，sPESI≧1ポイントでは最大11%にまで上昇するため，これらの患者群では血行動態が安定していても中リスクに分類する．なかでも右室への急性圧負荷所見に注目し，心エコーあるいは造影CTにて右室機能不全があり

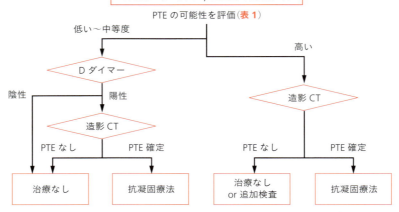

図4 血行動態が安定している非高リスク例の診断アルゴリズム
PTE : pulmonary thromboembolism

表1 肺血栓塞栓症の予測スコア（改訂ジュネーブスコア）

項目	点数
年齢＞65歳	1
肺血栓塞栓症あるいは深部静脈血栓症の既往	3
心拍数	
75～94 bpm	3
95 bpm以上	5
1ヵ月以内の手術，骨折	2
血痰	2
活動性悪性腫瘍	2
片側性の下肢痛	3
下肢深部静脈上の痛みと同側浮腫	4

肺血栓塞栓症の可能性	スコア
低い	0～3
中等度	4～10
高い	≥11

心臓バイオマーカ（特に心筋トロポニン）も上昇している患者は中―高リスクに分類する．右室機能不全あるいはバイオマーカ上昇のいずれか，ともに陰性の患者は中―低リスクに分類する．PESI class ⅠないしはⅡ，あるいはsPESI＝0ポイントでも右室機能不全かバイオマーカ陽性の場合は中―低リスクに分類する．しかし，治療方針への影響は少ないため，PESI class ⅠないしはⅡ，あるいはsPESI＝0ポイントの患者群への画像評価やバイオマーカ採血の追加はルーチンに行う必要はない．

治療[6, 7, 11, 12]

初期の治療方針は早期の予後リスクに基づいて決定される（図2）．ショック患者は高リスクと認識し，血栓溶解療法を行う．ショック例で出血リスクが高い場合には，外科的血栓摘除術を行う．非高リスク患者には抗凝固療法を第一選択とするが，画像的右室機能不全があり心臓バイオマーカが上昇している中―高リスク患者では，病態の悪化に備え未分画ヘパリン静注にて抗凝固療法を開始し，モニタリング管理する．低リスク患者では短期入院あるいは外来にて抗凝固療法を行う．

1 ▪ 非高リスク例への初期抗凝固療法（図5）

非高リスク例における初期抗凝固療法には3つのオプションがある．①ワルファリンへの「橋渡し」として非経口薬を用いる従来法，②非経口薬を投与後に直接Xa阻害薬の一つであるエドキサバンへ切り替える方法，③直接Xa阻害薬のリバーロキサバンあるいはアピキサバンを初期強化用量にて開始後に維持量を用いる単剤治療の方法，がある．本邦で使用できる非経口薬は，未分画ヘパリンあるいはフォンダパリヌクスである．

1）従来法

従来法は未分画ヘパリンからワルファリンにブリッジする方法である．80単位/kgあるいは

表2 オリジナル版と簡易版PESIスコア

パラメータ	オリジナル版	簡易版
年齢	年齢（年単位）	1ポイント（>80歳で）
男性	+10ポイント	―
がん	+30ポイント	1ポイント
慢性心不全	+10ポイント	1ポイント
慢性肺疾患	+10ポイント	
脈拍≧110 bpm	+20ポイント	1ポイント
収縮期血圧<100 mmHg	+30ポイント	1ポイント
呼吸数>30回/分	+20ポイント	―
体温<36℃	+20ポイント	―
精神状態の変化	+60ポイント	―
動脈血酸素飽和度<90%	+20ポイント	1ポイント
リスク層別（30日以内死亡）	Class Ⅰ：≦65ポイント ＝極めて低い（0～1.6%） Class Ⅱ：66～85ポイント ＝低い（1.7～3.5%） Class Ⅲ：86～105ポイント ＝中程度（3.2～7.1%） Class Ⅳ：106～125ポイント ＝高い（4.0～11.4%） Class Ⅴ：>125ポイント ＝極めて高い（10.0～24.5%）	0ポイント ＝1.0%（95%CI 0.0～2.1） ≧1ポイント ＝10.9%（95%CI 8.5～13.2）

1）従来法
* ヘパリン 80 U/kg 静注（iv），18 U/kg/hr iv 5日〜，APTT 1.5〜2.5倍に調節，ワルファリンが治療域に達したら24時間後に中止
† フォンダパリヌクスでも可

| * H iv | † Heparin continuous iv |
| Warfarin（PT-INR 1.5〜2.5） |

ワルファリンは病態安定後に3〜5 mgにて開始，PT-INR 1.5〜2.5に用量調節

2）DOAC切替法
* ヘパリン 80 U/kg iv，18 U/kg/hr iv 5日〜，APTT 1.5〜2.5倍に調節，エドキサバン開始4時間前に中止

| * H iv | † Heparin continuous iv | Edoxaban 60 mg（‡ 30 mg）1日1回 |

† フォンダパリヌクスでも可　‡ エドキサバン減量基準，体重≦60 kg or Ccr≦50 ml/分 or P糖蛋白阻害薬併用

3）DOAC単剤，初期強化あり

| Apixaban 1回10 mg 1日2回，1週間 | 1回5 mg 1日2回 |
| Rivaroxaban 1回15 mg 1日2回，3週間 | 15 mg 1日1回 |

4）DOAC単剤，初期強化なし

| Edoxaban 60 mg（‡ 30 mg）1日1回 |
| Rivaroxaban 15 mg 1日1回 |
| Apixaban 1回5 mg 1日2回 |

図5 非高リスク例における初期抗凝固療法

5,000単位をボーラス投与後に，18単位/kg/時間で持続静注し，活性化部分トロンボプラスチン時間（activated partial thromboplastin time；APTT）が対照値の1.5〜2.5倍に延長するように用量調節する．ワルファリンは作用が安定するまで約1週間を要するため，病態が安定していれば第1病日から投与を開始し，未分画ヘパリンはワルファリンのPT-INRのコントロールが安定するまで投与する．特に高度腎機能低下の直接作用型経口抗凝固薬（direct oral anticoagulant；DOAC）禁忌例や機械

弁例では従来法を選択する.

2）DOAC切替法

未分画ヘパリンからDOACに切り替える方法である．DOACはワルファリンと異なり，直ちに抗凝固作用が発揮されるため，未分画ヘパリンとの併用が不要である．DOACはワルファリンと同等の再発抑制効果に加え，出血性合併症がより少ないことが示されている．エドキサバンが切替法にて適応を取得している．重症度に応じた非経口抗凝固薬による初期治療後に，エドキサバンを1日1回60 mg投与する．体重60 kg以下，クレアチニンクリアランス50 ml/分以下，あるいはP糖蛋白阻害薬（ベラパミルなど）の併用，これらの項目が一つでも該当すれば30 mgに減量する．

従来法および切替法にて，未分画ヘパリンの代わりに合成間接型Xa阻害薬であるフォンダパリヌクスが選択できる．作用に個人差が少なく，1日1回の皮下投与で確実に効果が得られ，モニタリングを必要としない．ヘパリン起因性血小板減少症（heparin-induced thrombocytopenia；HIT）抗体を誘導する可能性は指摘されているが，HITは生じない．投与量は体重によって決まる（体重＜50 kg：5 mg，体重50〜100 kg：7.5 mg，体重＞100 kg：10 mg）．腎排泄であるため重度の腎障害例（クレアチニンクリアランス30 ml/分未満）は禁忌である．非経口製剤でモニタリングなしに抗凝固作用を期待したい場合に選択する．

3）DOAC単剤，初期強化あり（いわゆる「シングルドラッグアプローチ」）

前述したようにDOACは直ちに抗凝固作用が発揮されるために，非経口抗凝固薬を先行させることなく治療が可能であり，リバーロキサバンおよびアピキサバンにおいて初期強化用量，期間が設定されている．リバーロキサバンは，初期3週間1回15 mgを1日2回，その後は15 mgを1日1回投与，アピキサバンでは初期1週間1回10 mgを1日2回，その後1回5 mgを1日2回投与する．非経口抗凝固薬を先行させても問題ない．両薬剤とも心房細動への脳卒中予防と異なり，静脈血栓塞栓症治療においては減量基準がない．一方，高度腎機能低下例（クレアチニンクリアランス30 ml/分未満）は禁忌であり，中等度腎機能低下例で腎機能が動揺する可能性のある高齢者などでは，クレアチニン値を経時的に測定する．病態が安定し出血リスクが低い症例では，シングルドラッグアプローチで外来治療が可能である．

4）DOAC単剤，初期強化なし

亜区域型のPTEでは画一的な抗凝固療法は推奨されていない[13]．亜区域型PTEにおいて，抗凝固療法の適応がありDOACを選択する際には，初期強化なしに維持用量にて開始する場合が多い．

2 ▪ 高リスク例への初期治療[1,2]

1）呼吸循環管理

①酸素投与

PTEでは換気・血流比不均等分布を主要因とする低酸素血症が認められる．酸素化が不十分な場合には，人工呼吸を行う．人工呼吸による陽圧は静脈還流量を減少させ，右心不全をさらに悪化させる可能性があるため，吸気終末プラトー圧30 cmH$_2$O未満で，低一回換気量（6 ml/kg）が推奨されている．

②容量負荷

容量負荷により右室拡張末期容積が増大し，心拍出量も増加する可能性がある．しかし，心室相互作用による左室圧排を助長する可能性もあり，広範型では500〜1,000 mlを超えない容量で負荷を行うことが容認されている．

③心血管作動薬

適度な容量負荷にもかかわらずショックが遷延する場合には，心血管作動薬を追加する．右室の虚血は血行動態を悪化させる一つの要因であるため，右室の冠灌流圧を上昇させることは理にかなっている．右室冠灌流圧の上昇は，血圧の上昇と肺動脈圧の低下により達成される．血管収縮薬のなかでもノルエピネフリンが最適と考えられ，α受容体刺激による血圧上昇を介した冠血流増加と，β$_1$刺激による直接的な強心作用により右室機能を改善する．心拍出量の増大目的にドブタミンを投与することもあるが，全身の血管拡張作用に伴う血圧降下が，右室灌流圧を低下させる可能性もあり，ドブタミン投与

は心拍出量低下がみられるものの血圧が保たれている症例に考慮する．

④補助循環

VA-ECMO（extracorporeal membrane oxygenation）は，右心負荷を軽減し体循環量を増加させるため，循環虚脱例に適している．VA-ECMOを使用した広範型肺塞栓症10例の検討[14]では，平均駆動48±44時間，院内死亡率は30％であったと報告されている．

2）薬物療法

①抗凝固療法

PTEが疑われた時点で，ヘパリン80単位/kgあるいは5,000単位を単回静脈投与し，その後18単位/kg/時間で持続静注し，APTTが対照値の1.5～2.5倍に延長するように用量調節する．

②血栓溶解療法

血栓溶解療法は肺動脈内血栓の溶解により肺動脈血管抵抗を減少させ，血行動態や右室機能の早期改善をもたらす．また，肺血流の増加に伴いガス交換も改善する．本邦ではmutant t-PAのモンテプラーゼが，不安定な血行動態を伴うPTEに対して保険適応になっている．用法，用量は，重症度，出血リスクに応じて，13,750 IU～27,500 IU/kgを約2分間で静脈内投与を行う．実際の現場では，ショックの程度や出血リスクによって全量投与にするか，半量投与にするかを決めている．症例によっては，さらにその半量を段階的に，効果をみながら（血圧，心拍数，酸素飽和度など）投与することもある．

血栓溶解療法の重大な合併症は出血である．最も重篤な頭蓋内出血の頻度は1.46％と報告されている[15]．出血性合併症のリスクは年齢とともに増加する．最近のメタアナリシス[15]では，血栓溶解療法による重大な出血性合併症は，65歳を超えると抗凝固療法単独よりも有意に高頻度であったが（12.9％ vs. 4.1％），65歳以下においては有意差なく低頻度であった（2.8％ vs. 2.3％）．血栓溶解療法の絶対禁忌は活動性出血，2カ月以内の脳梗塞，脳出血の既往，相対禁忌は大手術後10日以内，15日以内の重症外傷，1カ月以内の脳神経外科手術あるいは眼科的手術などである[16]．ただし，相対禁忌事項に含まれる多くはPTEの誘発因子でもあり，重症例では相対禁忌事項があっても救命のために血栓溶解療法を選択せざるを得ない場合もある．緊急心血管治療のガイドライン[17]では，PTEによる心停止例への血栓溶解療法は有効である可能性が高く（Class Ⅱa），疑い例についての有効性は確立されていない（Class Ⅱb），と記載されている．

③カテーテル治療と外科的治療

血栓溶解療法が無効な場合や血栓溶解療法が禁忌である場合も少なくない．これらにはカテーテル治療や外科的治療が適応になる．カテーテル治療と外科的血栓摘除術，どちらを選択するかは，VA-ECMOの有無，手技への熟練度やスタンバイまでの時間によって決められる．欧州心臓病学会のガイドライン[6]では，ショック例で血栓溶解療法が禁忌あるいは血栓溶解療法が不成功であった症例への外科的血栓摘除術（Class Ⅰ）の代替治療としてカテーテル治療を考慮する（Class Ⅱa）とされている．

3・下大静脈フィルター

一般的な適応は，抗凝固療法の禁忌例と適切な抗凝固療法にても再発した例である[6,7]．恒久型下大静脈フィルターでは慢性期のフィルター部血栓形成や下肢深部静脈血栓症の再発が問題になるため，一時的な適応であれば回収可能型を選択し，実際に回収を積極的に試みるよう勧められている．アメリカ心臓協会のステートメント[5]では，広範型PTEへのフィルター留置は，「考慮してもよい」の勧告レベルに留まっている．

4・慢性期治療

経口抗凝固薬を継続する．継続期間は発症の背景により分けられ，手術や外傷などの一時的な誘因がある場合（provoked）には3カ月間，明らかな誘因のない場合（unprovoked）には少なくとも3カ月間，それ以降の継続はリスクとベネフィットを勘案して決定する．癌患者や再発例ではより長期の投与を考慮する[6,7,13]．

文献

1) 山本　剛, 宗像　亮, 田中啓治：広範型急性肺塞栓症の治療. 日集中医誌 18：567-574, 2011
2) Yamamoto T：Management of patients with high-risk pulmonary embolism：a narrative review. J Intensive Care 6：16, 2018
3) Wood KE：Major pulmonary embolism：review of a pathophysiologic approach to the golden hour of hemodynamically significant pulmonary embolism. Chest 121：877-905, 2002
4) 岡田泰昌, 梅田　啓：血液ガスからの診断（特集「急性肺血栓塞栓症─その診断から治療へ─」）．Heart View 10：734-741, 2006
5) Jaff MR, McMurtry MS, Archer SL, et al：Management of massive and submassive pulmonary embolism, iliofemoral deep vein thrombosis, and chronic thromboembolic pulmonary hypertension：a scientific statement from the American Heart Association. Circulation 123：1788-1830, 2011
6) Konstantinides SV, Torbicki A, Agnelli G, et al：2014 ESC guidelines on the diagnosis and management of acute pulmonary embolism. Eur Heart J 35：3033-3069, 3069a-3069k, 2014
7) 肺血栓塞栓症および深部静脈血栓症の診断，治療，予防に関するガイドライン（2017年改訂版）〔http://www.j-circ.or.jp/guideline/pdf/JCS2017_ito_h.pdf〕
8) Le Gal G, Righini M, Roy PM, et al：Prediction of pulmonary embolism in the emergency department：the revised Geneva score. Ann Intern Med 144：165-171, 2006
9) Aujesky D, Obrosky DS, Stone RA, et al：Derivation and validation of a prognostic model for pulmonary embolism. Am J Respir Crit Care Med 172：1041-1046, 2005
10) Jiménez D, Aujesky D, Moores L, et al：Simplification of the pulmonary embolism severity index for prognostication in patients with acute symptomatic pulmonary embolism. Arch Intern Med 170：1383-1389, 2010
11) 山本　剛：肺塞栓症. 日本脈管学会（編）：臨床脈管学, pp 366-369, 日本医学出版, 東京, 2017
12) 山本　剛：静脈血栓塞栓症治療の最前線. 脳神経外科ジャーナル 27：370-374, 2018
13) Kearon C, Akl EA, Ornelas J, et al：Antithrombotic Therapy for VTE Disease：CHEST Guideline and Expert Panel Report. Chest 149：315-352, 2016
14) Munakata R, Yamamoto T, Hosokawa Y, et al：Massive pulmonary embolism requiring extracorporeal life support treated with catheter-based interventions. Int Heart J 53：370-374, 2012
15) Chatterjee S, Chakraborty A, Weinberg I, et al：Thrombolysis for pulmonary embolism and risk of all-cause mortality, major bleeding, and intracranial hemorrhage：a meta-analysis. JAMA 311：2414-2421, 2014
16) Meyer G：Massive acute pulmonary embolism. In：Jeremias A, Brown D, eds. Cardiac intensive care. Saunders, Philadelphia, pp 398-404, 2010
17) Lavonas EJ, Drennan IR, Gabrielli A, et al：Part 10：Special Circumstances of Resuscitation：2015 American Heart Association Guidelines Update for Cardiopulmonary Resuscitation and Emergency Cardiovascular Care. Circulation 132（18 Suppl 2）：S501-518, 2015

循環器ジャーナル

▶ 2017年1月号 ［Vol.65 No.1　ISBN978-4-260-02942-1］

1部定価：本体4,000円＋税
年間購読 好評受付中！
電子版もお選びいただけます

特集 Clinical Scenarioによる急性心不全治療

企画：加藤真帆人（日本大学医学部内科学系循環器内科学分野）

主要目次

■I. 心不全総論：心不全の概念と診断法
心不全とは何か？／加藤真帆人
■II. 急性心不全総論：急性心不全の評価方法
Clinical Scenariosとは何か？／佐藤直樹
■III. Clinical Scenario 1：起坐呼吸を呈する急性心不全
なぜ起坐呼吸が生じるのだろう？／岸　拓弥
急性心不全の呼吸管理はこうする！／岡島正樹
■IV. Clinical Scenario 2：体液過剰を伴う急性心不全
Congestionとは何か？／猪又孝元
急性心不全治療薬としての利尿薬のエビデンス
　／駒村和雄
■V. Clinical Scenario 3：低心拍出を伴う急性心不全
Low Cardiac Outputをどう診断するか？
　／中村牧子、絹川弘一郎
急性心不全治療薬としての強心薬のエビデンス
　／志賀　剛
■VI. Clinical Scenario 4：急性冠症候群（ACS）に伴う急性心不全
血行動態が破綻した心不全を伴うACSの治療戦略
　／秋山英一、木村一雄
■VII. Clinical Scenario 5：右心不全
急性肺血栓塞栓症についてのエビデンス
　／熊谷英太、福本義弘
急性肺血栓塞栓症を治療する／山田典一
■VIII. トピックス
心房細動を合併した急性心不全／金城太貴、山下武志
COPDを合併した急性心不全／大西勝也

医学書院　〒113-8719　東京都文京区本郷1-28-23　［WEBサイト］http://www.igaku-shoin.co.jp
［販売部］TEL：03-3817-5650　FAX：03-3815-7804　E-mail：sd@igaku-shoin.co.jp

特集　循環器救急の最前線―初期診療と循環管理を極める
主な循環器救急疾患を診る

急性心筋炎

澤村匡史

Point
- 急性心筋炎の組織型にはリンパ球性，巨細胞性，好酸球性，肉芽腫性がある．
- 心筋生検の感度は低いが，免疫抑制療法の適応になる巨細胞性や好酸球性心筋炎を鑑別するのに役立つ．
- 劇症型心筋炎では機械的循環補助装置が有効な可能性があるが，急性期死亡率，長期予後ともまだ悪く，心臓移植を前提として心室補助装置の適応になることがある．

心筋炎は様々な原因で心筋組織に炎症を起こす疾患の総称である．WHOの1995年の定義[1]では，「心筋炎は心筋の炎症性疾患で組織学的，免疫学的，組織免疫学的基準で診断される特発性，自己免疫性，感染性の炎症性心筋症として理解される．炎症性心筋疾患は，拡張型心筋症や他の心筋症の病態にも関連している．例；Chagas病，HIV，エンテロウイルス，アデノウイルス，そしてサイトメガロウイルス」とされている．このなかで，数日から数週間程度の経過で急性発症するものを急性心筋炎と呼ぶ．

わが国での頻度は，非選択的な剖検例からの報告では0.11%で心筋炎が見つかったとされるが，突然死の剖検例では3%，神奈川県の学生の突然死についての報告では16.6%で心筋炎が組織学的に証明された[2]．後述するように無症候性心筋炎の存在も示唆されており，軽症で診断されない場合もありうるので正確な発症数は不明である．

急性心筋炎の病態

1 ▪ 急性心筋炎の原因

1）感染性

感染性の急性心筋炎が最も多く，特にウイルス性が多いと考えられている．原因ウイルスも多岐にわたり，パルボウイルスB19，コクサッキーB，ヒトヘルペスウイルスなどのほか，C型肝炎ウイルス（Hepatitis C Virus；HCV）も原因となることがある．また，Human Immunodeficiency Virus（HIV）感染で心筋症を起こすことはよく知られている．ウイルス以外では，*Corynebacterium diphtheriae*，*Staphylococcus aureus*などの細菌性や*Trypanosoma cruzi*（Chagas病）も知られている．

2）非感染性

非感染性の原因には，薬剤の毒性によるもの（アントラサイクリン系薬剤など），過敏性反応によるもの（サルファ剤，ペニシリンなど），自己免疫性，甲状腺中毒症に伴うもの，ヒ素中毒や銅中毒などがある．

さわむら　ただし　済生会熊本病院集中治療室（〒861-4193　熊本県熊本市南区近見5-3-1）

症例1 急性冠症候群との鑑別が必要だった症例（男性，64歳）

> 来院2日前に39℃の発熱，咳嗽を認め感冒薬を内服した．来院日の午前10：00頃仕事中（デスクワーク）から気分が悪くなり，椅子に座って休んでいたが突然意識を失い椅子から転落．救急車要請し搬送された．心電図でⅡ，Ⅲ，aVFのST上昇，右脚ブロックを認め，ST上昇型急性冠症候群が疑われ，緊急冠動脈造影が施行された（図1〜5）．

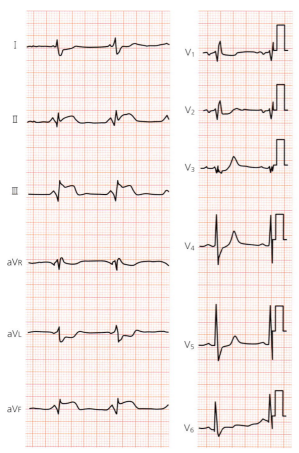

図1 症例1　来院時心電図
右脚ブロックを認め，Ⅱ，Ⅲ，aVF誘導でST上昇，V3〜5でST低下を認める．下壁心筋梗塞を強く疑う心電図である．

2 ▪ 組織学的な分類

心筋生検の組織型から，リンパ球性，好酸球性，巨細胞性，肉芽腫性に分類される．最も多いと考えられるウイルス性心筋炎は，リンパ球性の像を呈する．

3 ▪ 急性心筋炎の発症機序

急性心筋炎の発症機序は完全に解明されているわけではないが，ウイルス性心筋炎の場合，ウイルス相（急性期）・免疫相（亜急性期）・心筋症相（慢性期）の3相で説明される[3]．

1）ウイルス相（急性期）

宿主に感染したウイルスが血行性または免疫細胞によって心臓へ運ばれ，特異的なレセプターを通して心筋細胞内へ侵入する．ウイルスの侵入や増殖によって，心筋組織が破壊されるのに伴い放出される細胞内抗原が免疫システムを稼働させ，ナチュラルキラー細胞やマクロファージを活性化し，その後Tリンパ球の活性化と組織浸潤が起こる．このウイルス相の長さは通常数日以内である．

2）免疫相（亜急性期）

活性化された免疫反応は通常ウイルスを排除する．しかし，ウイルスと抗原性が類似した宿主組織に対する反応が過剰になり自己抗体を産生するなどして，心筋細胞への炎症が過度に波及すると，心機能が低下する．この時期は2，3週間〜数カ月以内で，ウイルス量の減少とともに炎症反応も減弱し，やがて後遺症なく心機能が回復することも多い．

3）心筋症相（慢性期）

ウイルスが長期間宿主の心筋に存在すると，免疫システムも刺激され続け，慢性心筋炎と呼ばれる状態になりうる．また，ウイルス遺伝子の存在とは無関係に免疫反応が持続し，心臓のリモデリングをもたらして拡張型心筋症（dilated cardiomyopathy；DCM）へと進展する例があると考えられている．肥大型心筋症（hypertrophic cardiomyopathy；HCM）の患者とDCMの患者からは，HCV抗体の陽性率が一般人口よりも高いことが本邦から報告されていて[4]，HCVによる心筋炎との関連が示唆されている．

急性心筋炎の診断

1 ▪ 臨床像

典型的には，咳嗽・咽頭痛・発熱，あるいは下痢・嘔吐など非特異的なウイルス感染症の症状の後，数日〜1週間程度後に心不全による呼吸困難や胸痛を訴える．急性冠症候群に類似した症状を示す場合がある（**症例1**参照）．なかには不整脈による

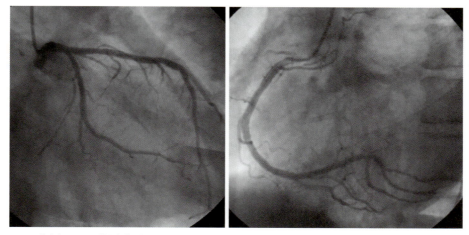

図2 症例1 冠動脈造影
左冠動脈，右冠動脈とも心電図変化を説明できる閉塞や有意狭窄を認めなかった．

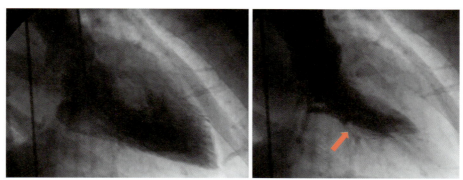

図3 症例1 左心室造影
冠動脈造影に引き続いて行った左心室造影では，下壁の一部（矢印）に壁運動低下を認めた．

失神を来す場合や，突然の心停止を来す場合もある（**症例2**参照）．先行するウイルス感染徴候がわからないこともあり，急性心筋炎を疑わせる患者では，他の心疾患，すなわち虚血性心疾患や弁膜症などを除外する必要がある．特に急性冠症候群との鑑別は重要である．また，1998年から1999年にかけて本邦でインフルエンザA（H3N2）が流行した際，心筋炎の症状を示さなかったがミオシン軽鎖Iの血中濃度が上昇している例があり[5]，無症候性心筋炎（Subclinical myocarditis, Asymptomatic myocarditis）が存在する可能性が高い．逆に発症から数日以内に急激に進行する劇症型心筋炎（Fulminant Myocarditis）と呼ばれる病態もあり（**症例2，3**参照），軽症から重症まで様々である．

　劇症型心筋炎の定義にはいくつかあるが[6]，主な特徴は①発症から数日〜通常2週間以内，長くて4

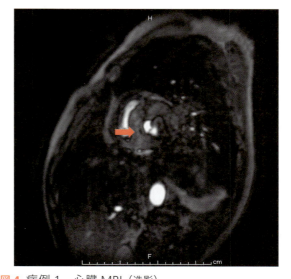

図4 症例1 心臓MRI（造影）
全体的に心筋の肥厚があり，壁運動は下壁から中隔の壁運動が低下．perfusion imageではfirst passで中隔に造影欠損があり，delayed imageまで造影効果の残存している部位も造影欠損を下壁に認める．これらから，中隔領域の梗塞，下壁には血流が残存しながらも心筋傷害があることが疑われるという結果であった．

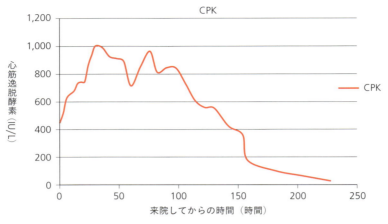

図5 症例1 心筋逸脱酵素の推移

心筋梗塞では発症から12～24時間程度でピークを作って，その後は速やかに低下するのに対し，本例では来院後100時間近くにわたって高値を保ち続けた．この推移は心筋梗塞よりも，心筋炎などの持続的な心筋の傷害過程を示唆する．この後左心収縮能低下は下壁のみならず，前壁中隔にもが広がり，心臓超音波での評価では入院時66％であった左室駆出率が1週間後には39％にまで低下，僧帽弁逆流も出現，少量ながら心嚢液も貯留した．数日にわたって38℃台の発熱も認めたことからも，急性心筋炎の可能性が示唆された．ウイルス抗体価に有意な上昇（ペア血清で4倍以上の上昇）は認めなかった．

症例2 急性心筋炎で心停止した例（女性，33歳）

> 心疾患の既往や家族歴なし．定期的な通院なし．発熱や感冒症状，下痢症状もなかった．
> 約2週間前から家族の看病などで睡眠もとれず，心労がたまっていた．そのためか少し食欲がないと言っていた．
> 来院日の18時頃ソファに座って息が苦しそうにしていたため，夫が18：19救急隊通報．その際はまだ会話可能な状態であった．
> それから約10分後反応がなくなり，直後に救急隊到着したが心停止を確認．初期波形は心室細動，電気ショック施行し1度心拍再開したがすぐに心室頻拍へ移行．以後救急車内でも心室頻拍が持続．
> 救急隊接触から25分後病院到着，心室細動と脈なし心室頻拍を繰り返す状態．アミオダロン静注するが，心室頻拍持続し心拍再開せず．血管造影室へ移送し，病院到着30分後からva-ECMO循環開始．IABP挿入，冠動脈造影，心筋生検を施行した．冠動脈に病変を認めず，生検の結果はリンパ球性心筋炎であった（図6～7）．
> 幸い意思疎通が可能なまでに回復し，長期の循環補助装置装着が必要と考えられたため，第5病日にVAD装着可能な施設へ搬送した．後日体外式VADが装着された．

週間程度で急速に進行する，②血行動態が破綻して循環作動薬を必要とし，時には機械的循環補助〔大動脈内バルーンパンピング（intra-aortic balloon pumping；IABP）や経皮的心肺補助，わが国ではpercutaneous cardiopulmonary support；PCPS，とも表記されるが，以後venoarterial extracorporeal membrane oxygenator；va-ECMOと表記する〕を必要とする，③心筋生検で多発する炎症所見が認められることなどがある．

2 ▪ 画像診断

1）胸部X線

心不全症状を呈する場合は，肺うっ血や心陰影の拡大を認めることがある．ただし，これらの所見に乏しいにもかかわらず心原性ショックに陥ることもある．

2）心電図

心電図は様々な異常を示すが，ST変化が特徴的であり広範な誘導でST上昇を示す．ST上昇型急性冠症候群との鑑別に苦慮する例もある（図1）．当初は心電図変化に乏しくても，時間とともにダイナミックに変化することがあり（図6，図8），房室ブロックや脚ブロック，非特異的心室内伝導障害，心室頻拍，心室細動に至る場合もある．QRS幅が広くなる場合や，R波が低電位になる例は劇症型心筋炎の可能性が高い（図8）．

3）心エコー

心エコーは，弁膜症など心不全を来す他の疾患との鑑別をする意味でも重要である．心筋炎に特異的な所見があるわけではないが，心筋の浮腫が強ければこれを反映して心筋壁の肥厚を認める．左室収縮能は低下することが多く，拡張終期径も拡張する

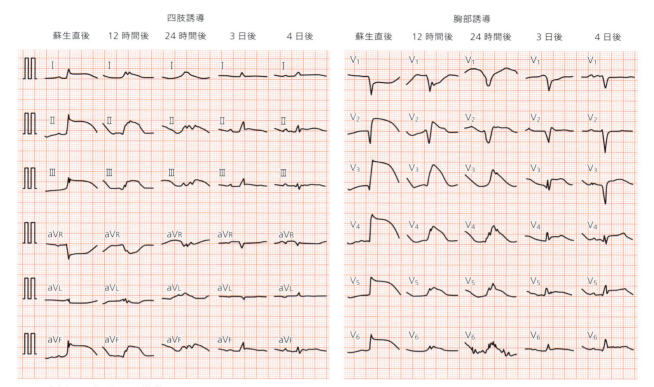

図6 症例2 心電図の推移
左側に四肢誘導，右側に前胸部誘導を示す．各左から蘇生直後，蘇生12時間後，24時間後，3日後，4日後．蘇生直後にはすべての誘導で著明なST上昇を認め，時間とともに次第にSTは基線に復して，QRS幅も狭くなっていくがR波の高さが低い．

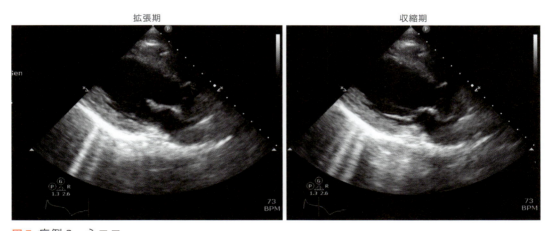

図7 症例2 心エコー
傍胸骨長軸像を示す．左側：拡張期，右側：収縮期．左心室はほとんど収縮していない．

が，その程度は様々である．典型例では，びまん性の壁運動低下がみられる（**図7**，**図9**）が，局所壁運動低下を呈する例もある．劇症型心筋症は左室拡張終期径の拡大は軽度ながら，中隔の壁肥厚が顕著な傾向があると報告されている（**図9**）[7]．心外膜炎を合併するとacute perimyocarditisと呼ばれ，心嚢液の貯留を認める．

4）心臓MRI

心臓MRIは非侵襲的に心筋での炎症の存在を診断できる．T2強調画像で組織の浮腫が示され，ガドリニウム造影のT1強調画像で充血と毛細血管傷害の反映として早期造影を認め，壊死や線維化した

部位に遅延造影（late gadolinium enhancement；LGE）も認めることが多い．心筋梗塞でもLGEを認めるが，この場合心筋の内膜側が優位に造影されるのに対し，心筋炎では心筋壁の心外膜側が造影されやすく，冠動脈の分布では説明できない複数の巣状の造影としてLGEが現れる．心筋生検の結果を確定診断とした場合，早期ガドリニウム造影，T2強調画像での組織の浮腫，LGEの3つの所見のうち，1つある場合の感度は88％，特異度は48％，陽性的中率68％で，2つある場合は各々67％，91％，91％とする報告がある[8]．

5) 冠動脈造影

冠動脈造影は，主に急性冠症候群との鑑別のために行われる．ただし，有意狭窄があっても壁運動低下が該当する冠動脈の支配領域に一致しない場合は急性冠症候群ではない可能性がある．

3 ▪ 血液検査（心筋マーカー・ウイルス抗体価）

白血球やCRPなどの非特異的炎症マーカーは通常上昇する．心筋障害の程度に応じてCreatine kinase-MB（CK-MB）分画をはじめとする心筋逸

症例3 典型的な劇症型心筋炎

受診4日前に咽頭痛，鼻汁，発熱39℃を認めた．胸部圧迫感・労作時の冷や汗も自覚した．受診3日前には発熱は37.8℃になったが，食事もとれないほど倦怠感が強くなった．受診日には呼吸困難が出現，胸痛も強くなってきたとのことで救急外来受診した．

心電図所見，心エコー所見から進行が早く冠動脈造影で有意狭窄なかったため，劇症型心筋炎の診断でドブタミン，ノルアドレナリンを使用したが循環不全改善せず．気管挿管のうえ人工呼吸管理，va-ECMOとIABP装着のうえVAD装着可能な施設へ搬送した（図8〜9）．

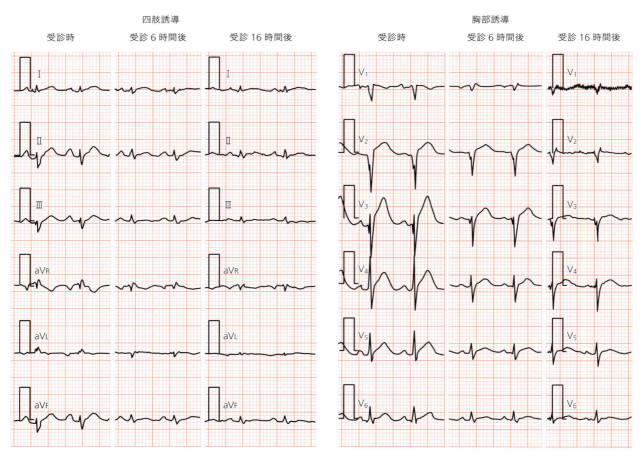

図8 症例3 心電図
左側に四肢誘導，右側に胸部誘導を各受診時，受診6時間後，16時間後に示す．受診時は広範な誘導でST上昇を呈し，受診6時間後から次第に基線に近づいているが，R波が減高して低電位になっている．

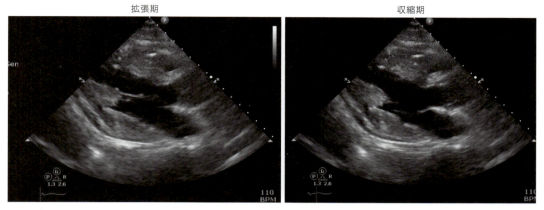

図9 症例3 心エコー
受診時心エコー傍胸骨長軸像を示す．左拡張期，右収縮期．左心室壁は浮腫のため著明に肥厚しているが，左心室内腔の拡大は著明ではない．収縮能は著しく低下している．左室拡張終期径37.5 mm，左室後壁厚12 mm，左室中隔壁厚14 mm，左室駆出分画20％．

脱酵素の上昇を認める．高感度トロポニンはより感度が高い．しかし，これらは心筋障害の存在を意味するのみであり，急性心筋炎かどうかは臨床経過や他の検査所見と併せて判断される．CK-MB分画濃度の時間的推移は，急性冠症候群の場合は発症12〜72時間程度で通常単峰性のピークを作り，速やかに減少する．これに対して急性心筋炎では，数十時間にわたって高値を維持し，多峰性の場合もあり，緩やかに減少していくという違いがある（図5）．原因ウイルスを特定する目的で，ペア血清でウイルス抗体価の測定が行われ，4倍以上の上昇で陽性と判断するが，陽性率は10％程度と言われる[9]．

4 • 心筋生検

心筋生検による心筋炎の診断は，いわゆるDallas基準が長く用いられてきたが，特に発症早期では，炎症の局在によりサンプリングエラーがありその感度は低い．炎症像が得られても病理医の間でも診断が分かれることが報告されている[10]．これらを克服するために，心臓MRIで炎症が強い場所を生検部位に選んだり，免疫組織化学染色を用いて炎症を証明したりする．わが国のガイドラインでも，心筋生検で活動性病変が確認されることで心筋炎の確定診断とされており，組織的診断基準は①多数の大小単核細胞の浸潤（時に少数の多核白血球，多核巨細胞の出現），②心筋細胞の断裂，融解，消失，③間質の浮腫（時に線維化）を挙げている[9]．心筋生検は心筋炎診断の確定診断であるばかりでなく，好酸球性心筋炎や巨細胞性心筋炎であることが診断できれば，その後の治療にも参考になる．しかし，米国の報告では心筋生検の頻度は，診療録に心筋炎と記録されたもののうち3.1％のみであったという[11]．この報告によれば，心筋生検の施行は在院日数が長いことや，高い院内死亡率と関連しているが，補助循環装置を使用するような重症例での施行が多いことを反映していると思われる．

急性心筋炎の治療

1 • 支持療法

1) 一般的支持療法

心不全の徴候がある場合は，一般的な急性心不全に対する治療が行われる．肺うっ血で呼吸不全がある場合は，気道の確保，呼吸・酸素化の補助を行う．必要に応じて利尿薬やカルペリチドを使用するが，血圧の低下に注意する．頻呼吸が改善しない場合は，非侵襲的人工呼吸で呼吸を補助するが，それでも頻呼吸が改善しない場合，酸素化が保てない場合は気管挿管して侵襲的人工呼吸管理とする．酸素消費量を減少させて組織における酸素の需給バラン

スを改善させるという意味でも，侵襲的人工呼吸管理は躊躇しないほうがよい．循環不全がある場合は，適切な強心薬や昇圧薬を使用する．ただし，ジギタリス製剤は催不整脈性があり循環不全の改善も期待できないので，用いない．循環不全の評価には呼吸数（頻呼吸は酸素化不良だけによるのではなく，末梢循環不全による代謝性アシドーシスを代償するためでもある）を含めたバイタルサイン，尿量，乳酸値の変化などを参考にする．

徐脈性不整脈，特に高度房室ブロック，完全房室ブロックに対して一時的体外ペーシングが適応になる．心室頻拍が頻発する場合や，QT延長から多型性心室頻拍（Torsades de Pointes）が出る場合は高頻度ペーシングを行う．

2）機械的循環補助

劇症型心筋炎で薬剤による支持療法のみでは血行動態が維持できない場合や，心室性不整脈が頻発する場合はIABPやva-ECMOの適応である．発症初期から心原性ショックに陥っている場合，意識障害を伴うような場合もIABP＋va-ECMOの導入を早期から考慮する．va-ECMOの適応になるような劇症型心筋症でも自然軽快する例があるが，なかには心機能が回復せずva-ECMO離脱が困難となる例もある．そのような場合は，心臓移植を前提として（除外条件がないこと）心室補助装置（ventricular assist device；VAD）の適応になることがある（**症例2**）．これらのことを踏まえて，機械的循環補助の適応になることが予想される場合は，早期からVAD挿入・管理が可能な施設と連絡を取ることも必要である．機械的循環補助を装着したら，合併症の発生に気をつける．血流感染をはじめとする感染症の合併と，特に強力な抗凝固療法を行うので出血性合併症の発生に気をつける．

3）急性期〜慢性期の薬物療法

心収縮能が低下している例では，他の心不全治療と同様にACE阻害薬やARB，β遮断薬を使用する．必要に応じて利尿薬を使用する．

2 ▪ 特異的治療

巨細胞性心筋炎，好酸球性心筋炎に対しては免疫抑制療法が適応になる．わが国のガイドラインでは，巨細胞性心筋炎に対して急性発症の場合はステロイド短期大量療法（メチルプレドニゾロン1,000 mg/day×3日のいわゆるパルス療法），またはステロイド導入（40 mg/day）および維持（5 mg/day）を推奨し，さらに「臨床試験はない」としながらも大量免疫グロブリン療法やアザチオプリン，シクロスポリンも記載している[9]．好酸球性心筋炎に対しては，劇症型であればステロイド短期大量療法，それ以外の急性発症ではプレドニゾロン30 mg/dayから開始して，効果をみながら漸減することとしている[9]．

リンパ球性心筋炎に対しては，ウイルス感染によるものが多いと考えられることもありステロイドは推奨されない．実際，ステロイドはウイルス性心筋炎に対しては，心機能を改善させる可能性はあるが，死亡率は改善しないとされる[12]．これまでの研究はサンプルサイズや方法に問題があり，質の高い研究が待たれるところである．

なお，Kindermannらは血行動態や心機能，心筋生検結果に応じた心筋炎の治療アルゴリズムを提唱している[13]．

急性心筋炎の予後

急性心筋炎は，ウイルス感染が原因のことが多いので，支持療法のみでも自然寛解する例が多い．しかし，冒頭に述べたように心臓突然死の剖検例に認められることなどから，実際の予後は明らかではない．Kodamaらは組織学的に診断された41例の心筋炎について予後を報告しており，これによると急性期死亡率は急性（非劇症型）心筋炎で22％，劇症型心筋炎は43％，慢性心筋炎は病型によって33〜50％とされている[14]．同様に組織学的に診断した心筋炎203例の長期予後（追跡期間の中央値4.7年）について，全死亡率19.2％，心臓死15％，心臓突然死9.9％という報告がある[15]．これによると，心臓MRIでのLGEの存在は全死亡のハザード比8.4，心臓死については12.8と独立した予測因子になっている．ほかには左心室の駆出分画 ejection fraction（EF）が低いこと，左室拡張終期容量LVEDVが大きいこと，NYHA class Ⅱ以上の症状の4つが左室収縮能が完全回復しないことと関連している．

　劇症型心筋炎の予後は，機械的循環補助が一定の効果があると考えられるが[16,17]，それでも急性期死亡率は40％程度と高い．一方長期予後について，非劇症型心筋炎よりも劇症型心筋炎のほうがよいとする逆説的な報告がある[18]が，その理由は明確でなく否定的な意見もある．Ammiratiは，劇症型心筋炎のうちリンパ球性心筋炎26例について9年の追跡調査を行った[19]．このうち18例（69％）で機械的補助循環装置を要し，死亡例は4例（15％），心臓移植を前提としてVAD装着したのが1例（3.8％），さらに1例が移植待機の状態であったという．リンパ球性以外も含めた全体の劇症型心筋炎の9年間での心臓移植回避率は64.5％で，非劇症型では100％であった．また，劇症型心筋炎は非劇症型心筋炎に比べて入院時のEFは低く，その分改善の程度も大きいが，追跡期間最後の心エコーでEF＜55％である率は非劇症型に比べて高かった（29％ vs. 9％, p＝0.003）．現在のところ，劇症型心筋炎は院内死亡率も高く，長期予後も非劇症型に比べて悪いと考えたほうが妥当である．特に巨細胞性心筋炎は予後が悪い．

　急性心筋炎から慢性心筋炎，さらにはDCMへと進展する可能性があることも踏まえると，急性心筋炎の長期予後についてはまだ研究の余地があるといえる．

文献

1) Report of the 1995 World Health Organization/International Society and Federation of Cardiology Task Force on the Definition and Classification of Cardiomyopathies. Circulation 93：841-842, 1996
2) Cooper Jr LT, Keren A, Sliwa K, et al：The Global Burden of Myocarditis. Glob Heart 9：121-129, 2014
3) Sagar S, Liu PP, Couper LT Jr：Myocarditis. Lancet 379：738-747, 2012
4) Matsumori A：Hepatitis C virus infection and cardiomyopathies. Circ Res 96：144-147, 2005
5) Kaji M, Kuno H, Turu T, et al：Elevated Serum Myosin Light Chain I in Influenza Patients. Intern Med 40：594-597, 2001
6) Veronese G：Fulminant myocarditis：Characteristics, treatment, and outcomes. Anatol J Cardiol 19：279-286, 2018
7) Felker GM, Boehmer JP, Hruban RH, et al：Echocardiographic findings in fulminant and acute myocarditis. J Am Coll Cardiol 36：227-232, 2000
8) Friedrich MG, Sechtem U, Schulz-Menger J, et al：Cardiovascular Magnetic Resonance in Myocarditis：A JACC White Paper. J Am Coll Cardiol 53：1475-1487, 2009
9) 日本循環器学会：急性および慢性心筋炎の診断・治療に関するガイドライン．pp 1-36, 2009
10) Baughman KL：Diagnosis of myocarditis：death of Dallas criteria. Circulation 113：593-595, 2006
11) Elbadawi A, Elgendy IY, Ha LD, et al：National Trends and Outcomes of Endomyocardial Biopsy for Patients with Myocarditis：From the National Inpatient Sample Database. J Card Fail 24：337-341, 2018
12) Chen HS, Wang W, Wu SN, et al：Corticosteroids for viral myocarditis. Cochrane Database of Syst Rev 20：509-546, 2013
13) Kindermann I, Barth C, Mahfoud F, et al：Update on Myocarditis. J Am Coll Cardiol 59：779-792, 2012
14) Kodama M, Oda H, Okabe M, et al：Early and long-term mortality of the clinical subtypes of myocarditis. Circ J 65：961-964, 2001
15) Grün S, Schumm J, Greulich S, et al：Long-Term Follow-Up of Biopsy-Proven Viral Myocarditis. J Am Coll Cardiol 59：1604-1615, 2012
16) Asaumi Y, Yasuda S, Morii I, et al：Favourable clinical outcome in patients with cardiogenic shock due to fulminant myocarditis supported by percutaneous extracorporeal membrane oxygenation. Eur Heart J 26：2185-2192, 2005
17) Diddle JW, Almodovar MC, Rajagopal SK, et al：Extracorporeal Membrane Oxygenation for the Support of Adults With Acute Myocarditis. Crit Care Med 43：1016-1025, 2015
18) McCarthy RE, Boehmer JP, Hruban RH, et al：Long-term outcome of fulminant myocarditis as compared with acute（nonfulminant）myocarditis. N Engl J Med 342：690-695, 2000
19) Ammirati E, Cipriani M, Lilliu M, et al：Survival and Left Ventricular Function Changes in Fulminant Versus Nonfulminant Acute Myocarditis. Circulation 136：529-545, 2017

MEDICAL BOOK INFORMATION　　　　医学書院

ペースメーカー・ICD・CRT実践ハンドブック

原著　Ellenbogen KA・Kaszala K
監訳　髙野照夫・加藤貴雄
訳　　伊原　正

●B5　頁552　2018年
定価：本体13,000円＋税
[ISBN978-4-260-03599-6]

ペースメーカー、ICD、CRTなど植込み型心臓電気デバイスを扱う循環器内科医、心臓血管外科医だけでなく、スタッフとして関わる技士、看護師、調整を行うデバイスメーカーの担当者にとって極めて有用な1冊。原書「Cardiac Pacing and ICDs」は、世界的に高名なDr.Ellenbogenにより版を重ねている名著。CDR認定制度に必要なIBHRE試験の対策本として最適な実践的教科書。

特集 循環器救急の最前線―初期診療と循環管理を極める
主な循環器救急疾患を診る

不整脈

清水昭彦

> **Point**
> - 失神，眼前暗黒感で受診した症例は，心電図にて不整脈の所見がなくても原則帰宅させない．
> - 不整脈治療の緊急性は，不整脈の種類よりも診察時の血圧，脈拍のバイタルサインによる．
> - 治療困難な場合には不整脈専門家に相談する．頻脈性不整脈の場合，カテーテルアブレーションが有効な場合がある．

　循環器救急の最前線で不整脈の理解は重要である．不整脈をみた場合には，その原因と症状を理解して処置を行うが，致死的なものから経過観察のみでも十分なものがある．受診時に発作が治まっている場合の対応は，初期診療のなかで特に重要で，判断を間違えると帰宅後発作のために突然死[1]に至る場合もある．不整脈疾患の特殊性を考えながら，救急現場における不整脈治療の対応を徐脈性不整脈と頻脈性不整脈に分けて考える．

徐脈性致死性不整脈

1 ▪ 分類

1）洞不全症候群
　50拍/分の洞性徐脈，洞房ブロック，徐脈頻脈症候群の3つのタイプがある．徐脈頻脈症候群では，どの時点で診察をしているのかを考える（図1）．

2）徐脈性心房細動
　治療戦略は洞不全症候群と同じである．一般的には致死的不整脈ではないが，筆者は40拍/分以下

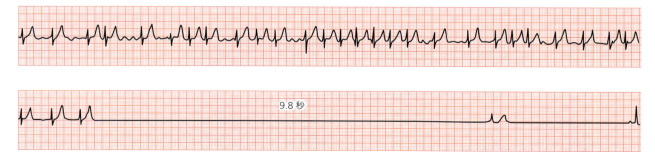

図1 徐脈頻脈症候群（68歳男性，主訴：失神発作）
心房細動（上段）を示していたが，心房細動の停止とともに9.8秒の心停止を認めた．

しみず　あきひこ　宇部興産中央病院（〒755-0151 山口県宇部市大字西岐波750）

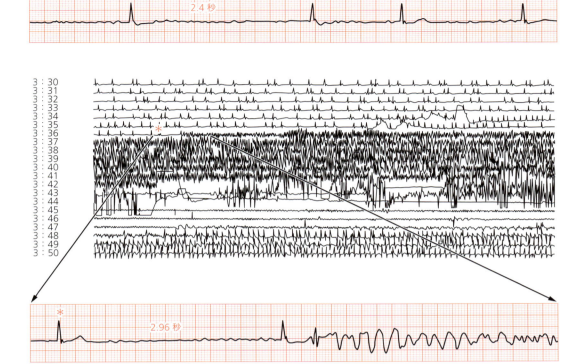

図2 徐脈性心房細動から心室細動を発症した症例（58歳男性，主訴：脈が遅い）
検査入院中のモニターにて記録された2.96秒のpauseの後に心室性期外収縮から心室細動が発生している．

の高度な徐脈を示し心室細動を起こした症例を経験している（図2）．

3）房室ブロック

心電図ではⅠ～Ⅲ度の房室ブロックに分類される．補充調律が安定していればⅢ度完全房室ブロックでも失神はしないことが多い．失神を起こす機序には，①高度房室ブロック，②前触れもなく突然高度房室ブロックとなる発作性房室ブロック（図3），③補充調律が安定せずさらに下位の補充収縮へ移行するblock in block，④徐脈性QT延長に伴うtorsades de pointes，がある．

2 ▪ 徐脈性不整脈へのアプローチ

1）原因・症状

徐脈の原因の多くは，洞不全症候群あるいは房室ブロックである．臨床の場では，β遮断薬，Ca拮抗薬，Ⅰ群抗不整脈薬などの薬剤による洞性徐脈，房室ブロックを多く認める．

徐脈による症状は，脳虚血症状に由来する失神発作や眼前暗黒感，心臓の鼓動に由来する動悸[2]，徐脈が継続して起こる心不全に由来した呼吸困難，浮腫，乏尿などがある．

2）緊急性の判断と処置[3]

脈が遅い患者を診たら，まず患者の表情や脈の強弱を診て，緊急性の有無を判断する．緊急の場合は，脈が遅いだけでなく微弱であることが多い．痙攣発作や意識消失などの脳虚血症状を呈する場合には，直ちに心肺蘇生を開始する．その間にモニターや心電図記録から徐脈の診断を行い，心肺蘇生をしながら体外式のペーシングあるいは電極カテーテルを挿入して心室ペーシングを行う．また，静脈を確保したらイソプロテレノールの持続点滴を行う．

3）非発作時に診たら

徐脈頻脈症候群の一部には通常の洞調律時では徐脈を呈さないものもあり，頻脈発作中には洞停止を起こすかどうかの予測が困難な場合もある（図1）．房室ブロックに関しては，突然高度房室ブロックに移行するものがある．しかし，非発作時の心電図からそれを予測することは容易ではない（図4）．基礎心疾患の有無も重要で，特に虚血性心疾患（狭心

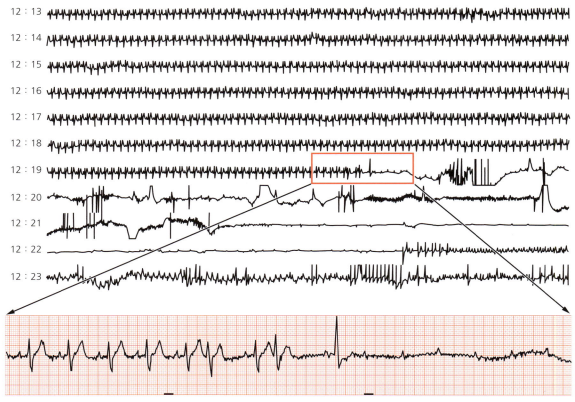

図3 発作性房室ブロック
Ⅰ度房室ブロック（PR＝0.22 s）で安定した房室伝導していたが，突然高度房室ブロックに移行し，約3分後に再び自己収縮が始まっている．

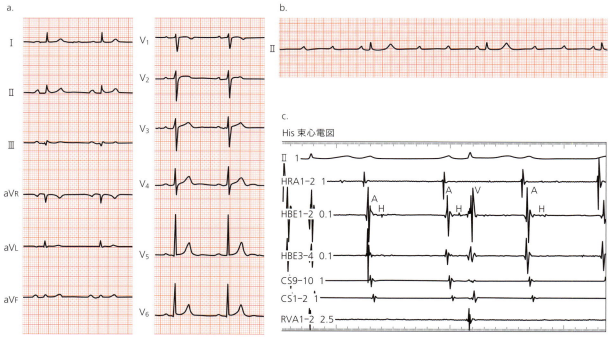

図4 高度房室ブロック（症例：65歳男性，主訴：眼前暗黒感，全身倦怠感）
a：受診時は58拍/分の軽度徐脈であるが，PR時間 QRS幅，軸いずれも正常範囲と思われる．b：経過観察中のモニター心電図にて4〜5：1伝導の高度房室ブロックとなった．c：精査目的で行った臨床電気生理学的検査ではHis束下ブロックを認めた．

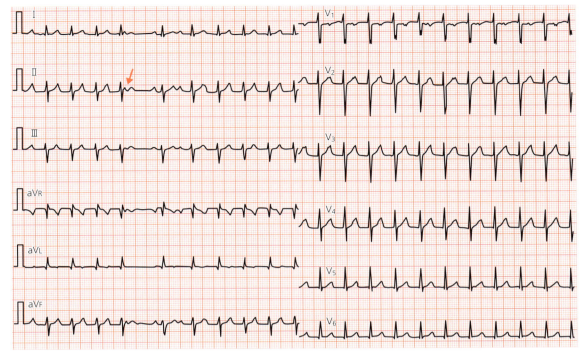

診断：心房頻拍

図5 心房頻拍（症例：23歳男性，主訴：軽い動悸）
心電図記録の初めではP波はT波に重なって鑑別しがたいが，矢印の心房頻拍のブロックにより心房頻拍であることが診断可能になった．

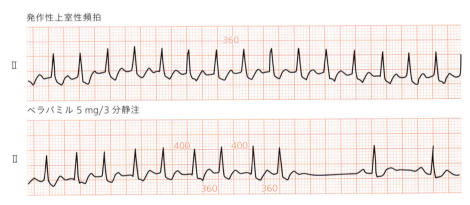

図6 発作性上室性頻拍
発作性上室性頻拍（上段）はCa拮抗薬（ベラパミル）静注により停止した．

症，心筋梗塞）の場合は虚血によって徐脈となる場合もあるので詳細な病歴が必要である．β遮断薬，Ca拮抗薬，抗不整脈薬の服用の有無を確認する．

頻脈性不整脈

1・分類

1）上室性頻拍

洞性頻拍：100拍/分以上の頻脈でQRS波の直前のP波形は洞調律と同じである．

心房頻拍：QRS波の前に，洞性P波は異なる心

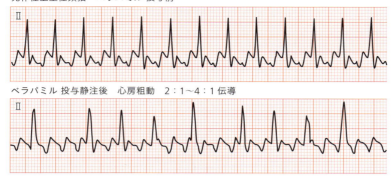

図7 心房粗動（通常型）
II，III，aVF誘導は鋸歯状波（F波）を示している（上段）．ベラパミル静注により房室ブロックが起こって，心房粗動波が明らかになった．

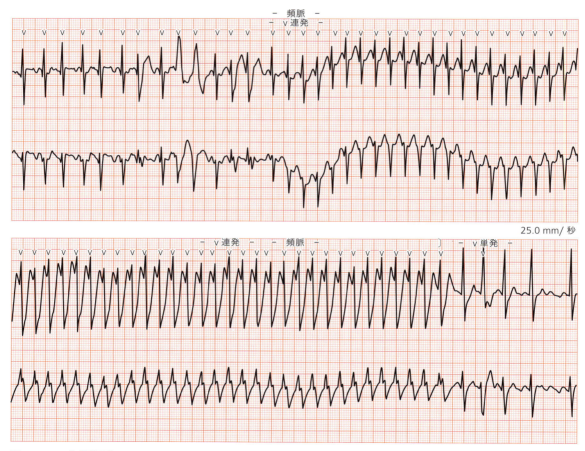

図8 1：1心房粗動
2：1心房粗動から1：1心房粗動に移行（上段）．その後変行伝導を伴い wide QRS tachycardia を示した．

房P波を認める．頻拍が早くなるとP波が先行のT波に重なってP波の同定が難しくなる（図5）．

発作性上室性頻拍：突然開始し突然停止する180拍/分前後で規則正しい narrow QRS tachycardia（図6）．

心房粗動：心房粗動は心房が240/分以上360/分未満で規則正しく興奮する（図7）．心電図II，III，aVF誘導で鋸歯状波（F波）を示すものを通常型，ほかの波形を非通常型と呼ぶ．時に1：1伝導（図8）を呈することがあり，血圧低下を来したり，

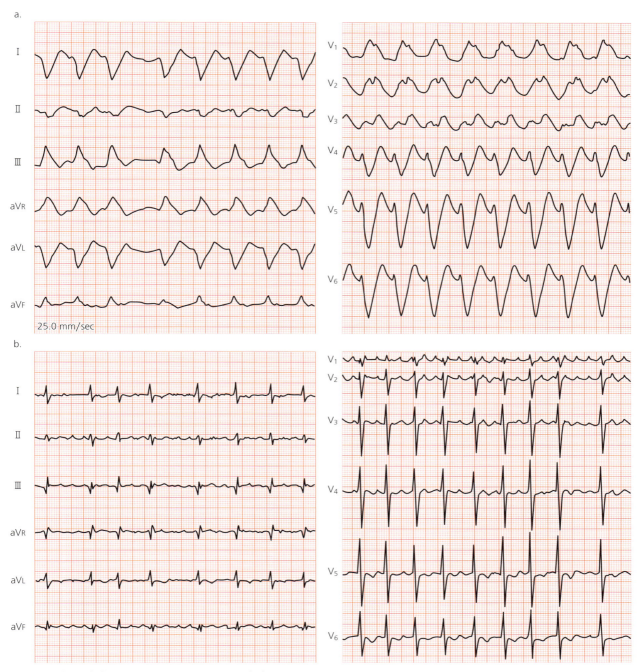

図9 心房細動患者におけるピルシカイニド中毒（主訴：全身倦怠感）

a：受診時心電図．RR 間隔が不規則な著明な wide QRS tachycardia を示す．来院時 BP＝126/98 mmHg，クレアチニン 12.5 mg であった．心房細動に対し近医でピルシカイニド 100 mg/day 処方され，その後全身倦怠感，症状が増悪したため当院を受診した．慢性腎不全のため CAPD 施行中であった．腎排泄であるピルシカイニド中毒と判断した．ピルシカイニド中止4日後でもピルシカイニド血中濃度 2.14 μg/ml（正常範囲　peak 0.2〜0.9）と異常高値を示した．
b：薬剤中止 21 日後の心電図．正常 QRS 幅の心房細動になっている．

突然死に至ることもある．

心房細動：不規則波形の f 波を認め，RR 間隔も不規則になるので絶対不整脈といわれる．抗不整脈薬の薬物中毒により心室頻拍との鑑別を要することもある（図9）．

偽性心室頻拍：顕在性 WPW 症候群に心房粗動や心房粗動を伴い wide QRS tachycardia を呈した場合．わが国独自の表記である．脈拍数は 240 拍/

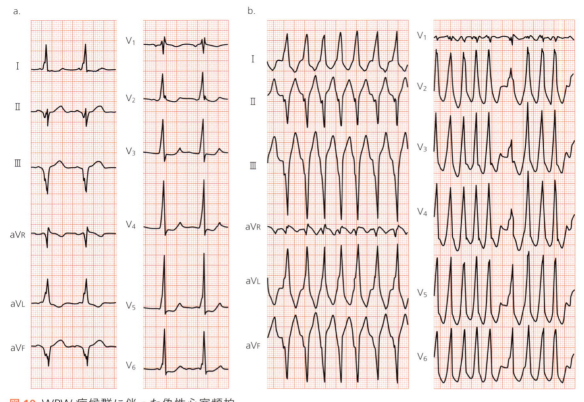

図10 WPW症候群に伴った偽性心室頻拍
a：洞調律でA型WPW．b：心房細動の発生に伴い顕著なデルタ波による心室波形となっている．

分以上となり，血圧が維持できなくなることがある．心房粗動の場合には心室頻拍との鑑別は難しいが，心房細動の場合には顕著なデルタ波による不規則なRR間隔を認める（図10）．

2）心室性頻拍

心室頻拍：心室性期外収縮が3連発以上連続したものを心室頻拍と定義する．30秒以内に停止すれば非持続性心室頻拍[4]，血行動態が破綻するか30秒以上持続すると持続性心室頻拍と呼ぶ．発作中のQRS波は幅広く（QRS幅≧0.12），100拍/分以上の頻拍である（図11）．100拍/分未満の場合は促進型心室固有調律である．

torsades de pointes：心室頻拍の亜系としてtorsades de pointesがある．多形性心室頻拍の一種で，心電図上QRSの極性と振幅が心拍ごとに刻々と変化して等電位線を軸として捻れるような特徴的な波形を呈する．時に心室細動へと移行して致死的となる．Romano-Ward症候群（図12）などの先天性QT延長症候群と薬剤によるQT延長（図

13）に伴う後天性QT延長症候群がある．

心室細動（図14）：意識は直ちに消失し，心電図モニターにて診断可能である．

2 ▪ 頻脈性不整脈へのアプローチ

1）原因・症状

機序としては，リエントリー，自動能亢進，撃発活動がある．加齢，虚血，変性など様々な原因から発生する．症状は脳虚血症状に由来する失神発作や眼前暗黒感，心臓に由来する動悸や胸痛，心不全による呼吸困難や浮腫，乏尿などである．

2）緊急性の判断と処置[3]

緊急：心室頻拍（図11）や心室細動（図14）には，除細動あるいは薬剤による緊急処置が必要である．QRS波幅が0.12s以上の頻拍はwide QRS tachycardia[5]として鑑別する．次に，緊急性の高い頻脈性不整脈としては，1：1心房粗動（図8），偽性心室頻拍（図10），torsades de pointes（図12,13）がある．

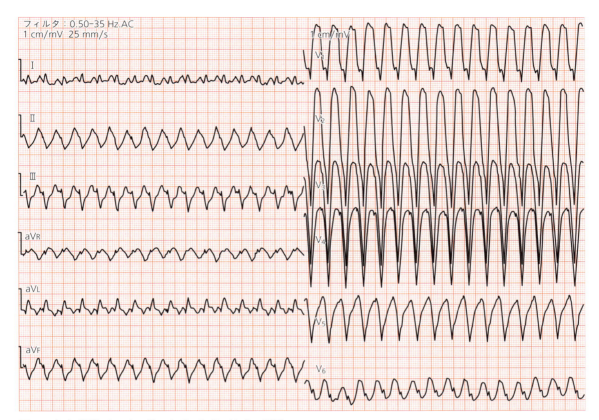

図11 心室頻拍（48歳男性，主訴：胸部不快感，動悸）
幼少時にFallot四徴症の手術を受け，右室流出路に肺動脈弁狭窄に対するパッチ手術が行われた．一昨年より，突然の動悸と胸部不快感を訴える．

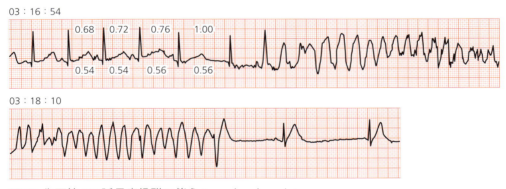

図12 先天性QT延長症候群に伴うtorsades de pointes

　torsades de pointesは，その原因により治療法が異なる．原因が房室ブロックや薬剤などの徐脈由来の場合（図13）には，まず，イソプロテレノールの持続点滴（0.5〜1γ）を始めてカテーテルによるペーシング（体外式ペーシング装置もある）を行う．逆に，頻脈が誘因となってtorsades de pointesを起こすRomano-Ward症候群（図12）の場合には，Mg〔マグネゾール® 1A（2g）〕をゆっくりと静注する．それでも，発作を繰り返す場合にはCa拮抗薬（ベラパミル5mg）の静注あるいはβ遮断薬の静注を試してみる．低K血症に伴うtorsades de pointesは電解質補正をする．

準緊急：narrow QRS tachycardiaでは発作性上室性頻拍（図6），2：1心房粗動（図7），心房頻拍

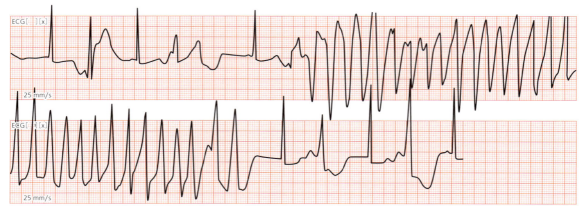

図13 ジソピラミドによる薬剤誘発性QT延長症候群に伴うtorsades de pointes

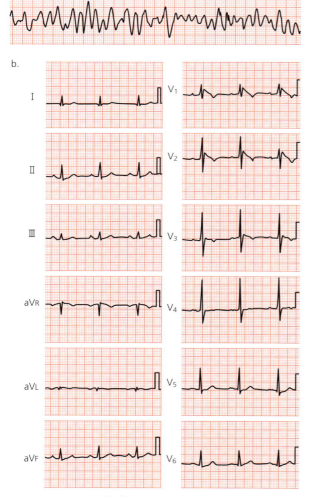

図14 Brugada症候群（51歳男性，主訴：失神発作）
a：来院時のモニター．心室細動で受診した．直ちに電気除細動が行われた．
b：洞調律時の心電図では，V₁誘導でcoved typeのST上昇を示し，典型的なBrugada症候群であった．

（図8）の鑑別が必要である[2]．心電図のみでの鑑別が困難な場合には，ATP（5～10 mg）急速静注あるいはベラパミル静注（5 mg/3～5分）を行うとP波とQRS波が分離されて診断に有用である（図7）．症例によっては停止効果も期待される（図6）．

心房粗動は薬剤で停止させることは困難なことが多い．心房粗動にクラスI群の抗不整脈薬を使用すると，1：1心房粗動となり逆に頻脈化することがあるので，事前にCa拮抗薬（ベラパミル）の投与を行う．停止目的にはペーシングを使用したほうが安全である．ペーシングができない場合には，ベラパミルやβ遮断薬の経口投与によって心拍コントロールを試みる．

心房細動の場合，発作が48時間以内に始まっていることが明らかで，症状の改善が得られない場合は，薬剤を重ねずに電気的除細動を行う．発作開始時間が明らかでないときや48時時間以上の時には，心拍コントロールのみを行い，塞栓症予防に抗凝固療法を3週間以上続けた後に電気的除細動を行う[6]．心不全や左心低機能を認めたときは，心拍コントロールと心不全の治療を優先させる．従来心房細動は良性の頻脈性不整脈と思われていたが，近年心房細動患者と突然死の関係を調べるとその頻度は予想以上に高く[7]，特に高血圧[8]，動脈硬化症[9]，肥大型心筋症，などの患者では特に注意を要する．

緊急性のない頻脈性不整脈：洞性頻拍は二次的に起こるので，血圧低下，ショック，貧血，脱水，発熱，甲状腺機能亢進症など，原因を検査して治療し

3) 非発作時に診たら

詳細な病歴が診断に有用である[2]．電解質異常の有無（高K血症，低K血症，低Mg血症），抗不整脈薬の既往，向精神薬，マクロライド系抗生物質の服用などの詳細な病歴の聴取は，これらが不整脈出現に関与する場合があるので必要である．

検査としては，まずは心電図である．特に，WPW症候群（図10），Brugada症候群（図14），QT延長症候群，あるいは心筋症や心筋梗塞などの基礎心疾患が潜んでいないかを注意する．

失神発作あるいは眼前暗黒感で受診した症例は，受診時の心電図，脈拍，血圧に異常がない場合でも，安易に帰宅させない[3]．

文献

1) 清水昭彦：突然死の原因となる不整脈とは．特集「不整脈死を防ぐ」，Heart View 8：10-16, 2004
2) 清水昭彦：動悸を訴える患者の診かた．medicina 51：1608-1610, 2014
3) 清水昭彦：不整脈．Emergency Care 28：48-54, 2015
4) 清水昭彦：【患者を前に】非持続性心室頻拍の治療適応と実際．medicina 50：2212-2215, 2013
5) 清水昭彦：wide QRS頻拍 あなたも名医！ あぁ～どうする?! この不整脈 ずばっと解決しちゃいます．jmed 16：98-105, 2011
6) 小川 聡，相沢義房，新 博次，他：心房細動治療（薬物）ガイドライン（2008年改訂版）．Circ J 72（supple IV）：1582-1638, 2008
7) Healey JS, Oldgren J, Ezekowitz M, et al : Occurrence of death and stroke in patients in 47 countries 1 year after presenting with atrial fibrillation : a cohort study. Lancet 388 : 1161-1169, 2016
8) Okin PM, Bang CN, Wachtell K, et al : Relationship of sudden cardiac death to new-onset atrial fibrillation in hypertensive patients with left ventricular hypertrophy. Circ Arrhythm Electrophysiol 6 : 243-251, 2013
9) Chen LY, Sotoodehnia N, Buzkova P, et al : Atrial fibrillation and the risk of sudden cardiac death : the atherosclerosis risk in communities study and cardiovascular health study. JAMA Intern Med 173 : 29-35, 2013

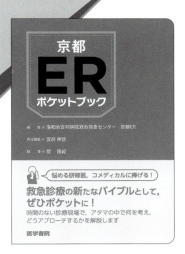

悩める研修医、コメディカルスタッフに捧げる！ 救急診療の新バイブル

京都ER ポケットブック

編集　洛和会音羽病院 救命救急センター・京都ER
責任編集　宮前伸啓／執筆　荒 隆紀

多くの研修医がERで経験すること——救急車で搬送された患者の緊急対応についていけず置いてけぼり．ウォークイン患者の問診に時間がかかり、検査治療計画が立たずあっという間に1時間．イライラする看護師、患者、家族——．ところが上級医はごく短時間でそれらを組み立て解決し、その上系統だったフィードバックまでこなす．本書は研修医時代の荒隆紀医師の問題意識から生まれた書．上級医は頭の中でこう考えこうアプローチしている！

●A6　頁416　2018年　定価：本体3,500円＋税　[ISBN978-4-260-03454-8]

医学書院

〒113-8719　東京都文京区本郷1-28-23　[WEBサイト] http://www.igaku-shoin.co.jp
[販売・PR部] TEL:03-3817-5650　FAX:03-3815-7804　E-mail:sd@igaku-shoin.co.jp

特集 循環器救急の最前線―初期診療と循環管理を極める
主な循環器救急疾患を診る

急性心不全・心原性ショック

中野宏己／田原良雄

Point
- 心不全の原因にかかわらず急性期の治療目標は心拍出量を増加させ，左室拡張末期圧を軽減させることである．
- Nohria-Stevenson分類に基づき患者の状態を把握し初期治療を開始する．
- 急性心不全患者のなかでも"Wet & Cold"の患者は特に重症であり注意が必要である．

はじめに

　急性心不全は循環器疾患のなかでも救急外来で必ず遭遇する疾患の一つである．的確な病態把握と初期診療を行わなければ患者は重症化し，時に生命を脅かすこともある緊急性の高い疾患である．本稿では救急外来での限られた時間のなかで，どのように急性心不全を診断し，適切な初療とその後の循環管理へと繋げていくかを概説する．

急性心不全の病態

　急性心不全は"心臓のポンプ機能が破綻した結果，心室拡張末期圧の上昇や主要臓器への灌流不全を来し，それに基づく症状や徴候が急性に出現する状態"と定義されている．つまり，心不全は特定の疾患や増悪因子に関わらない症候群であり，このことが心不全の理解を複雑にしている．しかし急性心不全の治療目標は，あくまで心室拡張末期圧の上昇，つまり肺うっ血による呼吸困難を解除することと，心拍出量の低下による臓器灌流不全を改善させることにほかならない．救急外来ではこの目標に沿って患者の状態を把握して初療を行っていく．

急性心不全の診断と分類

　心不全は患者自身がもつ心不全発症のリスク因子（冠動脈疾患，高血圧，糖尿病，化学療法歴など）の有無に加え，身体所見，心電図，胸部X線写真，血液検査，心エコー所見などを併せて総合的に診断する．急性心不全の診断基準についてはフラミンガム研究における診断基準がよく知られている（**表1**)[1]．これらの基準に沿って診断を進めていくが，肥満患者，高齢患者，慢性閉塞性肺疾患患者は時に症状が似ており鑑別が難しいことがある．血液検査での脳性ナトリウム利尿ペプチド（BNP）やヒト脳性ナトリウム利尿ペプチド前駆体N端フラグメント（NT-proBNP）の測定はこのような場合に診断の補助となる．急性期においてはBNPのカットオフ値が100 pg/ml，NT-proBNPでは300 pg/mlとなっており，これらの値よりも低い値であれば急性心不全の可能性が低くなる[2]．
　心不全の分類には複数の方法があるが，実際の救急外来では，診断と同時に患者の状態把握と初療を

なかの　ひろき　東京医科大学病院循環器内科学分野（〒160-0023 東京都新宿区西新宿6-7-1）
たはら　よしお　国立循環器病研究センター心臓血管内科部門

表1 フラミンガムのうっ血性心不全診断基準（文献1）より引用）

大項目	小項目	大項目 or 小項目
・発作性夜間呼吸困難あるいは起座呼吸 ・頸静脈怒張 ・ラ音聴取 ・心拡大 ・急性肺水腫 ・Ⅲ音 ・静脈圧上昇＞16 cmH$_2$O ・循環時間≧25 秒 ・肝頸静脈逆流	・下腿浮腫 ・夜間の咳嗽 ・労作時呼吸困難 ・肝腫大 ・胸水 ・肺活量が最大値から 1/3 低下 ・頻脈 120 回≧分	治療に反応して 5 日で 4.5 kg 以上の体重低下

上記のうち大項目を 2 つ，もしくは大項目 1 つと小項目 2 つを満たすものを心不全と判断する．

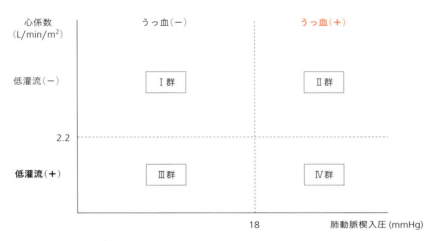

図1 Forrester 分類（文献3）より引用）
元々は急性心筋梗塞に伴う急性心不全患者の予後分類である．スワンガンツカテーテルの結果に応じて患者の状態を 4 つの群に分け，それぞれの群に応じた治療を検討する．

並行して行う必要がある．そのため来院時の患者の状態に沿った分類を行うと初療がスムーズに行える．来院時の患者状態によって心不全を分類する方法として Forrester 分類がよく知られている（図1）3）．これは左室拡張末期圧の指標である肺動脈楔入圧と心拍出量の指標である心係数の値から患者の状態を 4 つに分けた方法である．この方法は侵襲的なカテーテル検査による計測が必要であるが，これを患者の身体所見やより簡便な検査から分類できるようにした方法が Nohria-Stevenson 分類である（図2）4）．

急性心不全の実際の治療

1 ▪ 救急外来での初期対応

ここからは実際に急性心不全患者が救急外来を受診したことを想定して治療方針決定までの流れを示

していく．最新の欧州心臓病学会のガイドラインを基にフローチャートを示す（図3）5）．急性心不全が疑われる患者が救急外来を受診したら，患者の病歴，バイタルサインおよび身体所見を確認し，心電図，胸部 X 線写真，血液検査，心エコー検査などを進めながら，患者の病態を把握していく．来院した時点で既にショック状態である場合や重症な呼吸不全を伴っている場合は直ちに介入が必要となる．補液やカテコラミンを使用し，循環動態の安定化を試み，それでも循環動態が維持できない場合は大動脈内バルーンパンピング（IABP）や経皮的心肺補助装置（PCPS）の使用を考慮する必要がある．また通常の酸素療法でも呼吸状態が安定しない場合は非侵襲的陽圧換気（NPPV）によるサポートが必要となり，NPPV の使用が難しい症例や使用しても呼吸状態が改善されない場合には気管挿管による人工呼吸器管理を考慮しなければならない．

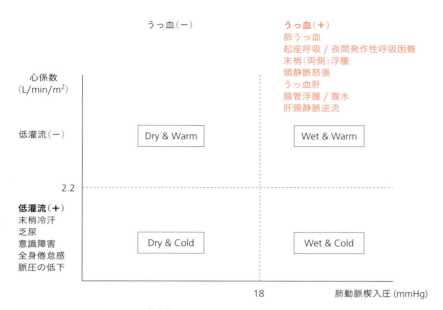

図2 Nohria-Stevenson 分類（文献4)より引用）
急性心不全患者の状態を理学所見中心に4つの群に分けるもの．Forrester 分類と違い侵襲的な検査を用いずに簡便に患者状態を把握できる．

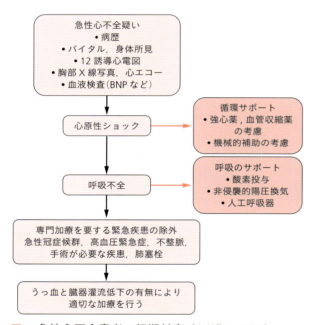

図3 急性心不全患者の初期対応（文献5)より引用）
急性心不全を疑う患者が来院した場合，病歴聴取，診察，検査と並行して患者状態を把握する．心原性ショックや呼吸不全がある場合は迅速な対応が必要である．また専門加療を要する緊急疾患をまず除外する必要がある．

患者の状態を安定化させていくとともに，心不全発症の原因を検索していく必要がある．先に述べたように急性心不全は症候群でありその原因や増悪因子は多岐にわたるため入院時にはわからないことも多い．しかしそのなかで特別な治療法をもつ緊急性の高い疾患を見逃さないようにする必要がある．具体的にはカテーテル治療が必要な急性冠症候群や緊急手術が必要となる疾患（急性冠症候群に伴う心破裂，心室中隔穿孔，急性僧帽弁逆流や感染性心内膜炎による弁不全，大動脈解離，血栓症など），高血圧緊急症，不整脈疾患や肺塞栓が挙げられる．これらの疾患が疑われた場合には速やかに専門チームへのコンサルトが必要となる．

2 ▪ Nohria-Stevenson 分類に基づく治療法の選択

緊急性の高い疾患が除外された患者では，Nohria-Stevenson 分類に基づき患者の現状の血行動態を把握し，治療を開始していく（**図4**）．臨床所見からうっ血を示唆する所見がある場合を"Wet"と判断し，ない場合を"Dry"と判断する．急性心不全を来す患者の95%は左室拡張末期圧の上昇を伴っており"Wet"に属することが多いが，一部の右心不全や脱水症例では"Dry"となる．また末梢への臓器灌流が維持されていれば"Warm"，臓器灌流が維持されていなければ"Cold"となる．これらを組み合わせることで急性心不全患者は4つの状態に分類されることなり，それに基づいて治療戦略を立てる．
治療の目標は心拍出量を増加させ左室拡張末期圧

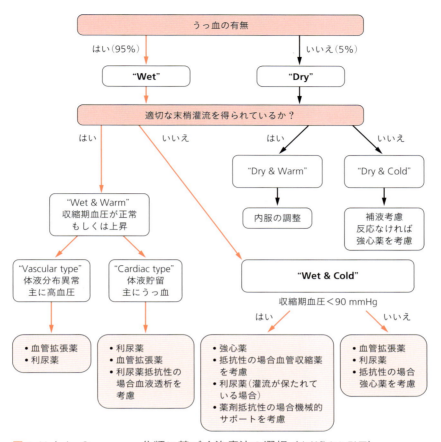

図4 Nohria-Stevenson 分類に基づく治療法の選択（文献[5]より引用）
うっ血の有無と末梢灌流の有無から患者状態を4つの群に分け、それぞれの群に対応した治療方法を選択する。

を下げることであり、Nohria-Stevenson 分類の"Dry & Warm"の状態にすることである。そのためには常に心臓に対する前負荷と後負荷、そして心臓自体の心収縮力を意識して治療を行う必要がある。正常心ではStarlingの法則により、補液によって心臓の前負荷が上昇すれば心筋が伸長し、その分収縮力は増強する（図5）。しかし不全心においては前負荷を上昇させると逆に心拍出量は減少してしまう。"Dry"であればまずは補液を行い、"Wet"であれば利尿薬を使用することで前負荷を減少させ、適切な前負荷を探すことが必要である。後負荷は心臓に対する血管抵抗であり低いほうが望ましい。特に不全心になればなるほど後負荷が心拍出量に与える影響は大きくなる。そのため血圧が許す限りは血管拡張薬による後負荷の軽減が必要となる。心臓自体の心収縮力増強はカテコラミンによるβ刺激によって得ることができるが、カテコラミンは時に不整脈を誘発し、逆に血行動態を増悪させることもある。ルーチンでのカテコラミン使用は逆に予後を増悪させることがこれまでの大規模臨床試験でも報告されており、その適応は十分吟味されるべきである[6]。

以上のことを考慮したうえでそれぞれの病態に応じて治療を行う。実際に症例を交えて解説をする。

症例1

78歳 女性．
高血圧と脂質異常症で近医通院中の女性．

数日前から労作時の胸部圧迫感を自覚していた。本日安静時に胸痛が出現し、改善しないため救急搬送となった。来院時心拍数が40回/分以下の完全房室ブロックで12誘導心電図ではⅡ, Ⅲ, aVF誘導のST上昇と右側胸部誘導でST上昇を認めた。心エコーでは左室下壁お

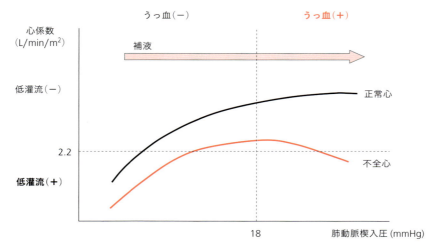

図5 前負荷に対する正常心と不全心の反応
正常心であればStarlingの法則により，前負荷が増えれば心筋が伸展され，その分収縮力が増強し心拍出量が増加する．しかし不全心では前負荷が増えると逆に心拍出力は低下してしまう．

よび右室の壁運動低下を認めていた．緊急冠動脈造影検査の結果，右冠動脈#1に閉塞を認め同部位に緊急カテーテル治療（プライマリーPCI）を施行し，再灌流に成功した．CCU入室時のバイタルサインは心拍数110回/分（洞調律），血圧86/64 mmHg，SpO$_2$ 98％（酸素投与なし），呼吸数18回/分であった．呼吸音は副雑音なく心雑音も新規に聴取しなかったが，四肢には冷感があり，尿量は少なかった．胸部X線写真はうっ血を認めず，血液検査では軽度の肝機能障害を認めていた．

　本症例はうっ血症状を認めないものの，低灌流所見を伴っており，"Dry & Cold"の状態と判断された．新規の心雑音や心嚢液貯留などの合併症を疑う所見は認めなかったが，PCI後の心電図でも右側誘導のST上昇が遷延しており，右室梗塞による低拍出状態が考えられた．まずは補液負荷を行い，反応をみたが尿量は少ないままであった．ドブタミンを3μg/kg/minで開始したところ尿量が増加した．2日後には右室機能の改善を認め，ドブタミンを漸減しリハビリテーションを開始した．

　"Dry & Cold"の病態は，うっ血はないが末梢循環が保たれていない状態である．うっ血を伴わない心不全としては脱水による循環不全や右心不全が主体の病態であり，治療としてはまず補液を行い，治療反応をみる．反応がない場合は右心からの拍出量を増加させるために強心薬を考慮する．漫然とした補液は心不全の予後を悪くすることが報告されており，必ず補液後には血行動態を再評価し，不用意に補液を続けないことが重要である[7]．

症例2

62歳　男性．
急性心筋梗塞で左冠動脈前行枝#6にカテーテル治療歴のある男性．

　1週間前より労作時の息切れを自覚し下腿浮腫が出現した．本日未明トイレに行った後から呼吸困難を来し救急搬送となった．来院時の意識レベルは清明，血圧182/106 mmHg，心拍数112回/分（整），呼吸数22回/分，SpO$_2$ 84％（酸素投与なし）．身体所見上は頸静脈怒張を認め，呼気時にWheezeを聴取し，両側下腿の浮腫を認めた．なお，四肢の冷感は認めなかった．12誘導心電図では新規のST-T変化は認めず，心エコーでも既知の左室前壁の壁運動低下を認めるのみであった．胸部X線写真では両側の肺うっ血を認め，急性心不全の診

断で入院となった．

　本症例は来院時にうっ血を認め，低灌流所見は伴っておらず"Wet & Warm"の状態と考えられた．呼吸状態が悪くNPPVを開始したうえで各種検査を施行した．血液検査でも明らかな臓器障害は認めず，心筋バイオマーカーの上昇やD-dimerの上昇を認めなかった．心筋梗塞既往のある患者ではあるが新規の急性冠症候群や，その他の緊急性の高い循環器救急疾患を疑うエピソードや所見を認めなかった．来院時の血圧が高く，ニトログリセリンによる血管拡張を行った．経過と身体所見から体液貯留もあると考え，フロセミド20 mgの静注を併用した．NPPVの装着と降圧により呼吸状態は改善し，利尿は良好となった．第2病日にはNPPVから離脱し，以前から服用していたACE阻害薬の内服量を増量し，ニトログリセリンを漸減した．

"Wet & Warm"の症例は，末梢循環は保たれているが，うっ血を認めている状態である．"Wet & Warm"は，体液貯留が主体となる"Cardiac type"と体液分布異常を主体とする"Vascular type"に分類される．前者は体液貯留によるうっ血が病態の主座であり，利尿薬使用による前負荷軽減と血管拡張薬による後負荷軽減が治療の中心となる．慢性腎機能障害があり，利尿薬に対する反応が不良の場合は血液透析による体液管理を考慮する場合もある．一方で後者は血圧上昇による体液分布異常が病態の主座であり，治療の主体は血管拡張薬となる．"Vascular type"であっても少なからず体液貯留を伴っていることが多く，利尿薬が併用されることが多い．

症例3

46歳　男性．
拡張型心筋症で通院中の患者．
　1カ月前から下腿の浮腫が出現し，徐々に労作時の呼吸困難感が増悪してきた．数日前から全身倦怠感と食欲低下を自覚し，軽労作でも息苦しくなり臥床できなくなったため来院した．来院時血圧86/68 mmHg，心拍数120回/分，呼吸数22回/分，SpO_2 92%（酸素投与なし）．診察上，四肢の冷感があり下腿浮腫を認めていた．胸部X線写真では両側の胸水貯留とうっ血を示唆する所見を認め，心エコーでは全周性の左室壁運動低下を認め，左室駆出率は20%であった．血液検査では肝腎機能障害を認めており，慢性心不全の増悪と診断し，入院となった．

　本症例はうっ血所見に加え，末梢冷感，全身倦怠感，脈圧の低下を認めていることから"Wet & Cold"の状態と判断した．収縮期血圧も90 mmHg以下であり，ドブタミンを3 μg/kg/minで開始したところ，血圧は96/60 mmHg程度となり，尿量が得られるようになった．患者本人の全身倦怠感の自覚も消失し低心拍出量症候群であったと考えられた．少量のフロセミドを併用し，呼吸状態は徐々に改善した．血管拡張薬として少量のカルペリチドを併用した．血液検査では肝腎機能も徐々に改善傾向となり，胸部X線写真のうっ血および胸水も改善した．

"Wet & Cold"の患者は末梢循環不全とうっ血を伴っている状態であり，最も重症で予後不良な患者群である．収縮期血圧が≧90 mmHgと比較的保たれている場合はバイタルサインに注意しながら慎重に血管拡張薬および利尿薬を使用する．血管拡張薬による後負荷軽減により心拍出量が増加することを期待するが，逆に血圧低下が末梢循環不全を引き起こすようであれば強心薬の使用を試みる必要がある．利尿薬の使用についても同様で，前負荷軽減に伴い心拍出量が減少し，末梢循環不全を増悪させる場合があるため，そのような場合には強心薬によるサポート下での利尿薬使用を考慮する．収縮期血圧＜90 mmHgの場合には初めから強心薬のサポートを考慮する必要がある．それでも血圧が維持できず，循環不全が遷延する場合には昇圧薬を使用し，補助循環装置の導入を考慮する必要がある．

表2 クリニカルシナリオ（文献8)より引用）

〈CS 1〉 収縮期血圧＞140 mmHg	〈CS 2〉 収縮期血圧 100～140 mmHg	〈CS 3〉 収縮期血圧＜100 mmHg	〈CS 4〉 急性冠症候群	〈CS 5〉 右心不全
・"Vascular type" ・急性の充満圧上昇による肺水腫 ・体液量は正常 or 低下していることもある ・左室駆出率は保たれていることが多い	・緩徐に進行する全身性の浮腫 ・慢性の充満圧上昇で肺水腫は軽度	・進行様式は様々で低灌流を伴う充満圧上昇 ・心原性ショックを伴うものがある	・急性冠症候群に伴う急性心不全	・右心機能障害 ・うっ血は伴わず全身性の浮腫と胸水貯留
・NPPV ・血管拡張薬 ・利尿薬	・NPPV ・利尿薬 ・血管拡張薬	・補液 ・強心薬 ・昇圧薬	・急性冠症候群の治療 ・NPPV ・血管拡張薬	・利尿薬 ・強心薬 ・昇圧薬

救急現場でより簡便に初期評価を行い，初療を開始するために作られた分類．
ACSと右心不全を除く左心不全を来院時の収縮期血圧に応じて分類し，それぞれに応じた初療を行っていく．

コラム：クリニカルシナリオ分類

　救急現場でより簡便に初期評価を行い，初期治療を行うために提唱されたものがクリニカルシナリオ（CS）分類である．搬送時の血圧と急性冠症候群の有無によって患者の状態を分けた方法で循環器専門医でなくても迅速に判断することができるため日本でも多くの救急現場で利用されている（表2）8)．

心原性ショックへの対応

1 ▪ 心原性ショックの診断と治療

　収縮期血圧＜90 mmHg の状態で末梢循環不全の徴候を認める場合は心原性ショックと定義される．末梢循環不全の徴候とは，四肢の冷感，乏尿，意識障害，めまいや脈圧の狭小化を認めていることであり，血液検査では乳酸値の上昇，腎機能の増悪を認め代謝性アシドーシスの進行を認める．心原性ショックを来す症例は，エンドステージの慢性心不全で心拍出量が低く低心拍出量症候群（low cardiac output syndrome；LOS）を来している場合や急性心筋梗塞に伴う心不全など様々である．まずは前述したように専門医による治療介入が必要な疾患の除外を迅速に行い，臓器灌流を維持するために心拍出量の増加を目指す．非心原性ショックのときと同様に補液による反応をみてもよいが，補液が有効な症例は一部の"Dry & Cold"の症例に限られている．急性心不全症例においては漫然とした補液投与は予後を増悪させることが示されているため注意が必要である．補液に反応しない場合は強心薬と昇圧薬の使用が必要である．強心薬で頻繁に使用される薬剤としてドブタミンとミルリノンが挙げられる．ドブタミンはβ受容体に作用し心収縮力を増大させるとともに軽度の血管拡張作用を持ち合わせ，心拍出量を増大させる．一方でミルリノンはPDE-Ⅲを阻害することで，β受容体を介さずに心収縮力の増大と血管拡張作用を示す．過去の大規模臨床研究では，ドブタミンと比較してミルリノンは死亡リスクが少ないとした報告があるが，ミルリノンは血圧の低い症例と腎機能低下症例では使用しにくいという制約がある9)．特に腎機能低下例では催不整脈作用が出現しやすいため注意が必要である．昇圧薬は平均血圧を上昇させ，臓器灌流を維持することを目的として使用される．ノルアドレナリンはドパミンと比較して不整脈の副作用が少ないと報告されており，多く使用されている10)．

　薬物治療に反応を認めない場合には機械的なサポートが必要になることがある．IABPは，拡張期に下行大動脈内でバルーンが拡張することにより拡張期圧を維持し，冠動脈血流量を増加させる．また収縮期にバルーンが収縮することで心臓に対する後負荷を軽減し心拍出量を軽減する．近年ではインペラ（IMPELLA）が日本でも使用可能となった．この装置は左心室内から血液を脱血し，上行大動脈内に

送血することで心臓の後負荷を軽減することを目的としている．日本での治療成績については今後のデータの蓄積が必要である．これらの装置によるサポートでもショック状態が離脱できない場合はPCPSや左室補助人工心臓（LVAD）によるサポートが選択肢として挙げられるが，これらの装置は左室の機能回復が見込まれる劇症型心筋炎の症例や，心臓移植を前提とした慢性心不全の末期症例で検討されることが多い．

2 ▪ 治療効果の判定とモニタリング

治療開始後には適切なモニタリングと治療効果の判定が必要となる．バイタルサインの変化は最も簡便な指標であり，心拍出量が増加すると平均血圧の上昇を認め，代償性に増加していた心拍数は低下傾向となる．末梢循環不全が改善されると尿量が増え，血液データでは肝機能や腎機能などの臓器障害の改善を認める．心エコー検査では心内圧の指標である僧帽弁口血流速波形の改善や心拍出量の指標である左室流出路速度時間積分値の上昇がみられる．スワンガンツカテーテル（肺動脈カテーテル）のルーチン使用は感染や血栓などの合併症から推奨されていないが，血行動態の推移をモニタリングする必要がある重症例ではその使用を躊躇すべきではない[11]．スワンガンツカテーテルではリアルタイムに肺動脈楔入圧，右房圧，心拍出量を評価することができる．また混合静脈血酸素飽和度（SvO_2）を測定することで末梢循環の推移を鋭敏にみることができる．これらの指標は単独で判断ではなく複数の指標を組み合わせて総合的に判断していく．

おわりに

急性心不全の初期診療について概説した．心不全の原因は多岐にわたるが，初期診療における治療の目標は同じである．来院した患者の状態を迅速に評価し，いかにして心負荷の軽減と適切な臓器灌流を得られるかが肝要である．

文献

1) McKee PA, Castelli WP, McNamara PM, Kannel WB : The natual history of congestive heart failure : The Framingham Heart Study. N Engl J Med 285 : 1441-1446, 1971
2) Roberts E, Ludman AJ, Dworzynski K, et al ; NICE Guideline Development Group for Acute Heart Failure : The diagnostic accuracy of the natriuretic peptides in heart failure : systematic review and diagnostic meta-analysis in the acute care setting. BMJ 350 : h910, 2015
3) Forrester JS, Diamond G, Chatterjee K, Swan HJ : Medical therapy of acute myocardial infarction by application of hemodynamic subsets (second of two parts). N Engl J Med 295 : 1404-1413, 1976
4) Nohria A, Tsang SW, Fang JC, et al : Clinical assessment identifies hemodynamic profiles that predict outcomes in patients admitted with heart failure. J Am Coll Cardiol 41 : 1797-1804, 2003
5) Ponikowski P, Voors AA, Anker SD, et al ; ESC Scientific Document Group. : 2016 ESC Guidelines for the diagnosis and treatment of acute and chronic heart failure. Eur Heart J 37 : 2129-2200, 2016
6) Cuffe MS, Califf RM, Adams KF Jr, et al ; Outcomes of a Prospective Trial of Intravenous Milrinone for Exacerbations of Chronic Heart Failure（OPTIME-CHF）Investigators : Short-term intravenous milrinone for acute exacerbation of chronic heart failure ; a randomized controlled trial. JAMA 287 : 1541-1547, 2002
7) Bikdeli B, Strait KM, Dharmarajan K, et al : Intravenous Fluids in Acute Decompensated Heart Failure. J Am Coll Cardiol HF 3 : 127-133, 2015
8) Mebazaa A, Gheorghiade M, Piña IL, et al : Practical recommendations for prehospital and early in-hospital management of patients presenting with acute heart failure syndromes. Crit Care Med 36 : S129-S139, 2008
9) Abraham WT, Adams KF, Fonarow GC, et al ; ADHERE Scientific Advisory Committee and Investigators ; ADHERE Study Group : In-hospital mortality in patients with acute decompensated heart failure requiring intravenous vasoactive medications : an analysis from the Acute Decompensated Heart Failure National Registry（ADHERE). J Am Coll Cardiol 46 : 57-64, 2005
10) De Backer D, Biston P, Devriendt J, et al ; SOAP II Investigators. : Comparison of dopamine and norepinephrine in the treatment of shock. N Engl J Med 362 : 779-789, 2010
11) Binanay C, Califf RM, Hasselblad V, et al ; ESCAPE Investigators and ESCAPE Study Coordinators : Evaluation study of congestive heart failure and pulmonary artery catheterization effectiveness : the ESCAPE trial. JAMA 294 : 1625-1633, 2005

特集 循環器救急の最前線—初期診療と循環管理を極める
主な循環器救急疾患を診る

心タンポナーデ

花田裕之

> **Point**
> - 心嚢貯留物の貯留速度と心嚢の伸展性で病態が決まる．
> - 身体所見と超音波が診断に有効である．
> - 心嚢穿刺は古典的心尖部アプローチにこだわらず，超音波所見で決める．

はじめに

心タンポナーデは閉塞性ショックから心停止に至る可能性のある，命にかかわる病態である．的確な対応，すなわち病態の理解・原因の特定・治療介入の選択・手技的正確さが患者の予後を決定する．

心タンポナーデとは

心嚢に外傷・心膜疾患・心破裂により液体，膿汁，血液，凝血，気体が貯留するために心嚢内圧が高まり，心室腔を圧迫し循環不全を来している状態をいう．心嚢の伸展性と心嚢に貯留する物質の速度により心嚢内圧の上昇程度が決定されるため，急激に溜まる場合は少量の心嚢貯留物でも心タンポナーデを呈するが，ゆっくりと溜まる場合はかなり大量にならないと症状を呈さない．前者は心筋梗塞による自由壁破裂や大動脈解離，外傷による心嚢内出血に代表され，後者は癌性の心膜炎などで認められる．救急外来で的確な対応が求められるのは，いずれにせよ循環不全を呈している場合である．

心タンポナーデの原因

心嚢内に何らかの液体，凝血，気体が溜まる病態がすべて当てはまる．大別すると炎症（感染性と非感染性あり）によるもの，外傷によるもの，心破裂または大動脈破綻によるもの，代謝性疾患によるもの，放射線照射によるもの，薬剤によるものに大別される（表1）．原因により，貯留するものが異なるとともにその速度が違い，これが病態を形成する．タンポナーデを呈するのは，急激な貯留か，急激でない場合は大量に貯留する場合である．原因疾患の割合についてAl-Ogailiらがアメリカの2008年から2014年のデータベースを解析した結果，全入院患者の0.05%が心タンポナーデで入院し，外傷性2.1%，結合織疾患4.0%，慢性腎疾患18.4%，悪性疾患に伴うもの17%，敗血症10.6%，特発性心膜炎3.7%であったと報告している[1]．

心タンポナーデの病態

心嚢内の貯留物により心嚢内圧が高まり，これが心臓各腔を圧迫することが病態の主体である．ごく少量では影響がないが，心嚢貯留能の許容範囲を超えると心嚢内圧が上昇し，心膜を伸展させる．この

はなだ ひろゆき　青森県立中央病院救命救急センター（〒030-8553 青森県青森市東造道2-1-1）

過程がゆっくりで心膜の進展が追いつく場合は心タンポナーデにはならない．心膜が伸展できなくなると，より心囊内圧が上昇して心腔を圧迫して静脈圧上昇，一回拍出量減少を来す．心拍数の増加による心拍出量の増加や末梢血管抵抗増大といった代償機序が追いつかなくなると血圧低下を来す．すなわちショックとなる．これが進行すると無脈性電気活動（pulseless electrical activity；PEA）すなわち心停止となる．

心タンポナーデの症状・徴候

急激に起こった心タンポナーデでは（例えば外傷や心破裂，動脈解離による hemopericardium）患者はショック状態を呈する．心タンポナーデに特有のショック症状はない．閉塞性ショックであるため，静脈圧が上昇しており頸動脈怒張は見逃してはならない徴候である．脈は奇脈（吸気における 10 mmHg 以上の動脈圧低下）を呈する．一般には代償機序により頻脈を呈するが，尿毒症や甲状腺機能低下症による大量心囊液貯留によるタンポナーデでは除脈もありうる．心囊液がある程度貯留すると，心電図では電気的交互脈を示す．少量でもショック状態となる急性の出血による心タンポナーデの場合には，心電図は心タンポナーデ診断よりも原因の推定（心筋梗塞の有無など）のために必要である．

心タンポナーデの診断

救急外来では 1st インプレッションで顔色不良，冷汗，末梢のチアノーゼといったショック徴候を確認する．バイタルサインを測定しながら，身体診察時に頸静脈怒張を見逃さないようにする．引き続いてショックに対する一般的超音波診断を行う．いわゆる RUSH プロトコール[2]である．この段階で心囊液貯留を確認できる．次に心囊液がショックの主要原因なのか確認が必要である．外傷の場合はショックの原因として出血，緊張性気胸も考えられ，身体所見や E-FAST[3]，胸部骨盤単純 X 線所見から明らかにしていく．外傷性でない場合はタンポナーデの

表 1 心囊液貯留を来す疾患

心膜疾患の原因
原因不明（後にウイルス感染や自己免疫疾患が判明することが多い）
感染性
ウイルス
細菌
真菌
寄生虫
非感染性
自己免疫または自己炎症性
全身性自己免疫疾患　SLE　リウマチ　強皮症　Sjögren 症候群など
自己炎症性疾患　家族性地中海熱　TNF 受容体関連周期性症候群　IgG4 関連疾患など
心外傷後症候群
その他　肉芽腫性血管炎症候群　サルコイドーシス　結節性多発血管炎など
新生物によるもの
転移性腫瘍　肺癌　乳癌　ホジキンリンパ腫　白血病　黒色腫など
原発性腫瘍　平滑筋肉腫　奇形腫　線維腫　脂肪腫など
腫瘍随伴症候群
心原性
早期心筋梗塞後症候群
慢性期心筋梗塞後症候群（Dressler's 症候群），心膜切開後症候群
心筋炎
大動脈解離
外傷性
鈍的外傷
鋭的外傷
医原性
代謝性
甲状腺機能低下症
尿毒症
卵巣過剰刺激症候群
放射線
薬剤性

原因特定を行う．超音波で局所壁運動異常の有無，解離腔の検索，右室圧上昇による心室中隔の直線化，三尖弁逆流速度測定による肺高血圧の確認，下大静脈所見などで原因疾患を推定していく．末梢血検査や生化学検査，心電図なども原因疾患特定に必要だが，動脈解離の診断には造影 CT が有用である．これらの検査は，あくまでも治療の緊急性とのバランスを考えながら行い，治療の緊急性が高いと判断した場合は治療を優先させる．急性に心囊内に出血が起こった場合は，ごく少量の心囊液（超音波所見で 5 mm 程度の心囊液）でもショックとなることを忘れてはならない．待機的に治療可能と判断

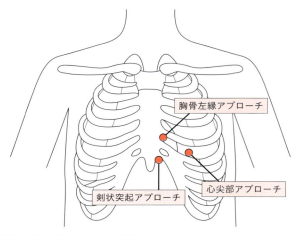

図1 代表的心嚢穿刺部位（http://qq8oji.tokyo-med.ac.jp/qq/wp-content/uploads/2018/01/pericardium01-680x581.png より転載）

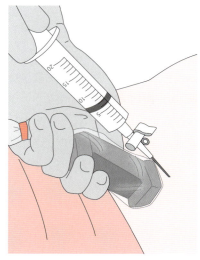

図2 超音波ガイド下心嚢穿刺手技の一例（心窩部アプローチ）（Fitch MT, et al. N Engl J Med 366 : e17, 2012 より作成）

できれば，治療はより安全な方法を選択する．

心タンポナーデの治療

治療は心嚢内にある物質の除去である．吸引可能な液体であれば穿刺排液，出血が凝血となっている場合や，外傷の場合は開胸手術が原則となる．Al-Ogaili らの報告によると，アメリカでは 30％ に心嚢穿刺，33.7％ に外科的心膜切開，7％ に両方が行われた[1]．

1 ■ 心嚢穿刺ドレナージ

剣状突起部，胸骨左縁第 5 または第 6 肋間，心尖部が穿刺可能部位である（図1）．必ず超音波で肺や，肝臓が穿刺経路にないことを確認し，体表からの深さ，方向を確認して穿刺する．方向がわかりやすいため，プローブは心臓用が良い．以前は剣状突起部からのアプローチが多く用いられてきたが，超音波をベッドサイドで行いながら手技を行う現在は，超音波画像を確認しながら最も穿刺スペースのある場所を選ぶのが良い．剣状突起部アプローチでは肝臓穿刺，胸骨左縁では動脈穿刺，心尖部では気胸が合併症として多く，念頭に置いて手技を行う．局所麻酔を行いながら，試験穿刺を行って本穿刺する．穿刺する反対の手でプローブを持ち，画像を見ながら穿刺する方法もある（図2）．本穿刺はガイドワイヤーが外筒を通過可能な長い留置針を用いるが，外筒と内筒の差を十分に確認しておく．急性のタンポナーデでは 5 mm 程度しか心嚢腔はないため，心嚢内容物が内筒から吸引された後，外筒と内筒の差分だけを進めてガイドワイヤーを挿入することが大切である．時間的余裕がある場合には X 線透視が可能な場所で行うと，ガイドワイヤーが心基部で翻転するので，心膜腔内にあることを確認できる．もちろん，超音波での確認も重要である．心嚢内から持続的にドレナージを行う場合は，ガイドワイヤーを用いて，ピッグテイル型のカテーテルを留置する．

2 ■ 開胸ドレナージ

外傷性の心タンポナーデで，安定していると判断できる場合は手術室での処置が原則となる．ショックが進行性で血圧 65 mmHg 以下の場合は，救急外来や，ドクターヘリ/ドクターカーの場合現場での開胸も適応となる[4]．この場合正中切開が数分で可能な場合は，視野も広く対応可能な手技も多いが，一般的には左側開胸が多く行われている．具体的手技については外傷系の成書を参照いただきたい．

3 ▪ 心筋梗塞心破裂による心タンポナーデに対する治療

　自由壁の破裂によるタンポナーデに対しては，5〜10分以内の部分体外循環（extra-corporeal membrane oxygenation；ECMO）による蘇生と修復術を行う．oozing型で血圧がある程度保たれている場合はECMOまでの時間的余裕があるが，完全なPEAになった場合は胸骨圧迫による蘇生では心拍出が期待できない．心嚢内への大量出血はすぐに凝血する場合が多く，穿刺での排液はあまり期待できないため，いかに早くECMOでの循環を確立できるかに救命の可否が依存する．

4 ▪ 心タンポナーデによる心停止に対しての蘇生

　確立されたものはないが，胸骨圧迫による心拍出が期待できない病態であることから，心停止から5〜10分以内でのECMOによる体外循環確立が必要である．最近，胸部の外傷による心タンポナーデまたは緊張性血胸を原因とするショック/心停止に対して，開胸手術を前提としたECMOによる蘇生が報告されている[5]．大動脈解離がタンポナーデの原因である場合，ECMOが真腔での循環であるのかが不確実であるため，ECMOによる逆行性灌流が脳灌流をもたらすか確実ではない．ECMOでの蘇生を行う場合は，解離を否定（少なくとも超音波でフラップを確かめる）しておく必要がある．

5 ▪ 医原性の心タンポナーデ

　心臓カテーテル治療やデバイス植込み時には起こりうる合併症である．急性であり，ごく少量でショックに至る．穿刺スペースは限られているが，心嚢穿刺でまずは対応し，ショックから離脱できない場合は修復術が必要である．

文献

1) Ahmed AO, Ali A, Setri F, et al：Cardiac Tamponade Incidence, Demographics and in-Hospital Outcomes；Analysis of the National Inpatient Sample Database. J Am Coll Cardiol 71 Supplement：10-12, March 2018
2) Perera P, Mailhot T, Riley D, Mandavia D：The RUSH exam 2012：rapid ultrasound in shock in the evaluation of the critically ill patient. Ultrasound Clin 7：255-278, 2012
3) Kirkpatrick AW, Sirois M, Laupland KB, et al：Hand-held thoracic sonography for detecting post-traumatic pneumothoraces：the Extended Focused Assessment with Sonography for Trauma（EFAST）. J Trauma 57：288-295, 2004
4) Burlew CC, Moore EE, Moore FA, et al：Western Trauma Association critical decisions in trauma：resuscitative thoracotomy. J Trauma Acute Care Surg 73：1359-1363, 2012
5) Huh U, Song S, Chung SW, et al：Is extracorporeal cardiopulmonary resuscitation practical in severe chest trauma? A systematic review in single center of developing country. J Trauma Acute Care Surg 83：903-907, 2017

特集　循環器救急の最前線―初期診療と循環管理を極める

主な循環器救急疾患を診る

高血圧緊急症（hypertensive emergencies）

原田正公

Point
- 高血圧緊急症について，日本高血圧学会高血圧治療ガイドライン 2014 に沿って解説する．
- 高血圧緊急症が疑われたら，迅速な診察と検査を行う必要がある．
- 降圧の目的・目標は病態別に違うので，病態に応じた適切な治療を行う必要がある．

はじめに

　日本高血圧学会が作成した高血圧治療ガイドライン 2014 によると，高血圧緊急症とは，「血圧の高度の上昇（多くは 180/120 mmHg 以上）によって，脳，心，腎，大血管などの標的臓器に急性の障害が生じ進行する病態」と定義され，迅速診断および緊急降圧治療が必要である[1]．高血圧緊急症には，**表 1** に示すような様々な病態が該当する[1〜3]．一方で高度の高血圧レベルであるが，臓器障害の急速な進行がない場合には高血圧切迫症として扱われ，緊急降圧の必要はない．高度の高血圧患者を診察する場合には，緊急症か切迫症なのかを迅速に判断し，緊急降圧を行うかどうかを素早く決定する必要がある（**表 2**）．

高血圧緊急症に対する標準的治療

　高血圧緊急症は入院のうえ，経静脈的降圧治療を行う．血圧のモニターが必要であるが，非観血法による長時間のモニターはカフ圧による苦痛を伴うため，観血的モニターが望ましい[1]．また，非侵襲的連続血圧モニタリング（クリアサイトフィンガーカフ：エドワーズライフサイエンス社）なども有用と考えられる．必要以上に急激で過剰な降圧は臓器灌流圧の低下による虚血性臓器障害発症のリスクを上昇させる[4,5]．一般的な降圧目標は，初めの 1 時間以内では平均血圧で 25% 以上の降圧はせず，次の 2〜6 時間で 160/100〜110 mmHg を目標とする[6]．大動脈解離，急性冠症候群，以前には血圧が高くなかった例での高血圧性脳症（急性糸球体腎炎や子癇など）などでは，治療開始の血圧レベルおよび降圧目標値も低くなる[1]．注射薬は**表 3** に示したようなものが挙げられるが，日常診療で頻用されるのはニカルジピンやジルチアゼム，急性冠症候群の場合にはニトログリセリンではないだろうか．初期降圧目標に達したら，内服薬を開始し，注射薬は漸減中止する[1]．

　高血圧切迫症では，慢性的な経過の場合が多く，臓器血流の自動調節能の下限が高いことが想定され

はらだ　まさひろ　国立病院機構熊本医療センター救命救急センター（〒860-0008 熊本県熊本市中央区二の丸 1-5）

表1 高血圧緊急症（文献1)より引用）

乳頭浮腫を伴う加速型–悪性高血圧
高血圧性脳症
急性の臓器障害を伴う重症高血圧症
　アテローム血栓性脳梗塞
　脳出血
　くも膜下出血
　頭部外傷
　急性大動脈解離
　急性左心不全
　急性心筋梗塞および急性冠症候群
　急性または進行性の腎不全
脳梗塞血栓溶解療法後の重症高血圧
カテコラミンの過剰
　褐色細胞腫クリーゼ
　モノアミン酸化酵素阻害薬と食品・薬物との相互作用
　交感神経作動薬の使用
　降圧薬中断による反跳性高血圧
　脊髄損傷後の自動性反射亢進
収縮期血圧≧180 mmHg あるいは拡張期血圧≧120 mmHg
　の妊婦
子癇
手術に関連したもの
　緊急手術が必要な患者の重症高血圧
　術後の高血圧
　血管吻合部からの出血
冠動脈バイパス術後高血圧
重症火傷
重症鼻出血

加速型–悪性高血圧，周術期高血圧，反跳性高血圧，火傷，鼻出血などは重症でなければ切迫症の範疇に入りうる
＊ここでの「重症高血圧」はJCSH2014の血圧レベル分類に一致したものではない．各病態に応じて緊急降圧が必要な血圧レベルが考慮される

表2 高血圧緊急症を疑った場合の病態把握のために必要なチェック項目（文献1)より引用）

病歴，症状
　高血圧の診断・治療歴，交感神経作動薬ほかの服薬，頭痛，視力障害，視神経症状，悪心・嘔吐，胸・背部痛，心・呼吸器症状，乏尿，体重の変化など
身体所見
　血圧：測定を繰り返す（拡張期血圧は120 mmHg 以上のことが多い），左右差
　脈拍，呼吸，体温
　体液量の評価：頻脈，脱水，浮腫，立位血圧測定など
　中枢神経系：意識障害，けいれん，片麻痺など
　眼底：線状–火炎状出血，軟性白斑，網膜浮腫，乳頭浮腫など
　頸部：頸静脈怒張，血管雑音など
　胸部：心拡大，心雑音，Ⅲ音，Ⅳ音，肺野湿性ラ音など
　腹部：肝腫大，血管雑音，（拍動性）腫瘤など
　四肢：浮腫，動脈拍動など
緊急検査
　尿，末梢血（スメアを含む）
　血液生化学（尿素窒素，クレアチニン，電解質，糖，LDH，CK など）
　心電図，胸部X線（2方向），必要に応じ動脈血ガス分析
　必要に応じ，心・腹部エコー図，頭部CTスキャンまたはMRI，胸部・腹部CTスキャン
　必要に応じ，血漿レニン活性，アルドステロン，カテコラミン，BNP 濃度測定のための採血

るため，内服薬を用いて比較的緩徐に 160/100 mmHg 程度まで降圧を図る[1]．詳細についてはガイドライン[1]を参照していただきたい．

高血圧性脳症

　急激または激しい血圧上昇により脳血流の自動調節能が破綻し，必要以上の血流量と圧のために脳浮腫を生じる状態である．長期の高血圧者では220/110 mmHg 以上，正常血圧者では 160/100 mmHg 以上で発症しやすい[7]．症状としては，頭痛，悪心・嘔吐，意識障害，けいれんなどであるが，診断には何よりもまずその他の中枢神経の除外が重要である．これらの臨床症状に特徴的な画像所見（典型的には左右対称性の頭頂〜後頭葉白質の浮腫性変化）を有する posterior reversible encephalopathy syndrome（PRES）（reversible posterior leukoencephalopathy syndrome；RPLS）は，高血圧性脳症に伴う血管性浮腫も含まれると考えられている[8]．脳血流の自動調節能が障害されているため，急激で大きな降圧は脳虚血のリスクが高いため，緩徐な降圧を心がける．

虚血性脳卒中（脳梗塞）

　脳血管障害急性期患者では，脳血流の自動調節能自体が消失し，わずかな血圧低下で脳血流が低下し，脳虚血を悪化させる可能性がある[9]．また血管拡張薬は健常部の血管のみを拡張し病巣部の血流が減少することがある．原則として，脳梗塞急性期に積極的な降圧治療は行わない．ただし，発症後4.5時間以内の脳梗塞超急性期に組織プラスミノーゲン活性化因子（t-PA）の静注による血栓溶解療法が予定されている患者では，血圧が185/110 mmHgを超える場合に 180/105 mmHg 未満にコントロールする[10]．血栓溶解療法を行わない場合でも，血

表3 高血圧緊急症に用いられる注射薬（降圧薬）（文献1）より引用）

薬剤	用法・用量	効果発現	作用持続	副作用・注意点	主な適応
ニカルジピン	持続静注 0.5〜6 μg/kg/分	5〜10 分	60 分	頻脈，頭痛，顔面紅潮，局所の静脈炎など	ほとんどの緊急症．頭蓋内圧亢進や急性冠症候群では要注意
ジルチアゼム	持続注入 5〜15 μg/kg/分	5 分以内	30 分	徐脈，房室ブロック，洞停止など．不安定狭心症では低用量	急性心不全を除くほとんどの緊急症
ニトログリセリン	持続静注 5〜100 μg/分	2〜5 分	5〜10 分	頭痛，嘔吐，頻脈，メトヘモグロビン血症，耐性が生じやすいなど．遮光が必要	急性冠症候群
ニトロプルシド・ナトリウム	持続静注 0.25〜2 μg/kg/分	瞬時	1〜2 分	悪心，嘔吐，頻脈，高濃度・長時間でシアン中毒など．遮光が必要	ほとんどの緊急症．頭蓋内圧亢進や腎障害例では要注意
ヒドララジン	静注 10〜20 mg	10〜20 分	3〜6 時間	頻脈，顔面紅潮，頭痛，狭心症の増悪，持続性の低血圧など	子癇（第一選択薬ではない）
フェントラミン	静注 1〜10 mg 初回静注後 0.5〜2 mg/分で持続投与してもよい	1〜2 分	3〜10 分	頻脈，頭痛など	褐色細胞腫，カテコラミン過剰
プロプラノロール	静注 2〜10 mg（1 mg/分）→2〜4 mg/4〜6 時間ごと			徐脈，房室ブロック，心不全など	他薬による頻脈抑制

肺水腫，心不全や体液の貯留がある場合にはフロセミドやカルペリチドを併用する

圧が 220/120 mmHg を超える場合には，高血圧性脳症などの危険性が高いため，85〜90% を目安に降圧する[10]．

出血性脳卒中（脳出血，くも膜下出血）

脳出血やくも膜下出血においては，降圧による出血の減少と，前述した血圧低下による脳血流低下[9] という相反する 2 つの治療目標がある．このため血圧管理に関する様々な研究が行われている[11〜13]が，一定した見解はない．脳出血においては，血圧が 180/130 mmHg を超える場合には 80% を目安に降圧し，収縮期血圧が 150〜180 mmHg の場合には 140 mmHg 前後を目安に降圧する．くも膜下出血においては，収縮期血圧が 160 mmHg を超える場合には 80% を目安に降圧する．いずれの場合にも血圧低下による脳血流低下による脳虚血徴候の悪化に注意する．

高血圧性急性左心不全

肺水腫を伴う高血圧性急性左心不全に対しては，通常まず前負荷の減少を狙って利尿薬が投与される．降圧治療の目的は，血管拡張による後負荷の軽減が主体となる．一般的に使用されるニカルジピンのほか，虚血性心疾患に伴う場合も多いためニトログリセリンも頻用される．

急性冠症候群

急性冠症候群に合併した高血圧症に対する降圧治療の目的は，後負荷の軽減だけでなく，心筋酸素消費量の減少，潜在的な冠動脈虚血の減少も含まれる．これらを図る目的でニトログリセリンが頻用される．また心筋梗塞患者では急性期からβ遮断薬や ACE 阻害薬を投与することが予後改善に有用とされている．

大動脈解離

急性大動脈解離と診断したら，速やかに収縮期血圧を100〜120 mmHgに降圧する．ニカルジピンなどのCa拮抗薬が頻用されるが，β遮断薬による心拍数管理が二次的合併症軽減に有用であるという報告[14]もあり，併用されることもある．

褐色細胞腫クリーゼ

カテコラミンの過剰分泌により，発作性に急激な血圧上昇を来す．降圧の目標はこの発作性血圧上昇をコントロールすることである[15]．α遮断薬を基本とする降圧治療を行いつつ，頻脈に対してβ遮断薬を併用する．β遮断薬単独投与は血圧上昇を来す可能性があるので行わない．

加速型-悪性高血圧

重度の高血圧は時に急性腎障害を引き起こすことがあり，以前は悪性腎硬化症と呼ばれていた．肉眼的血尿と進行性の腎機能障害を特徴とし，病理学的には細動脈のフィブリノイド壊死を認める．これらの腎血管病変は高血圧の増悪の結果としてもたらされる糸球体虚血やレニン-アンギオテンシン系の亢進が関与していると考えられる．腎動脈狭窄を基礎にもつ患者では，過度の降圧は時に腎機能悪化を来すので注意を要する．長期間の血圧・体液管理により急性増悪した腎機能が改善してくる場合もある[16]．

文献

1) 日本高血圧学会高血圧治療ガイドライン作成委員会：高血圧治療ガイドライン2014，ライフサイエンス出版，東京，2014
2) Kaplan NM : Hypertensive crises. In Clinical Hypertension (9th ed), Lippincott Williams & Wilkins, Baltimore, pp 311-324, 2006
3) Rosei EA, Salvetti M, Farsang C : European Society of Hypertension Scientific Newsletter : treatment of hypertensive urgencies and emergencies. J Hypertens 24 : 2482-2485, 2006
4) O' Mailia JJ, Sander GE, Giles TD : Nifedipine-associated myocardial ischemia or infarction in the treatment of hypertensive urgencies. Ann Intern Med 107 : 185-186, 1987
5) Grossman E, Messerli FH, Grodzicki T, et al : Should a moratorium be placed on sublingual nifedipine capsules given for hypertensive emergencies and pseudoemergencies? JAMA 276 : 1328-1331, 1996
6) Chobanian AV, Bakris GL, Black HR, et al : The Seventh Report of the Joint National Committee on Prevention, Detection, Evaluation, and Treatment of High Blood Pressure : the JNC 7 report. JAMA 289 : 2560-2572, 2003
7) Vaughan CJ, Delanty N : Hypertensive emergencies. Lancet 356 : 411-417, 2000
8) Schwartz RB, Mulkern RV, Gudbjartsson H, et al : Diffusion-weighted MR imaging in hypertensive encephalopathy : clues to pathogenesis. AJNR Am J Neuroradiol 19 : 859-862, 1998
9) Bath P, Chalmers J, Powers W, et al ; International Society of Hypertension Writing Group : International Society of Hypertension (ISH) : statement on the management of blood pressure in acute stroke. J Hypertens 21 : 665-672, 2003
10) Jauch EC, Saver JL, Adams HP Jr, et al ; American Heart Association Stroke Council, Council on Cardiovascular Nursing, Council on Peripheral Vascular Disease, Council on Clinical Cardiology : Guidelines for the early management of patients with acute ischemic stroke : a guideline for healthcare professionals from the American Heart Association/American Stroke Association. Stroke 44 : 870-947, 2013
11) Anderson CS, Huang Y, Wang JG, et al ; INTERACT Investigators : Intensive blood pressure reduction in acute cerebral haemorrhage trial (INTERACT) : a randomised pilot trial. Lancet Neurol 7 : 391-399, 2008
12) Anderson CS, Heeley E, Huang Y, et al ; INTERACT2 Investigators : Rapid blood-pressure lowering in patients with acute intracerebral hemorrhage. N Engl J Med 368 : 2355-2365, 2013
13) Koga M, Toyoda K, Naganuma M, et al ; Stroke Acute Management with Urgent Risk-factor Assessment and Improvement (SAMURAI) Study Investigators : Nationwide survey of antihypertensive treatment for acute intracerebral hemorrhage in Japan. Hypertens Res 32 : 759-764, 2009
14) Kodama K, Nishigami K, Sakamoto T, et al : Tight heart rate control reduces secondary adverse events in patients with type B acute aortic dissection. Circulation 118 : S167-170, 2008
15) Prejbisz A, Lenders JW, Eisenhofer G, Januszewicz A : Cardiovascular manifestations of phaeochromocytoma. J Hypertens 29 : 2049-2060, 2011
16) González R, Morales E, Segura J, et al : Long-term renal survival in malignant hypertension. Nephrol Dial Transplant 25 : 3266-3272, 2010

特集 循環器救急の最前線—初期診療と循環管理を極める
循環管理を要する特殊病態へのアプローチ

熱中症

金子 唯

Point
- 熱中症の病態を理解する．
- 重症熱中症の循環動態を理解する．
- 熱中症の治療について理解する．

はじめに

本邦において，夏季には熱中症が約40万人程度発生していると考えられている．熱中症の発症には，まず重要な環境の因子としての気温，次に労作性熱中症として知られる若年者の屋外でのスポーツや労働，屋内で発症する非労作性熱中症ではさらに，高齢，独居，日常生活動作の低下，精神疾患や心疾患などが危険因子に加わる．

熱中症は大きく3つの重症度に分類される（表1）．循環管理を要する熱中症は最重症のⅢ度となるため，以下はこのⅢ度熱中症（古典分類での熱射病）を対象に述べていく[1]．

熱中症時の生体反応

熱中症は放熱よりも得られる熱が多いときに発症し，深部体温3℃以上の上昇は循環動態の破綻を来し，死に至ることもある．もちろん，この状況に対して人体は防御機構を有しており，0.3℃の体温上昇でも放熱機構がスタートする．具体的には皮膚血管の拡張と発汗であり，重症状態となれば生体は心拍数を増加させるなどして心拍出量を増やし，皮膚以外の組織への血流を減少させる調節を行う．その

表1 熱中症の重症度分類（文献[1]より引用）

重症度	症状	治療
Ⅰ度	めまい，立ちくらみ，生あくび 大量の発汗 筋肉痛，筋肉の硬直（こむら返り） 意識障害を認めない（JCS=0）	通常は現場で対応可能 →冷所での安静，体表冷却，経口的に水分とNaの補給
Ⅱ度	頭痛，嘔吐，倦怠感，虚脱感，集中力や判断力の低下（JCS≦1）	医療機関での診察が必要 →体温管理，安静，十分な水分とNaの補給（経口摂取が困難なときには点滴にて）
Ⅲ度	下記の3つのうちいずれかを含む ・中枢神経症状（意識障害：JCS>1，小脳症状，痙攣発作） ・肝・腎機能障害（入院経過観察，入院加療が必要な程度の肝または腎障害） ・血液凝固異常（急性期DIC診断基準にてDICと診断→Ⅲ度のなかでも重症型）	入院加療（場合により集中治療）が必要 →体温管理（体表冷却に加え体内冷却，血管内冷却などを追加） 　呼吸，循環管理，DIC治療

かねこ ただし　熊本大学医学部附属病院　救急・総合診療部（〒860-8556 熊本県熊本市中央区本荘1-1-1）

ため，これらの機能が十分でない高齢者や心血管疾患などは死亡の危険因子となる．

次項以降では特に本稿のテーマでもある熱中症時の循環管理について触れていくが，残念ながら現在に至るまで文献的に確立された循環管理の方法は存在しない．そのため，これまでに研究されている熱中症時の循環動態変化を中心に述べていき，管理方法に関しては確立されたものはなく参考程度となることをお許しいただきたい[2, 3]．

熱中症時の循環動態

1 ▪ 心拍出量

熱ストレス時の心拍出量の増加は，他の哺乳類と比較してヒトに特異的とされる．一つの理由として，ヒトの体温調節では体毛に覆われていない皮膚への血流シフトが重要なことが挙げられる．また鼻腔や口腔粘膜の血流は低下させる点も，他の哺乳類との相違点である．一般的な成人の安静時心拍出量は 5 L/min とされるが，熱中症では 2.5 倍程度まで増加するとされ，皮膚への血流は最大 7～8 L/min ともいわれている．

ヒトにおいて，心拍数は体温 1℃上昇ごとに 7～8 bpm 程度上昇するとされる．これは熱ストレスによる，洞結節や伝導速度への直接作用による反応と，交感・副交感神経による作用が考えられている．また熱ストレスは副交感神経作用を減少させることが知られている．

交感神経作用により心拍数は増加しているにもかかわらず，一回心拍出量は一般的には熱ストレスによって変化はしないとされ，以下のような理由が考えられている．①熱ストレス下では心臓前負荷は減少するため．原因として，発汗による循環血液量の減少，皮膚への血流分布のシフト，さらに心拍数増加による拡張期の短縮などが挙げられる．②熱ストレスによって心収縮力が低下するため．ただし心収縮力は深部体温 3℃程度の上昇まで収縮能低下は来さないとされる．また熱ストレスによる心拡張能の低下はないとされる．

2 ▪ 臓器血流と腎血流

臓器血流（主に管腔臓器・脾臓・肝臓・膵臓）と腎血流で，平常安静時は心拍出量の 40～50% の血流を得ている．熱ストレス下では皮膚への血流シフトにより，臓器血流は 20～60% 減少し，腎血流は 15～30% 減少する．さらに静脈収縮（動物実験上のデータ）がこれに加わり，より循環血液は皮膚血流にシフトする．

3 ▪ 筋骨格血流

安静時の筋骨格は心拍出量の 15～20% の血流を得ている．筋肉局所に熱ストレスを加えると血流が増加することから，熱ストレス時は皮膚血流の増加とともに筋骨格血流も増加することが予想されていた．しかし全身の熱ストレスの場合には，筋骨格血流を増加させる作用と筋交感神経活動を亢進させる作用（血管収縮）が拮抗するため，筋骨格血流が増加するか否かは明らかではない．

4 ▪ 脳血流

本来，脳血管のオートレギュレーションによって，全身血圧の低下が直ちに脳灌流圧の低下には繋がらないはずであるが，熱ストレス時には脳血流速度は 30% 近く低下するとされる．血中二酸化炭素濃度による脳血流の調整機能は維持すると考えられているが，熱ストレスで過換気状態にあることが多いので，こちらも同様に脳血流低下に傾いていると考えられる．

熱ストレス時の脳血流低下に交感神経が関与しているかは今後の検討課題とされている．また熱ストレス下のオートレギュレーション維持は軽度の熱ストレス（0.4℃程度）でしか確認されておらず，高度の熱ストレス下では不明とされる．

5 ▪ 圧受容体反応

熱ストレスは頸動脈洞反射のうち，心臓への反射は変化させないが，血管への反射を最大 35% 程度減少させる．全身の熱ストレスは筋交感神経活動を亢進させるが，心臓に対する圧受容器反射は変化さ

せない．

熱ストレスは末梢血管や皮膚血管への血管収縮薬の効果を減少させ，頭位挙上などの体位変換で誘発される筋交感神経活動の反応を半減させる．

6 ▪ 循環動態まとめ

1. 熱ストレス時は心拍出量が増加するが，これは一回心拍出量の増加ではなく，心拍数の増加と末梢血管抵抗の低下による．
2. 熱ストレス時は，血流の多くを皮膚にシフトし，臓器血流や腎血流は減少する．また脳血流も減少させるが，これは交感神経によるものか過換気による血中二酸化炭素減少によるものかは明らかではない．
3. 熱ストレス時に，筋骨格血流が増加するかは明らかではない．
4. 熱ストレス時も，交感神経による血管の反射は皮膚血流を除いて維持されると考えられる．

熱中症時の管理

Ⅲ度熱中症（熱射病）は多臓器不全により死に至ったり，神経学的後遺症を来したりするため，早急な冷却や循環管理が重要である[4]．

▪ 体温管理

本邦の熱中症診療ガイドライン2015によれば，様々な冷却方法（体表，血管内，デバイスなど）に関する優位性は示されていないものの，早急に深部体温を38℃台とすることとしている[1]．

海外データによれば，冷水に浸ける体表冷却法は安価で最も初期の冷却効果が高い方法であるが，高齢者や意識障害・循環不全を来している症例には利用しにくい．水分蒸発を利用した冷却方法に関しては，冷却スピードが前述の直接体表冷却と比較して遅いため，冷水に浸かることが困難な症例においてはアイスパックや濡れたガーゼ，扇風機の併用などが適応とされる．ダントロレンによる薬物治療は効果がなく推奨されない．体温目標は明らかではないが，39℃以下とすることで死亡率に影響するとされる[4〜6]．

▪ 循環管理

前述の病態のごとく，熱中症における非代償性ショックは血管拡張による血液分布異常性ショックと循環血液量減少性ショックからなる[2〜4]．

Ⅲ度熱中症（熱射病）のショック状態に対して文献的に確立された治療法はなく，対症療法が主となる．そのなかで血液分布異常および循環血液量減少の原因となる皮膚血流の増加に関して，早期の冷却が病態改善に有用な可能性が示唆されている[2]．先述のごとく，確立された治療は存在しないものの，現状ではよく似た循環動態を呈する敗血症性ショックに準じた循環管理が施行されている．晶質輸液を中心とした輸液補正やノルアドレナリンを中心とした血管収縮薬投与，ステロイドの併用などである[7]．

おわりに

熱中症の循環管理について述べた．管理に関して確立された方法は存在せず，病態の根源である高体温の早期冷却が文献的には治療内容の大部分を占めた．そのため循環管理に関する部分は詳述できなかったが，現在わかっている熱中症の病態について理解することで今後の治療の参考となれば幸いである．

文献

1) 熱中症に関する委員会：熱中症診療ガイドライン2015．日本救急医学会，東京，2015
2) Crandall CG, Wilson TE：Human cardiovascular responses to passive heat stress. Compr Physiol 5：17-43, 2015
3) Crandall CG：Heat stress and baroreflex regulation of blood pressure. Med Sci Sports Exerc 40：2063-2070, 2008
4) Bouchama A, Dehbi M, Chaves-Carballo E：Cooling and hemodynamic management in heatstroke：practical recommendations. Crit Care 11：R54, 2007
5) Gaudio FG, Grissom CK：Cooling methods in heat stroke. J Emerg Med 50：607-616, 2016
6) Chan YK, Mamat M：Management of heat stroke. Trends Aneath & Crit Care 5：65-69, 2015
7) Nishida O, Ogura H, Egi M, et al：The Japanese clinical practice guidelines for management of sepsis and septic shock 2016（J-SSCG 2016）. Acute Med & Surg 5：3-89, 2018

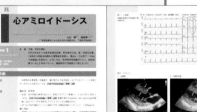

特集 循環器救急の最前線―初期診療と循環管理を極める
循環管理を要する特殊病態へのアプローチ

敗血症
敗血症性ショックの病態と循環管理のポイント

垣花泰之

Point
- 敗血症性ショックには複数のショックが混在している．
- 敗血症性心筋障害には2つのタイプが存在する．
- 治療のポイントは早期の急速大量輸液と適切な循環作動薬の選択である．

はじめに

　敗血症性ショックに対する循環管理のポイントは，初期蘇生法である．初期蘇生法は，Surviving Sepsis Campaign Guideline 2016（SSCG 2016）[1]や日本版敗血症診療ガイドライン 2016[2]のどちらにおいても，まず輸液負荷を急速かつ大量に行い循環動態の安定化を試み，それが達成できない場合は，循環作動薬（血管収縮薬や強心薬）を考慮するという治療戦略を推奨している．そこで，本稿では，敗血症性ショックに関して病態を解説した後，日本版敗血症診療ガイドライン 2016 に示された敗血症性ショックにおける初期蘇生法に焦点を当て，その治療戦略について解説する．

敗血症性ショックの病態

　免疫には，自然免疫系と，Tリンパ球が主役を務める獲得免疫系がある．そのなかで自然免疫系は，外来微生物に対して直ちに反応する生体防御機構であり，Toll 様受容体（Toll-like receptor；TLR）を含む多数のパターン認識受容体（pattern-recognition receptors；PRRs）が中心的な役割を担うことが示されている．つまり，感染症という非常事態に際して生体は，免疫担当細胞のPRRsを介して外来微生物関連分子パターン（pathogen associated molecular patterns；PAMPs）を認識し，サイトカインを大量に産生し，血管拡張や血流増加により，白血球や免疫グロブリンをはじめとする血漿タンパク質を標的部位へ効率よく輸送する．これらのサイトカインが血管内皮細胞に働き，一酸化窒素（nitric oxide；NO）やプロスタノイドなどの各種血管拡張物質が過剰に産生され血圧が低下し，敗血症性ショックとなる[3]．この場合，末梢は温暖であるため warm shock，あるいは心拍出量が増加し hyperdynamic な高心拍出量性ショック（hyperdynamic state）とも呼ばれる病態を呈する．しかし，敗血症性ショックの病態の悪化とともに，血管拡張物質の産生の場であった血管内皮細胞の傷害も認められるようになる．アポトーシスを呈した血管内皮細胞から内皮細胞由来マイクロパーティクル（MP）と呼ばれる微小な膜小胞体が血中に遊離し，全身性炎症反応症候群（systemic inflammatory response syndrome；SIRS）や播種性血管内凝固症候群（dis-

かきはな やすゆき　鹿児島大学大学院医歯学総合研究科救急・集中治療医学分野（〒890-8520 鹿児島県鹿児島市桜ケ丘8-35-1）

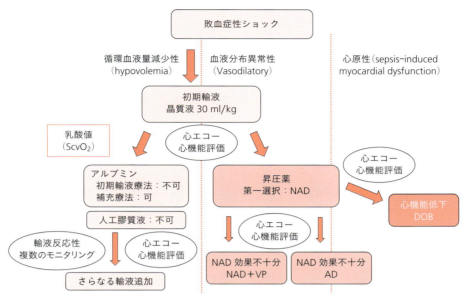

図1 日本版敗血症診療ガイドライン2016：敗血症性ショックに対する初期輸液・循環作動薬（病態を考慮した治療戦略）
$ScvO_2$：中心静脈血酸素飽和度，NAD：ノルアドレナリン，VP：バソプレシン，AD：アドレナリン，DOB：ドブタミン

seminated intravascular coagulation；DIC），さらには多臓器不全を発症する[4]．一方では，血管内皮細胞の脱落に伴い，血管拡張物質の産生が低下し，さらに，エンドセリン，トロンボキサンA_2，アンギオテンシンⅡなどによる血管収縮作用も加わり，末梢循環の損なわれたcold shockへ移行する．その際，体血管抵抗の増加により心拍出量は低下し，低心拍出量性ショック（hypodynamic state）の様相を呈することとなる．

上記のように，典型的な敗血症性ショックの病態は時相によりwarm shockからcold shockへと変化していくが，日本版敗血症診療ガイドライン2016[2]の治療戦略から敗血症性ショックの病態を眺めて見ると，複数のショック（循環血液量減少性ショック，血液分布異常性ショック，心原性ショック）の病態が混在していることがわかってくる（**図1**）．例えば，敗血症性ショックに対する治療戦略で最も強調されているのが，初期輸液蘇生である．輸液負荷を急速かつ大量に行い循環動態の安定化を試みるとしているが，これは循環血液量減少性ショックに対する治療であり，大量輸液を行っても血圧が維持できない場合の昇圧薬投与こそが，血液分布異常性ショック（血管拡張性ショック）に対する治療法である．さらに一部の症例では心機能低下に伴う心原性ショック，いわゆる敗血症性心筋障害を発症することも報告され，強心薬の投与が推奨されている．敗血症性心筋障害には，少なくとも2つのタイプの存在が示されており，敗血症性ショックの予後に大きく関与しているため次項で詳しく解説する．一方，ショックからの離脱が遅れると，細胞傷害に伴い壊死細胞の核内から内因性のダメージ関連分子パターン（damage associated molecular patterns；DAMPs）が放出され，免疫担当細胞の特異的受容体であるTLRやRAGE（receptor for advanced glycation end product）を介してサイトカインなどの炎症性メディエータが産生される．これは組織修復のための生体の反応であるが，DAMPsが大量に放出されると過剰な炎症反応を惹起し，さらなる臓器障害の進展を引き起こすため，負のサイクルに陥ってしまう（**図2**）．つまり，敗血症性ショックにおける治療戦略とは，①感染源の治療（ドレナージや適正抗菌薬使用によりPAMPsの量を早期に減少させる），②初期蘇生法によるショックからの早期離脱（壊死細胞から放出される

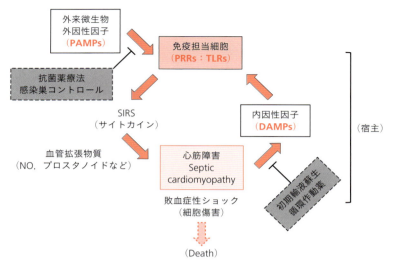

図2 敗血症性ショックの負のサイクル

PRRs：パターン認識受容体，TLRs：Toll 様受容体，PAMPs：外来微生物関連分子パターン，DAMPs：ダメージ関連分子パターン，SIRS：全身性炎症反応症候群，NO：一酸化窒素

DAMPs の量を最小限に抑える），③敗血症性心筋障害のタイプを考慮した管理法である．特に，早い段階での初期蘇生の成功は，さらなる臓器障害を回避する治療戦略とも捉えることができるため，できるだけ早期の目標達成時間を設定した循環管理法（早期目標達成指向型管理法）は極めて重要である．

敗血症性心筋障害のメカニズム

敗血症性心筋障害が最初に報告されたのは1970年代である．敗血症患者から採取した血清を健常動物に投与すると，その心筋収縮力が低下することが報告され，心筋抑制物質の同定に関する研究が精力的に行われた．当初この心筋抑制物質は菌体成分であるエンドトキシンと考えられていたが，その後の研究で，敗血症早期より放出されるTNF-αやIL-1βなどの炎症性サイトカインが，心機能を抑制することが見出され，さらに抗TNF-α抗体により心筋抑制作用が軽減することも示された．しかし，TNF-α，IL-1βの血中濃度は比較的早い段階で収束するため，敗血症で遷延する心機能障害はこれらの炎症性サイトカインの効果だけでは説明がつかず，現在はそれ以外のいくつかの作用メカニズムも提唱されている[3]．その一つが，β受容体のダウンレギュレーションである．ラットを用いた実験では，エンドトキシンにより心筋のβ受容体の数が減少することが示され，また，β受容体情報伝達系における抑制性のGi 蛋白の増加や間接的なprotein kinase A 活性の抑制によるカテコラミン反応性の阻害も報告されている．敗血症初期では，誘導型一酸化窒素合成酵素（inducible NO synthase；iNOS）により過剰に分泌されるNOがペルオキシナイトライトを形成し，L型 Ca^{2+} チャネル機能を抑制することや，炎症性サイトカイン，酸化ストレスなど種々の経路で細胞内ミトコンドリアの障害を引き起こすこと，心筋細胞のアポトーシスが敗血症性心筋障害に関与していることも指摘されている．さらに，筋小胞体に貯蔵してある Ca^{2+} が枯渇し心筋収縮力の低下がみられ，逆に拡張期には筋小胞体からの Ca^{2+} の放出が促され細胞内の Ca^{2+} 濃度の上昇に伴う拡張障害や不整脈などを発症することが報告され[5]，Na-Caポンプや筋小胞体の細胞内 Ca^{2+} 緩衝作用の障害が Ca^{2+} の過負荷とそれに伴う心筋障害を助長することなども報告されている[6]．近年，敗血症性ショックにおける心機能障害に，アセチルコリン作動性の抗炎症性神経伝達経路の抑制が深く関与していることが示され，さらに免疫能障害や過剰炎症反応にも自律神経系障害が強く関与していることが指

摘され注目を集めている[7]．これまで多くの研究から敗血症性心筋障害のメカニズムは明らかになりつつあるが，未だ明確な結論は得られていない．しかし，ここ数年の臨床研究から，敗血症性心筋障害の特徴の一つとして心筋の拡張障害が注目されており，細胞内 Ca^{2+} 濃度調節障害が敗血症性心筋障害メカニズムに深く関与していることは確かなようである．

臨床における敗血症性心筋障害の特徴

　敗血症性ショックの病態をもう一度振り返り，実際の臨床データと比較してみると，極めて興味深い事実が見えてくる．敗血症性ショックの循環動態は，末梢血管抵抗が低下した高心拍出量状態が特徴であり，左室収縮能は早期の段階から減弱している．敗血症性ショック症例を詳細に検討したところ，その約半数においてびまん性左室壁運動低下（敗血症性心筋障害）が認められ，予後も比較的良好であると報告されているが，その症例のなかで，左心機能が強く障害された群のほうが，心係数や心拍出量が比較的維持されている群より予後が良好という奇妙な結果が示されている[8]．近年，さらなる詳細な検討から，死亡群は生存群と比べ心拍出量や左室駆出率は有意に高いが，左室拡張末期容積が有意に小さいことがわかってきた．さらに，死亡群は輸液負荷によっても左室拡張末期の容積低下が是正されにくく，拡張障害の存在は敗血症性ショックの独立した予後予測因子であることもわかってきた[9]．つまり，敗血症性心筋障害において，一見左室収縮能が維持されているが左室の拡張障害を示す患者（拡張障害の存在）は予後不良であり，一方，心収縮力は大きく低下しているが代償性に心室拡張が認められる症例は予後良好のようである．

　たこつぼ型心筋症は，急性期に左室心尖部を中心とした風船状収縮低下と心基部過収縮を呈し，その収縮異常は急性虚血における気絶心筋と同様にほぼ1週間の経過で正常化し，収縮異常が1枝の冠動脈支配領域では説明できず，かつ冠動脈に有意狭窄を呈しない症候群である．たこつぼ型心筋症の発症機序については未だ明らかになっていないが，病因としてカテコラミンの直接的心筋障害が考えられている．また，多枝冠動脈攣縮により，気絶心筋が生じ，一過性に心機能が低下して発症している可能性もある．これまで報告されているたこつぼ型心筋症の典型例では，心筋機能低下はショックの改善後に完全に回復しており，おそらく心筋細胞の壊死はないものと考えられる．つまり，心筋の気絶状態による一過性の心筋障害である可能性が高い．Heubachら[10]は，ヒトβ_2受容体を過剰に発現させたマウス心筋実験において，アドレナリン濃度を増加させていくと，濃度依存性に心機能亢進を認めるが，ある一定濃度以上になると，真逆の反応（心機能抑制）に変化することを報告している．その心機能抑制反応は，アドレナリンβ_2受容体をブロックしておくと認めなくなることから，たこつぼ型心筋症の病態は，アドレナリンβ_2受容体G_i蛋白を介したアドレナリンβ_1受容体G_s蛋白の抑制であると考察している．心尖部には心基部よりもアドレナリンβ_2受容体が多く発現しているため，過剰のアドレナリンは，選択的に心尖部の動きを低下させ，たこつぼ型になると考えられる．これは，心筋細胞が進化の過程で身につけた，過剰なカテコラミンの侵襲に対する防衛反応なのかもしれない．そのように考えると，敗血症性ショックにおいて心機能が強く抑制された患者（左室収縮能が有意に低下し，左室拡張がみられる患者）は予後良好という，全く予想しがたい事実は，もしかするとたこつぼ型心筋症に認められる気絶心筋と同様に，敗血症性ショック時に生ずる種々の強い侵襲に対する心筋の防御反応なのかもしれない．この病態のメカニズムを正しく解明するためにも，今後さらなる研究が必要である．そして，われわれはこの2つのタイプの敗血症性心筋障害の病態を理解し，特に心収縮力は保たれているが拡張障害を引き起こす予後の悪いタイプに関しては，これまでとは異なった新たな治療戦略を構築すべきなのかもしれない．

初期蘇生法の実際

日本版敗血症診療ガイドライン 2016 が，それ以前の敗血症ガイドライン（SSCG 2012 や日本版敗血症診療ガイドライン 2012）と大きく変わった点は，初期蘇生法である．これまで敗血症性ショックに対して推奨されていた初期蘇生法は，2001 年に Rivers ら[11]によって提唱された EGDT プロトコルである．いくつかの循環指標を設定し，積極的に治療介入を行う管理法を目標達成指向型管理法（goal directed therapy；GDT）というが，EGDT はまさにその管理法を敗血症性ショックに導入したものである．Rivers らの EGDT プロトコルとは，中心静脈圧（central venous pressure；CVP）8〜12 mmHg，平均血圧≧65 mmHg を目標に，大量輸液と血管収縮薬を中心とした蘇生法を開始し，尿量≧0.5 ml/kg/hr，$ScvO_2$≧70% が達成できない場合は，貧血に対してヘマトクリット値≧30% を維持するように輸血を行い，心機能が低下している場合は，強心薬を使用しながら 6 時間以内に設定した目標値を達成するというものである．ここで注意すべきは，EGDT プロトコルには CVP と $ScvO_2$ のモニタリングは必須ということである．よくある間違いが，「輸液投与の指標に CVP ではなく，脈圧の呼吸性変動（pulse pressure variation；PPV）や一回拍出量の呼吸性変動（stroke volume variation；SVV）などの動的評価法を用いて EGDT プロトコルを行いました」という方がいるが，CVP や $ScvO_2$ を用いなかった時点で EGDT プロトコルから逸脱しており，EGDT プロトコルを実施したことにはならないということを知っておく必要がある．3 つの大規模 RCT（ProCESS trial[12]，ARISE trial[13]，ProMISe trial[14]）においては，Rivers らの提唱した EGDT プロトコルをしっかり遵守した EGDT 群と通常治療群とを比較したが，死亡率に有意差がみられなかった．上記の 3 つの RCT に参加した多くの臨床医（おそらく救急・集中治療医）は，敗血症性ショック患者の治療に対し普段から EGDT プロトコルで管理し，時間の重要性を十分認識し急速大量輸液も行っていた可能性が高い．なぜなら，3 つの大規模 RCT において，敗血症性ショック患者を EGDT 群と通常治療群に振り分ける前（臨床研究プロトコル開始前）に既に十分量の輸液が行われていたためであり，おそらくそのことが 2 群間の予後に有意差を生じなかった最大の理由だと考えられる．時間の概念を理解した医師がスピード感をもって対応するならば，敗血症性ショック患者の管理に CVP や $ScvO_2$ のモニタリングは必須ではなく，EGDT 群と通常治療群の予後に有意差がなくても当然ということになる．ただし，今回の 3 つの RCT で治療を担当した医師は，救急・集中治療医が対象であったことは容易に想像でき，敗血症性ショック症例をあまり経験したことがない医師に関しては，今回の RCT の結果は当てはまらないのかもしれない．そう考えると，敗血症性ショック患者の管理に，EGDT プロトコルを採用するのか，それとも独自の早期 GDT を行うのかは施設の治療レベル，主治医やスタッフの知識やスキルを考慮して判断すべきであると思われる．

初期輸液蘇生とモニタリング

日本版敗血症診療ガイドライン 2016 では，敗血症性ショックに対する初期輸液に関して，急速かつ大量（晶質液 30 ml/kg）の輸液を行うことが推奨されている（図 1）．しかし，敗血症性ショックに対する急速輸液療法による治療介入を検討した臨床研究において，輸液量が多い症例群で予後不良となることが報告されている[15]．敗血症性ショック症例の約 50% において可逆的心収縮能低下が生じ[16]，さらに，敗血症性ショック症例のなかに心筋の拡張障害が多数認められ，拡張障害の存在は敗血症性ショックの独立した予後予測因子であることも報告されている[9]．上記のように，敗血症性心筋障害のなかで拡張障害のある症例では代償性心室拡張が生じにくいため，急速大量輸液負荷に対し，急速な肺動脈圧の上昇に伴う肺水腫と低酸素血症が急速に進展し，心不全の発症と予後不良の原因になっている可能性がある．輸液反応性に関しては，従来の静的評価法である動脈圧，心拍数，CVP よりも，

受動的下肢挙上（passive leg raising ; PLR），呼吸性変動を指標としたPPVやSVVなどの動的評価法が注目されているが，頻呼吸や一回換気量が大きく変動する場合や，心房細動などの不整脈を合併する場合には，動的評価法の信頼性は低下する．また，心収縮力低下や拡張障害が示唆されるような症例に関しては，輸液反応性よりも過剰輸液（溢水状態）を評価する必要があるが，動的評価法により過剰輸液を検出することは困難である．日本版敗血症診療ガイドライン2016[2]では，輸液負荷に関しては心エコーを積極的に用いることを推奨している（図1）．

　輸液の量に関してまとめると，初期の敗血症性ショックに対する初期輸液蘇生は，原則として急速かつ大量に行うべきである．しかし，内皮細胞傷害に伴う末梢血管抵抗の増加や心機能障害に伴う心原性ショックを合併した場合は，心エコーを用いて左室収縮能と左室拡張状態を評価しながら適切な輸液管理を行う必要がある．敗血症性ショック時の心エコーの役割は通常の心機能を詳細に評価する心エコー検査とは多少異なっており，ポイントは，できるだけ短時間（2〜3分程度）に，心臓の動き（壁運動低下の有無，左室内腔所見）と，下大静脈径（正常，虚脱，拡張）から，循環動態の規定因子である ①前負荷，②心収縮能，③後負荷の程度を簡潔に評価することである[17]．このとき注意すべきは，下大静脈径の拡張を輸液過剰と誤解しないことである．ショックにおいて左室内腔が極小化している場合は，下大静脈径がいくら拡張していても急速かつ大量輸液が必要である．同時に，その原因を検索すべきであることは言うまでもない．

循環作動薬

　日本版敗血症診療ガイドライン2016[2]において，敗血症性ショックに対する循環作動薬は，昇圧薬（ノルアドレナリン，アドレナリン，バソプレシン）と強心薬（ドブタミン）が取り上げられている（図1）．十分な輸液を行っても血圧が維持できない場合の昇圧薬の第一選択薬は，ノルアドレナリンである．一方，ノルアドレナリンの昇圧効果が思わしくない場合の対応策に関しては，アドレナリンとバソプレシンの2つの昇圧薬の使用を提示している．敗血症性ショックにおいて十分な輸液とノルアドレナリン投与を行っても循環動態の維持が困難な場合，①カテコラミン抵抗性血管拡張性ショック（血液分布異常性ショック）[18]と，②敗血症性心筋障害に伴う心原性ショック[16]が考えられる．ここで注意しておきたいのが，アドレナリンとバソプレシンの使用法の違いである．簡単にまとめると，バソプレシンには血管収縮作用のみが，アドレナリンには血管収縮作用と強心作用の両方がある．そのため，カテコラミン抵抗性血管拡張性ショックの病態に対しては，血管収縮作用だけのあるバソプレシンの少量追加投与（0.03 units/min）も有効であるが，心原性ショックを伴う場合には，強心作用のないバソプレシンは後負荷だけを増加させるため病態をさらに悪化させる可能性がある．このように，十分な輸液とノルアドレナリン投与を行っても循環動態の維持が困難な敗血症性ショックにおいては，心エコーなどにより前負荷，心収縮力などを評価しながら適切な循環作動薬を選択すべきである．簡単な鑑別法としては，手足が温暖な場合はバソプレシンの追加投与も考慮し，それ以外の場合は迷わずアドレナリン投与を選択すべきである．

　日本版敗血症診療ガイドライン2016では，心機能低下を伴う場合の強心薬としてドブタミンの投与を推奨しているが，敗血症性ショックでは初期より炎症性サイトカインなどの影響による心機能低下に対してアドレナリンβ_1受容体を介した細胞内情報伝達が障害を受けているため，ドブタミン投与により心機能は改善しないばかりか，頻脈を増長する可能性がある[19]．特に拡張障害を呈する敗血症性心筋障害においては，頻脈は最も避けなければならない病態であるため，敗血症性ショックに対するドブタミン投与に関しては否定的な意見も多い．一方，Morelliら[20]の超短時間作用型βブロッカーの有用性を検討したRCTと，超短時間作用型βブロッカー＋ホスホジエステラーゼⅢ阻害薬の併用効果を検討したWangら[21]のRCTにおいては，βブロッ

カーの使用により死亡率低下が認められ，rate control にとどまらない作用の可能性が示唆されている．しかし，敗血症性ショックに対する β ブロッカーの有用性に関するエビデンスは未だ少なく今後の大規模 RCT の結果を待つ必要がある．

おわりに

敗血症性ショックに対して，その病態と治療戦略に関して概説した．敗血症性ショックには複数のショックが混在し，敗血症性心筋障害には 2 つのタイプが存在する．拡張障害のあるタイプは予後不良なためこれまでとは異なった新たな治療戦略を構築すべきなのかもしれない．敗血症性ショックに対する EGDT プロトコルに関しては，3 つの大規模 RCT で，その有用性は否定されたが，その結果は敗血症性ショック治療に何が本当に重要なのかをわれわれに示してくれたように思う．時間の概念は，敗血症性ショック治療において常に意識すべきポイントであり，"Sepsis is an emergency"を胸に刻みながら，常にスピード感をもって治療に当たるべきである．治療のポイントは早期の急速大量輸液と適切な循環作動薬の選択であるが，敗血症性ショックの治療に EGDT プロトコルが必要なのかは，施設の治療レベル，主治医やスタッフの知識やスキルを鑑み判断すべきである．

文献

1) Rhodes A, Evans LE, Alhazzani W, et al : Surviving Sepsis Campaign : International Guidelines for Management of Sepsis and Septic Shock : 2016. Crit Care Med 45 : 486-552, 2017
2) 西田 修，小倉裕司，井上茂亮，他：日本版敗血症診療ガイドライン 2016 The Japanese Clinical Practice Guidelines for Management of Sepsis and Septic Shock 2016 (J-SSCG2016). 日集中医誌 24 Suppl 2 : S1-S232, 2017
3) Rudiger A, Singer M : Mechanisms of sepsis-induced cardiac dysfunction. Crit Care Med 35 : 1599-1608, 2007
4) Sabatier F, Roux V, Anfosso F, et al : Interaction of endothelial microparticles with monocytic cells in vitro induces tissue factor-dependent procoagulant activity. Blood 99 : 3962-3970, 2002
5) Marks AR, Reiken S, Marx SO : Progression of heart failure : is protein kinase a hyperphosphorylation of the ryanodine receptor a contributing factor? Circulation 105 : 272-275, 2002
6) Hassoun SM, Marechal X, Montaigne D, et al : Prevention of endotoxin-induced sarcoplasmic reticulum calcium leak improves mitochondrial and myocardial dysfunction. Crit Care Med 36 : 2590-2596, 2008
7) Tracey KJ : Reflex control of immunity. Nat Rev Immunol 9 : 418-428, 2009
8) Vieillard-Baron A : Septic cardiomyopathy. Ann Intensive Care 1 : 6, 2011
9) Landesberg G, Gilon D, Meroz Y, et al : Diastolic dysfunction and mortality in severe sepsis and septic shock. Eur Heart J 33 : 895-903, 2012
10) Heubach JF, Ravens U, Kaumann AJ : Epinephrine activates both Gs and Gi pathways, but norepinephrine activates only the Gs pathway through human beta2-adrenoceptors overexpressed in mouse heart. Mol Pharmacol 65 : 1313-1322, 2004
11) Rivers E, Nguyen B, Havstad S, et al : Early goal-directed therapy in the treatment of severe sepsis and septic shock. N Engl J Med 345 : 1368-1377, 2001
12) ProCESS Investigators, Yealy DM, Kellum JA, et al : A randomized trial of protocol-based care for early septic shock. N Engl J Med 370 : 1683-1693, 2014
13) ARISE Investigators ; ANZICS Clinical Trials Group, Peake SL, et al : Goal-directed resuscitation for patients with early septic shock. N Engl J Med 371 : 1496-1506, 2014
14) Mouncey PR, Osborn TM, Power GS, et al : Trial of early, goal-directed resuscitation for septic shock. N Engl J Med 372 : 1301-1311, 2015
15) Boyd JH, Forbes J, Nakada TA, et al : Fluid resuscitation in septic shock : a positive fluid balance and elevated central venous pressure are associated with increased mortality. Crit Care Med 39 : 259-265, 2011
16) Parker MM, Shelhamer JH, Bacharach SL, et al : Profound but reversible myocardial depression in patients with septic shock. Ann Intern Med 100 : 483-490, 1984
17) Sekiguchi H, Harada Y, Villarraga HR, et al : Focused cardiac ultrasound in the early resuscitation of severe sepsis and septic shock : a prospective pilot study. J Anesth 31 : 487-493, 2017
18) Landry DW, Oliver JA : The pathogenesis of vasodilatory shock. N Engl J Med 345 : 588-595, 2001
19) Cariou A, Pinsky MR, Monchi M, et al : Is myocardial adrenergic responsiveness depressed in human septic shock? Intensive Care Med 34 : 917-922, 2008
20) Morelli A, Ertmer C, Westphal M, et al : Effect of heart rate control with esmolol on hemodynamic and clinical outcomes in patients with septic shock : a randomized clinical trial. JAMA 310 : 1683-1691, 2013
21) Wang Z, Wu Q, Nie X, et al : Combination therapy with milrinone and esmolol for heart protection in patients with severe sepsis : a prospective, randomized trial. Clin Drug Investig 35 : 707-716, 2015

日本版 敗血症診療ガイドライン 2016
（J-SSCG 2016）
The Japanese Clinical Practice Guidelines for Management of Sepsis and Septic Shock 2016

ダイジェスト版 ← 臨床現場での普及のために！

一般社団法人 日本集中治療医学会
一般社団法人 日本救急医学会

電子版ダウンロード無料サービス付き！

● B 5 判 204 頁／定価（本体 2,500 円＋税）
ISBN 978-4-88003-915-2

対象と目的，作成の厳密さ，エビデンスの質，推奨度，実臨床に即した CQ…等々
ぜひ臨床で活用して欲しい評価の高いガイドラインです．

日本版 重症患者の栄養療法ガイドライン
総論 2016 & 病態別 2017
（J-CCNTG）
Japanese Guidelines for Nutrition Support Therapy in the Adult and Pediatric Critically Ill Patients : General and Disease-Specific Nutrition Support Therapy

ダイジェスト版 ← 臨床現場での普及のために！

一般社団法人 日本集中治療医学会

電子版ダウンロード無料サービス付き！

● B 5 判 160 頁／定価（本体 2,400 円＋税）
ISBN 978-4-88003-919-0

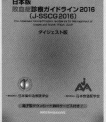

〒106-0047 東京都港区南麻布 2 丁目 8 番18号
電話(03)3798-3315　FAX(03)3798-3096

真興交易㈱医書出版部

URL : http://www.sshinko.com
E-mail : info@sshinko.com

小さなサイズからは想像できない膨大な臨床情報をコンパクトにまとめた救急マニュアル

タラスコン救急ポケットブック

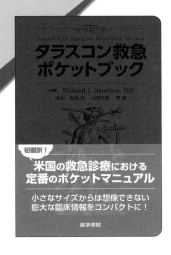

原著　Richard J. Hamilton
監訳　舩越　拓・本間洋輔・関　藍

「タラスコン」は小さなサイズからは想像できない膨大な臨床情報をわかりやすく簡潔に記載し、海外で高い人気を誇るポケットマニュアルのシリーズ。本書は救急で遭遇する多くの疾病のクリニカルプレディクションルール（CPR）やガイドラインを網羅し、要所にリファレンスを掲載。単なるエキスパートオピニオンではない、エビデンスに基づいた診療方針をコンパクトに提示する。

●A6変型　頁308　2018年　定価：本体2,600円＋税　[ISBN978-4-260-03547-7]

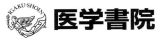

医学書院

〒113-8719　東京都文京区本郷1-28-23　[WEBサイト] http://www.igaku-shoin.co.jp
[販売・PR部]TEL:03-3817-5650　FAX:03-3815-7804　E-mail:sd@igaku-shoin.co.jp

書評

循環器内科専門医バイブル　1

心不全
―識る・診る・治す

小室一成／総編集・専門編集

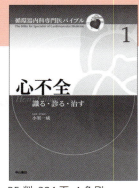

B5判 384頁 4色刷
定価：本体 12,000 円＋税
2018 年 3 月 中山書店刊

評者　小川久雄　国立循環器病研究センター理事長

　世界でもトップレベルの長寿社会に入った日本では，今後医療問題が益々大きな課題となってくる．そして医療費という点からは，日本では循環器系疾患が 20％ と最も高い割合を占めている現状がある．なかでも心不全の増加が顕著であり「心不全パンデミック」と呼ばれるようになってきた．日本循環器学会では全国に 1,353 施設あるすべての循環器専門施設と協力施設 212 施設の合計 1,565 施設から循環器疾患診療実態調査 The Japanese Registry Of All cardiac and vascular Diseases（JROAD）を行い，2012 年からは心不全患者の入院数も調査し 21 万人から 2016 年には 26 万人となっている．増加の程度は著明で今後もさらに増え続けると思われる．これは日本のみならず世界的な傾向でもある．

　これに対して，日本循環器学会と日本心不全学会は関連 11 学会とともに「急性・慢性心不全診療ガイドライン（2017 年改訂版）」を作成した．このなかには心不全の一般の方への啓発活動として，分かりやすい表現で「心不全とは，心臓が悪いために，息切れやむくみが起こり，だんだん悪くなり，生命を縮める病気」と定義されている．さらに日本循環器学会では日本脳卒中学会，さらに関連 19 学会と協力して「脳卒中と循環器病克服 5 カ年計画」を策定し発表したが，このなかでも心不全に注目している．特に予防の重要性も記載している．

　本書は「循環器内科専門医バイブル」シリーズの第 1 巻「心不全―識る・診る・治す」として発刊された．シリーズ総編集，「心不全」専門編集とも小室一成東京大学循環器内科教授が行っている．先生は現在日本循環器学会代表理事でもあり，心不全をライフワークとして研究されてきた．そのネットワークを活用して素晴らしい執筆者を選ばれている．心不全の全体像や基礎研究からはじまり診断，治療，治療薬やデバイスの一歩進んだ使い方・使いこなし方，様々な病態に応じた治療，さらに今後の新しい治療薬と治療法に関して，非常に詳細にかつ分かりやすく記載されている．

　心不全は病因が多岐に渡り，病態も様々である．治療も効果的な薬剤やデバイスが多く，その選択も重要である．救急疾患としても多いが慢性疾患としても重要である．さらに最適な治療は何か，根本的な治療法は，と聞かれて明確に答えられない場合もある．本書は図や写真もふんだんに使われ，循環器専門医のみならず，専門医を目指す若い医師，さらには一般医にも理解できる内容となっており，現時点で伝えるべき最新の内容も盛り込まれている．読者の方の心不全の理解，診断や治療に役立つ教科書といえる．ご活用を切に御願いする次第である．

次号予告

循環器ジャーナル 2019 Vol. 67 No. 1

特集

このエビデンスを日本で活用するには？
―実臨床視点からの検証

企画：香坂 俊（慶應義塾大学医学部循環器内科）

I．総論

わが国の現場でEBMは実践されているか？
何が課題なのか？
植田 真一郎

わが国での診療ガイドラインの問題点と
改善への試み
南郷 栄秀

EBMの解釈に必要な統計学的知識
新谷 歩

現場でよくみられる臨床研究のピットフォール
植田 育子

II．予防医療

わが国で血圧はどこまで下げるか：
SPRINT試験の現実的な解釈を巡って
大久保 孝義

わが国でコレステロール値はどこまで下げるか：
IMPROVE-IT や FOURIER/ODESSEY 試験
の現実的な解釈を巡って
多田 隼人

糖尿病患者管理：HbA1cでなければ
何をターゲットにすればいいか？：
EMPA-REGとCANVAS試験の解釈を巡って
大杉 満

ハイリスク冠動脈疾患患者に対する低用量抗凝固療
法：COMPASS試験をどう現場に落とし込むか？
堀 正二

III．虚血性心疾患

これからの狭心症の診断はシンチからCT-FFR
に置き換わっていくのか：PLATFORM や
RIPCORD 試験の結果を踏まえて
中里 良

冠動脈インターベンション：なぜここまで COUR-
AGE 試験や OAT 試験は無視されるのか？
猪原 拓

Dual Antiplatelet Therapyの内容の考え方：
Shorter the Betterはアジアでどこまで本当なのか？
塩見 紘樹

Clopidogrel か Prasugrel か？
わが国での小用量 Prasugrel 投与
PRASFIT-ACS 試験を改めて吟味する
中村 正人

わが国の Off-Pumpバイパスは特別なのか？
ROOBY-FS 試験の Neutral な結果をどう考えるか
本村 昇

IV．心不全

利尿薬の急性期での初期投与量は日本ではど
のくらい？　DOSE-HF試験の結果の解釈から
永井 利幸

トルバプタンはなぜ使われる？　EVEREST 試験
や TACTICS/SECRET OF AHF 試験を顧みて
田中 寿一

PARADIGM HFはどう解釈されるか？
これからのわが国での慢性期心不全診療
佐藤 幸人

IABP-SHOCK がもたらした衝撃，
そして Impella はどう使われるべきか？
中田 淳

V．不整脈疾患

わが国の心房細動アブレーションは過大評価か？
MANTRA 試験を巡って
西原 崇創

わが国のICDの適応でベースとなるのは
SCDHeFT 試験か？
それとも DANISH 試験か？
佐藤 俊明

VI．わが国でのRWDの活用

虚血性心疾患
澤野 充明

不整脈疾患
赤尾 昌治

心不全疾患
筒井 裕之

編集委員（五十音順）

小室一成　東京大学大学院医学系研究科循環器内科学教授
清水　渉　日本医科大学大学院医学研究科循環器内科学分野大学院教授
福田恵一　慶應義塾大学医学部循環器内科教授

今後の特集テーマ（予定）

Vol. 67 No. 1　このエビデンスを日本で活用するには？
　　　　　　　—実臨床視点からの検証
Vol. 67 No. 2　心疾患治療としての心臓リハビリテーション

年間購読のお申込みについて

・年間購読お申し込みの際は，最寄りの医書店または弊社販売部へご注文ください．
　また，弊社ホームページでもご注文いただけます．http://www.igaku-shoin.co.jp
　［お問い合わせ先］　医学書院販売部　電話：03-3817-5659

循環器ジャーナル Vol. 66 No. 4

2018 年 10 月 1 日発行（年 4 冊発行）

本誌は，2017 年に『呼吸と循環』誌をリニューアルしたものです．巻号はそのまま引き継ぎ，本誌と『呼吸器ジャーナル』の 2 誌に分けて継続発行いたします．

定価：本体 4,000 円＋税
2018 年年間購読料（送料弊社負担）
冊子版 15,480 円＋税，電子版／個人 15,480 円＋税，冊子＋電子版／個人 20,480 円＋税

発行　株式会社　医学書院
　　　代表者　金原　俊
　　　〒113-8719　東京都文京区本郷 1-28-23

担当　吉冨・今田
　　　電話：編集室直通 03-3817-5703　　FAX：03-3815-7802
　　　E-mail：kotojun@igaku-shoin.co.jp　　Web：http://www.igaku-shoin.co.jp

振替口座　00170-9-96693

印刷所　三美印刷株式会社　電話 03-3803-3131

広告申込所　㈱文京メディカル　電話 03-3817-8036

ISBN　978-4-260-02951-3

Published by IGAKU-SHOIN Ltd. 1-28-23 Hongo, Bunkyo-ku, Tokyo ©2018, Printed in Japan.

・本誌に掲載された著作物の複製権・翻訳権・上映権・譲渡権・貸与権・公衆送信権（送信可能化権を含む）は㈱医学書院が保有します．
・本誌を無断で複製する行為（複写，スキャン，デジタルデータ化など）は，「私的使用のための複製」など著作権法上の限られた例外を除き禁じられています．大学，病院，診療所，企業などにおいて，業務上使用する目的（診療，研究活動を含む）で上記の行為を行うことは，その使用範囲が内部的であっても，私的使用には該当せず，違法です．また私的使用に該当する場合であっても，代行業者等の第三者に依頼して上記の行為を行うことは違法となります．
・JCOPY〈出版者著作権管理機構　委託出版物〉
本誌の無断複製は著作権法上での例外を除き禁じられています．複製される場合は，そのつど事前に，出版者著作権管理機構（電話 03-3513-6969，FAX03-3513-6979，info@jcopy.or.jp）の許諾を得てください．

＊「循環器ジャーナル」は，株式会社医学書院の登録商標です．

心臓・大動脈外科手術
基本・コツ・勘所

編集 小坂 眞一

エキスパートが伝授する大動脈疾患・冠動脈疾患・弁膜症手術のコツと勘所

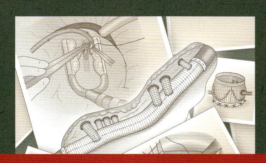

弁膜症・冠動脈・大動脈・MICS等の主要術式を一冊に
イラスト503点掲載
エキスパートが指南する手術の基本戦略と手技
"良い手術"を行うためのヒントとコツを伝授！
医学書院

目次

- 第1章 心臓・胸部大動脈外科の基本テクニック
- 第2章 大動脈弁手術
- 第3章 大動脈基部手術
- 第4章 僧房弁手術
- 第5章 三尖弁手術
- 第6章 感染性心内膜炎手術
- 第7章 冠動脈手術(1)─グラフト採取法
- 第8章 冠動脈手術(2)─吻合法
- 第9章 弁膜症と冠動脈の合併手術
- 第10章 左室瘤手術と左室形成術
- 第11章 心室中隔穿孔手術
- 第12章 胸部大動脈手術
- 第13章 大動脈解離手術
- 第14章 胸腹部大動脈瘤手術
- 第15章 低侵襲・小切開心臓手術(MICS)
- 第16章 経カテーテル大動脈弁留置術(TAVI)
- 第17章 不整脈・心房細動手術
- 第18章 補助人工心臓と心臓移植術
- 第19章 心臓粘液腫手術
- 第20章 冠動脈瘻手術
- 第21章 肺血栓塞栓症手術
- 第22章 腹部大動脈瘤手術
- 第23章 胸骨骨髄炎・縦隔炎の治療
- Column

大動脈疾患、冠動脈疾患、弁膜症の手術を全国のエキスパートが解説。長年の修練により習得されたコツと勘所を惜しみなく開陳する。教科書的な記述は抑え、手術の適応と戦略、手順・手技を多くの図と共に提示。ピットフォールを回避し、良い手術（＝適切で安全な手術）を行うためのヒントが随所に散りばめられている。若手心臓外科医はもとよりベテランにも有用な手術書。

●B5 頁384 2018年 定価:本体18,000円+税 ［ISBN978-4-260-03200-1］

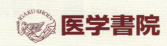

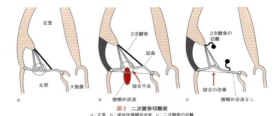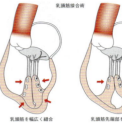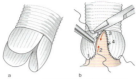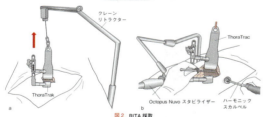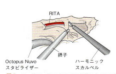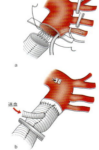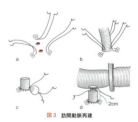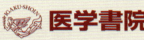

救急レジデントマニュアル 第6版

監修 堀 進悟
前慶應義塾大学教授・救急医学

編集 佐々木 淳一
慶應義塾大学教授・救急医学

救急診療のポイントを押さえた初期研修医・救急に携わる若手医師、必携のマニュアル

救急臨床で必要な要点に絞ってまとめた
初期研修医・救急レジデント必携のマニュアル

救急室で「まず何をすべきか」「その後に何をすべきか」がわかる
① 症状を中心に鑑別診断と治療を時間軸に沿って記載
② 診断・治療の優先順位を提示
③ 頻度と緊急性を考慮した実践的な項目立て

医学書院

● B6変型　頁594　2018年
定価：本体 4,800円＋税
[ISBN978-4-260-03539-2]

救急・ERの現場で求められる実践的な情報をコンパクトな判型に詰め込んだ定番のマニュアル。①症状から鑑別診断と治療を時間軸に沿って記載、②診断・治療の優先順位を提示、③頻度と緊急性を考慮した項目立て、④教科書的な記述は思い切って省略し救急診療のポイントに絞った内容で、救急室で「まず何をすべきか」「その後に何をすべきか」がわかる！　初期研修医・救急に携わる若手医師、必携のマニュアル、待望の第6版。

目次

第1章　救急患者の診療にあたって	第5章　外傷・熱傷	第8章　救急治療手技
第2章　救急診療の進め方	第6章　中毒・環境障害	第9章　救急検査
第3章　救急蘇生法	第7章　各科救急	資料
第4章　症候からみた救急診療		

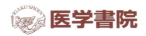

救急レジデントマニュアル 第6版 Sample Page

- 「まず何をすべきか」「その後に何をすべきか」がわかる！
- 診断・治療の優先順位を提示
- 頻度と救急性を考慮した実践的な項目立て

第4章 症候からみた救急疾患 より

31 腹痛の鑑別と緊急処置

POINT
- 突然発症は消化管の穿孔・閉塞血管病変（出血，虚血）を示唆する病歴であり，緊急性が高い．
- 身体所見の腹膜刺激徴候は外科処置の必要性を示唆する．
- 急性胃腸炎を疑った場合は，常に急性胆囊炎・急性虫垂炎を見逃していないかと考える．

1 最初の処置
- バイタルサインチェックとモニター装着．
- 酸素投与：低酸素血症が示唆される場合．
- （末梢）静脈路確保：ショック状態，薬剤投与を要する場合．
- 鎮痛：疼痛が強ければ速やかに開始．

2 重症度の判定
- バイタルサイン：ショック状態は緊急かつ重症を示唆．
- 病歴聴取：突然発症は緊急かつ重症を示唆．
- 身体所見：腹膜刺激徴候は緊急かつ重症を示唆．

3 病態の把握，診断の進め方
1) 病歴聴取
  (1) 発症様式：突然発症の有無〔消化管の穿孔・閉塞血管病変（出血，虚血）を示唆〕．
  (2) 症状の緩和：食事（食後痛は胃潰瘍，空腹時痛は十二指腸潰瘍，脂肪食は胆石胆嚢炎・膵炎，アルコール摂取は膵炎を示唆），薬剤（ステロイドホルモン・NSAIDsの服用は胃潰瘍・十二指腸潰瘍，バルビツール酸系薬の服用は急性ポルフィリン症，避妊ピルの服用は血栓症を示唆），術後（ストレス性潰瘍…
  (5) 疼痛の程度：一般に腸管由来より尿管由来のほうが強い疼痛．NSAIDs・ステロイドは症状をマスクする．
  (6) 時間経過：6時間以上（長時間）持続する場合は重症な疾患を示唆．
  (7) 随伴症状

発熱	炎症性疾患	血尿	尿管結石，急性虫垂炎（顕微鏡的血尿），大動脈解離
嘔吐	内臓痛性疼痛，中枢神経疾患，妊娠，心疾患	貧血	消化管出血，腹腔内出血（異所性妊娠，動脈瘤破裂，肝臓癌破裂）
下痢	感染性腸炎，骨盤腹膜炎，アナフィラキシー，甲状腺クリーゼ		
吐血	上部消化管出血（食道，胃，十二指腸）	黄疸	閉塞性黄疸（総胆管結石，膵頭部腫瘍），肝炎
下血	憩室出血，大腸癌，内痔核出血	月経	月経時痛（2日目に最強），排卵痛（月経周期を確認），卵巣出血，子宮内膜症
血便	炎症性腸炎，虚血性腸炎		
粘血便	腸重積		
排便・排ガス停止	腸閉塞，イレウス	性交渉・不正出血	骨盤腹膜炎，正常妊娠，異所性妊娠，流産，婦人科疾患

  (8) 既往症
  - 胃潰瘍，十二指腸潰瘍（再発を示唆）
  - 胆石症（胆石発作，急性胆嚢炎，胆管炎，膵炎，胆石イレウス）
  - 膵炎（再発を示唆）
  - 尿管結石症（再発を示唆）
  - 大腸憩室症（憩室炎，憩室出血，憩室穿孔）
  - 開腹歴（腸閉塞）
  - 全身性疾患（糖尿病性ケトアシドーシス，アルコール性ケトアシドーシス，急性副腎不全，急性間欠性ポルフィリン症，家族性地中海熱，鎌状赤血球クリーゼ，Henoch-Schönlein紫斑病，鉛中毒，ヒ素中毒）の腹部症状の可能性

2) 身体所見
  (1) 視診
  - 腹部膨隆：腹水，腹腔内出血，鼓腸…

第8章 救急治療手技 より

9 気管支鏡

POINT
- SpO₂モニターや心電図モニターは必ず装着する．気管支鏡操作は，患者の呼吸状態や装着したモニターを確認しながら行う．気管支鏡操作中，できるだけ粘膜への接触は避ける．

1 適応（救急領域）
- 気道異物，気道熱傷，内腔観察．

2 必要な器具・備品
- 気管支鏡，光源，テレビモニター．
- 酸素，心電図・SpO₂モニター，吸引器．
- リドカイン塩酸塩（2％キシロカイン®）10 mL×2本，ジャクソン型手動スプレー，マウスピース
- 鉗子類
- ミダゾラム（ドルミカム®，10 mg/2 mL）1 A＋生理食塩液8 mL（総量10 mLに調整）

3 実際の手順
1) キシロカイン®アレルギーやドルミカム®アレルギーがないことを確認．
2) 末梢静脈路確保．
3) ジャクソン型手動スプレーを用いて2％キシロカイン®10 mLを患者の呼吸に合わせ，咽喉頭部に噴霧．
4) 患者を仰臥位にし，心電図・SpO₂モニター装着．マウスピース装着．
5) ドルミカム®0.08～0.1 mg/kgを緩徐に静注（バイタルサインが…ていることが条件）．
…kgの場合，4～5 mg/50 kgが予想投与量．…ドルミカム®（10 mg/2 mL）1 A＋生理食塩…

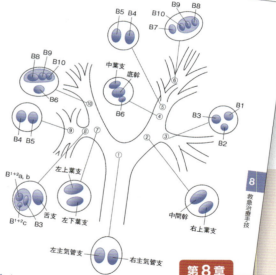

図1 気管支鏡による観察の順番の例
①～⑩から見えうる一般的な形状の簡略図を示した．
右と左のB1～10を観察する（図1）．
2分岐部，観察す…

▼好評姉妹書

マイナー外科救急レジデントマニュアル
監修：堀 進悟　編集：田島康介
専門医以外のための マイナー外科救急本の決定版！
● B6変型 頁322 2016年 定価：本体3,800円＋税
[ISBN978-4-260-02545-4]

救急整形外傷レジデントマニュアル
監修：堀 進悟　執筆：田島康介
整形外科医以外のための 整形外科当直マニュアル！
● B6変型 頁192 2013年 定価：本体3,500円＋税
[ISBN978-4-260-01875-3]

医学書院　〒113-8719 東京都文京区本郷1-28-23　[WEBサイト] http://www.igaku-shoin.co.jp
[販売・PR部] TEL:03-3817-5650　FAX:03-3815-7804　E-mail:sd@igaku-shoin.co.jp

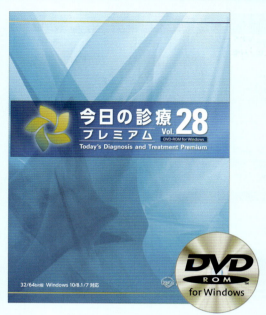

今日の診療プレミアム Vol.28
DVD-ROM for Windows

● DVD-ROM版　2018年
価格：本体78,000円＋税
[JAN4580492610261]

国内最大級の総合診療データベース
診療に関する最新情報を簡単に検索できます

医学書院のベストセラー書籍15冊、約100,000件の収録項目から一括検索

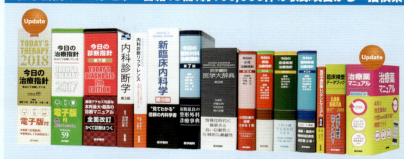

スマートフォンやタブレット端末でも利用可能な「Web閲覧権」付

『今日の診療プレミアムWEB』をスマートフォンやタブレット端末でも利用できる「Web閲覧権」が付いています。

※『今日の診療プレミアムWEB』をご利用にあたって、「医学書院ID」に本商品の登録が必要です。「Web閲覧権」の有効期間は、登録から1年間です。登録は、2019年4月30日で締め切らせていただきます。
※『今日の診療プレミアムWEB』ご利用時は、インターネットに常時接続する必要があります。

DVD-ROMドライブをお持ちでなくても、インストール用ファイル一式をダウンロードし、ハードディスクにインストールすることができます。

＊この場合も、パッケージ（DVD-ROM）をお買い求めいただく必要がございます。
＊ダウンロードにあたって、「医学書院ID」への本商品の登録が必要です。

収録書籍一覧

 今日の治療指針 2018年版 Update

 治療薬マニュアル 2018 Update

 今日の治療指針 2017年版

 臨床検査データブック 2017-2018

 今日の診断指針 第7版

 新臨床内科学 第9版

 今日の整形外科治療指針 第7版

 内科診断学 第3版

 今日の小児治療指針 第16版

 ジェネラリストのための **内科診断リファレンス**

 今日の救急治療指針 第2版

 急性中毒診療レジデントマニュアル 第2版

 今日の皮膚疾患治療指針 第4版

 医学書院 医学大辞典 第2版

 今日の精神疾患治療指針 第2版

※書籍とは一部異なる部分があります

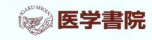

優れた検索機能

日常診療の各段階に応じて、的確な情報を提供。
診療業務を強力にサポートいたします。

キーワードから一括検索

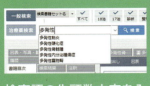

検索語の先頭数文字を入力すれば、候補の一覧が表示される「インクリメンタルサーチ」機能を搭載

検索結果から該当項目の解説を表示

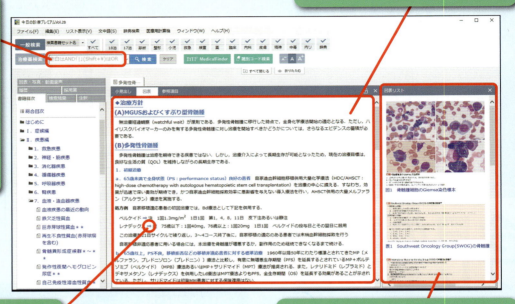

処方例から治療薬情報にワンクリックでリンク

該当項目リストや本文中のアイコンから図表を表示

充実のコンテキストメニュー

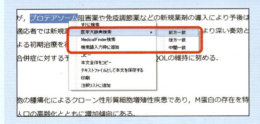

文中の文字列を選択し右クリックすると、コンテキストメニューが表示されます。「すぐに検索」「医学大辞典検索」など、便利な機能をワンクリックで表示します。

◀選択した文字列を『医学大辞典』で検索

『医学書院 医学大辞典 第2版』を収録

診療の場面で遭遇する難解用語をその場で検索
(解説項目数：約52,000語)

詳しくは、『今日の診療』特設サイトへ **todaysdt.com** 『今日の診療プレミアム』試用版をご利用ください。

骨格をなす8冊を収録した『今日の診療 ベーシック Vol.28』もご用意しております

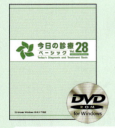

今日の診療ベーシック Vol.28
DVD-ROM for Windows

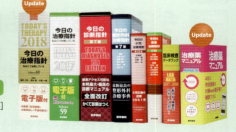

● DVD-ROM版　2018年　価格：本体59,000円＋税　[JAN4580492610285]
※『今日の診療 ベーシック Vol.28』には、Web閲覧権は付与されません。

収録書籍
① 今日の治療指針　2018年版 Update
② 今日の治療指針　2017年版
③ 今日の診断指針　第7版
④ 今日の整形外科治療指針　第7版
⑤ 今日の小児治療指針　第16版
⑥ 今日の救急治療指針　第2版
⑦ 臨床検査データブック　2017-2018
⑧ 治療薬マニュアル　2018 Update

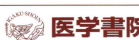 医学書院　〒113-8719 東京都文京区本郷1-28-23　[WEBサイト] http://www.igaku-shoin.co.jp
[販売・PR部] TEL:03-3817-5650　FAX:03-3815-7804　E-mail:sd@igaku-shoin.co.jp